Standard Human Nutritional Science

スタンダード人間栄養学

CLINICAL Nutrition Science

臨床栄養学

石川俊次
本間康彦
藤井穂波
……………[編集]

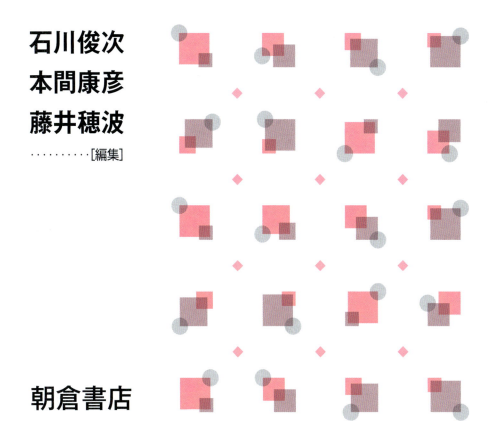

朝倉書店

序

　日本人の平均寿命は2015年（平成27年）の統計によると男性80.7歳，女性86.9歳と世界のトップクラスである．高齢化率も上昇し続け，2015年には総人口に対し65歳以上の人口は26.7％に達している．

　寿命の延長要因として医学の発達と医療技術の進歩，医療サービス提供の向上，生活水準の向上や労働条件の改善，教育水準の上昇，感染症罹患率の低下など挙げられるが，特に食事と栄養の改善が大きく貢献したものと考えられている．しかし，食事や栄養の変化が健康によい効果を及ぼした反面，栄養の過剰摂取や偏った摂取なども医学的，社会的な重要問題になってきている．

　臨床栄養学は，傷病を有する人たち，介護を要する人たちの健康や栄養を扱う学問である．栄養素の欠乏，過剰などを評価，判定したうえで栄養療法や栄養教育を実施し，よりよい栄養状態を維持させ，疾病の予防治療を行うことが目的である．2002年（平成14年），管理栄養士養成カリキュラムが改定され，特に臨床栄養学領域で単位数も内容も大幅な見直しと変更が求められた．その背景には，近年，癌，脳卒中，心臓病，糖尿病などの生活習慣病患者および予備軍が増加し，医療の分野で働く管理栄養士への期待と社会的必要性が高まってきたことがある．

　2010年（平成22年）12月に新たな管理栄養士国家試験ガイドラインが公表され，本書はそれに合わせて，管理栄養士を目指す方々の教科書として企画されたものである．まず，学生が学びやすいテキストであること，限られた分量のなかに，可能な限り最新のガイドラインなども含む，最新情報を解りやすく執筆して頂くことにした．

　本書の前半は総論で，臨床栄養の概念，傷病者・要介護者の栄養アセスメント，栄養ケアの計画と実施，栄養・食事療法・栄養補給法，傷病者・要介護者への栄養教育，モニタリング・再評価，薬と栄養・食事の相互作用，栄養ケアの記録という順に記述されている．管理栄養士は医療・福祉・サービス・製造など諸分野でその専門知識を生かし活躍することになるが，ことに医療の領域においてはチーム医療の一員として役割をはたす重要性についても触れられている．

　後半の疾患・病態別ケア・マネジメントでは，各種の疾患・病態を取りあげ，それらの成因，症候，予後，治療については栄養学に関心の深いそれぞれの専門医師に，また栄養管理の実際についてはエキスパートの管理栄養士に執筆をお願いした．その結果，大変内容の濃いものになったが，分量の調整のため執筆された方々は多大なご苦労をされたに違いない．

　本書が管理栄養士を目指す方々の臨床栄養学の教科書として十分な役割を果たすとともに，臨床および栄養学指導などの実地の場で働く管理栄養士・栄養士・看護師，保健師，さらに食や健康に興味ある方々にとっても栄養学の正しい理解につながる座右の書となることを願っている．

　2017年3月

編集者を代表して　石川俊次

編集者

石川　俊次	前 神奈川工科大学特任教授	
本間　康彦	東海大学医学部客員教授，ひらつか生活習慣病・透析クリニック院長	
藤井　穂波	東海大学医学部附属病院診療技術部栄養科長	

執筆者（執筆箇所）

石川　俊次　前 神奈川工科大学特任教授（第1章1.1, 1.4節，第9章9.1, 9.2節）

藤井　穂波　東海大学医学部附属病院診療技術部栄養科長
（第1章1.1節，第9章9.1, 9.2, 9.7節）

大中　佳子　鎌倉女子大学家政学部准教授（第1章1.2, 1.3節）

神田　裕子　東京医療保健大学医療保健学部准教授（第2章2.1, 2.2節，第9章9.15節）

本間　康彦　東海大学医学部客員教授，ひらつか生活習慣病・透析クリニック院長
（第2章2.3〜2.5節，第9章9.4, 9.7節）

山本　浩範　仁愛大学人間生活学部教授（第2章2.6, 2.7節）

徳丸　季聡　金沢大学附属病院栄養管理部栄養管理室長（第3章）

櫻井　洋一　和洋女子大学大学院教授，千葉県済生会習志野病院外科
（第4章4.1節1), 2), 4.2〜4.4節）

近藤　和雄　お茶の水女子大学名誉教授（第4章4.1節3)）

清水　幸子　地域連携栄養ケア研究会事務局長（第5章）

久保　宏隆　赤心堂クリニック院長（第6章）

白石　弘美　人間総合科学大学人間科学部教授（第6章）

片桐　恭子　武蔵野大学看護学部非常勤講師（第6章）

中島　啓　神奈川県立保健福祉大学保健福祉学部教授（第7章）

江端みどり　元 城西大学教授（第8章）

鈴木　秀和　慶應義塾大学医学部教授（第9章9.3節）

鈴木　和子　前 慶應義塾大学病院食養管理室課長（第9章9.3節）

石井　宏明　東海大学医学部付属八王子病院栄養科長（第9章9.4節）

山口慎太郎　慶應義塾大学医学部特任助教（第9章9.5節）

本間康一郎　慶應義塾大学医学部専任講師（第9章9.5, 9.16節）

伊藤　裕　慶應義塾大学医学部教授（第9章9.5節）

宮下　和季　慶應義塾大学医学部専任講師（第9章9.6節）

白波瀬丈一郎	慶應義塾大学医学部特任准教授（第9章9.8節）
野口　律奈	帝京平成大学健康メディカル学部講師（第9章9.8節）
沓澤　智子	東海大学健康科学部教授（第9章9.9節）
小川　吉明	東海大学医学部教授（第9章9.10節）
東　宏一郎	慶應義塾大学医学部専任講師（第9章9.11節）
髙田　哲也	慶應義塾大学医学部特任助教（第9章9.12節）
吉田　博	東京慈恵会医科大学附属柏病院副院長・臨床検査医学教授（第9章9.13, 9.21節）
島田　英世	島田内科院長（第9章9.14節）
豊田　元	東京医療保健大学名誉教授（第9章9.15節）
吉澤　城	慶應義塾大学医学部助教（第9章9.16節）
佐々木淳一	慶應義塾大学医学部教授（第9章9.16節）
堀　進悟	前 慶應義塾大学医学部教授（第9章9.16節）
高橋　智子	神奈川工科大学応用バイオ科学部教授（第9章9.17節）
相澤　玲	榎坂病院医師（第9章9.18節）
鹿島　晴雄	国際医療福祉大学大学院教授（第9章9.18節）
石黒　寛之	伊勢原協同病院診療部長（第9章9.19節）
渡辺　員支	愛知医科大学周産期母子医療センター准教授（第9章9.20節）
若槻　明彦	愛知医科大学副学長（第9章9.20節）
綾織　誠人	所沢ハートセンター臨床研究部長（第9章9.21節）

目次

第1章　臨床栄養の概念　1

1.1　意義と目的　1
臨床栄養の意義と目的／傷病者や要介護者への栄養ケアマネジメント／内部環境の恒常性と栄養支援／疾患の予防，治癒促進，増悪化・再発防止と栄養／栄養状態の改善／社会的不利とノーマライゼーション／QOLの向上／緩和ケア

1.2　医療・介護制度の基本　4
医療保険制度／介護保険制度／医療・介護保険における栄養に関する算定の基本

1.3　医療と臨床栄養　7
医療における栄養管理の意義／医療における管理栄養士の役割と職業倫理／クリニカルパスと栄養ケア／チーム医療／リスクマネジメント／傷病者の権利／インフォームドコンセント

1.4　福祉・介護と臨床栄養　10
福祉・介護における栄養管理の意義／福祉・介護における管理栄養士の役割／チームケアと栄養ケア／在宅ケア

第2章　傷病者・要介護者の栄養アセスメント　14

2.1　意義と目的　14
傷病者／要介護者

2.2　栄養スクリーニングと栄養アセスメント　15
栄養スクリーニング・栄養アセスメントの意義／栄養スクリーニング・栄養アセスメントの方法

2.3　問診，観察　20
問診／観察

2.4　身体計測　20

2.5　臨床検査　21

2.6　栄養・食事調査　22
方法／栄養・食事調査と栄養ケアプラン作成

2.7　栄養アセスメントによる栄養必要量の算定　23
エネルギー／たんぱく質／脂質／炭水化物／ビタミン／ミネラル／水分

第3章　栄養ケアの計画と実施　26

3.1　栄養ケアの目標設定と計画作成　26
短期目標，長期目標／栄養投与量／栄養補給法

3.2　栄養ケアの実施　27
栄養・食事療法，栄養補給法の実施／栄養教育の実施／多職種との連携

第4章　栄養・食事療法と栄養投与法　29

4.1　栄養・食事療法と栄養投与法の歴史と特徴　29
栄養・食事療法と栄養投与法の歴史／栄養・食事療法と栄養投与法の特徴／保健機能食品と特別用途食品の活用

4.2　経口栄養補給法　32
目的／病人食と療養食／種類（一般治療食，特別治療食）

4.3　経腸栄養補給法　33
目的／適応／投与ルート／経腸栄養剤の種類と成分／経腸栄養剤の投与法／経腸栄養の合併症と対策／在宅経腸栄養管理

4.4　静脈栄養法　36
目的／適応疾患／静脈栄養法の選択／輸液の種類と成分／栄養投与量の算定／静脈栄養の合併症と対策／在宅静脈栄養管理

第5章　傷病者・要介護者への栄養教育　40

5.1　傷病者への栄養教育　40
外来／入院／退院／在宅ケア

5.2　要介護者への栄養教育　42
入所時／通所／居宅

第6章　モニタリング，再評価　43
- 6.1　臨床経過のモニタリングと再評価　43
- 6.2　臨床症状や栄養状態のモニタリング　44
  モニタリング項目／継続した栄養ケアの再評価
- 6.3　栄養投与量の再評価　46
- 6.4　栄養補給法のモニタリング　49
- 6.5　栄養ケアの修正　49

第7章　薬と栄養・食物の相互作用　51
- 7.1　栄養・食物が医薬品に及ぼす影響　51
  薬物動態学的相互作用／薬理学（薬力学）的相互作用
- 7.2　医薬品が栄養・食事に及ぼす影響　54
  味覚，食欲，栄養素の消化・吸収・代謝・排泄に及ぼす薬物の作用／水・電解質に及ぼす薬物の作用

第8章　栄養ケアの記録　57
- 8.1　栄養ケア記録の意義　57
- 8.2　問題志向型システム（POS）の活用　57
  第1段階：問題志向型医療記録（POMR）の構成／第2段階：POMRの監査（Audit）／第3段階：記録の修正（Revision）

第9章　疾患・病態別栄養ケア・マネジメント
（栄養スクリーニング，アセスメント，栄養ケア計画，実施，評価，フィードバック）　60
- 9.1　栄養障害　60
  たんぱく質・エネルギー栄養障害（PEM）／ビタミン欠乏症・過剰症／ミネラル欠乏症・過剰症
- 9.2　肥満と代謝疾患　61
  肥満，メタボリックシンドローム／糖尿病／脂質異常症／高尿酸血症，痛風
- 9.3　消化器疾患　69
  口内炎，舌炎／胃食道逆流症／胃・十二指腸潰瘍／たんぱく漏出性胃腸症／炎症性腸疾患（クローン病，潰瘍性大腸炎）／過敏性腸症候群（IBS）／便秘／肝炎／肝硬変／脂肪肝，非アルコール性脂肪性肝炎（NASH）／胆石症，胆嚢炎／膵炎／栄養介入のながれ
- 9.4　循環器疾患　88
  高血圧／動脈硬化／狭心症，心筋梗塞／心不全
- 9.5　腎・尿路疾患　99
  糸球体腎炎（急性・慢性）／ネフローゼ症候群／急性・慢性腎不全／糖尿病性腎症／慢性腎臓病（CKD）／尿路結石症／血液透析，腹膜透析
- 9.6　内分泌疾患　108
  甲状腺中毒症／甲状腺機能低下症／下垂体機能低下症／中枢性尿崩症／副腎不全／クッシング症候群／原発性アルドステロン症／褐色細胞腫／副甲状腺機能亢進症／副甲状腺機能低下症
- 9.7　神経疾患　118
  脳血管障害／パーキンソン病（症候群）／認知症／摂食・嚥下障害患者の食事
- 9.8　摂食障害　122
  病態／栄養ケア・マネジメント
- 9.9　呼吸器疾患　125
  慢性閉塞性肺疾患（COPD）／気管支喘息／肺炎
- 9.10　血液系の疾患　130
  貧血／出血性疾患／白血病
- 9.11　筋・骨格疾患　134
  骨粗鬆症／骨軟化症，くる病／変形性関節症／サルコペニア，廃用性筋萎縮
- 9.12　免疫・アレルギー疾患　137
  アレルギーとは／膠原病，自己免疫疾患／免疫不全
- 9.13　感染症　144

低栄養と感染症の社会的課題／低栄養・栄養不良による易感染性病態／栄養評価／感染対策と栄養改善

9.14 癌　146
消化管の癌／消化管以外の癌／終末期医療（ターミナルケア）／緩和ケア

9.15 手術, 周術期患者の管理　151
術前, 術後の栄養管理／胃, 食道の手術／小腸, 大腸の手術／消化管以外の手術

9.16 クリティカルケア　157
外傷／熱傷／集中治療

9.17 摂食機能の障害　161
意識障害／咀嚼・嚥下障害／口腔・食道障害, 消化管通過障害

9.18 身体・知的障害　163
身体障害／知的障害／精神障害

9.19 乳幼児・小児の疾患　165
消化不良症／周期性嘔吐症／アレルギー疾患（食物アレルギー）／小児肥満／先天性代謝異常／糖尿病／腎疾患

9.20 妊産婦・授乳婦の疾患　175
妊娠糖尿病（GDM）／妊娠高血圧症候群

9.21 老年症候群　179
高齢者が抱える健康上の問題点／高齢者の栄養アセスメント／病態に応じた高齢者の栄養ケア・マネジメント／終末期医療──現状と問題点

参考図書　184
索引　187

（イラスト作成：神崎　史）

1 臨床栄養の概念

1.1 意義と目的

1) 臨床栄養の意義と目的

　栄養とは，生物が外界から摂取した物質を利用し，生命活動を営み，自らの健康を維持・増進し，体を構成する現象である．栄養学は健康と栄養に関する種々の問題を扱う学問といえよう．その一分野の臨床栄養学は，傷病を有する，あるいは介護を必要とする人たちの健康や栄養を扱う学問であり，栄養素の欠乏，過剰，あるいは代謝異常で生じた栄養状態を評価・判定したうえで効果的な栄養療法や栄養教育を実施して，よりよい栄養状態を維持し，疾病の予防，治療を行うことを目的とする．

　厚生労働省は以下の項目を臨床栄養学の教育目標として挙げている．

　① 傷病者の病態や栄養状態に基づいた栄養管理，つまり栄養ケアの計画，実施，さらに評価に関する総合的なマネジメントを理解すること．

　② 栄養状態の評価・判定，栄養補給，栄養教育，食品と医薬品の相互作用について具体的に修得すること．

　③ 各種計画による評価・判定やベッドサイドでの栄養指導については実習を活用して学ぶこと．

　④ 医療・介護制度やチーム医療における栄養管理や管理栄養士の役割を理解すること．

　⑤ ライフステージ別，各種疾患別に身体状況や栄養状態に応じた具体的な栄養管理方法について修得すること．

2) 傷病者や要介護者への栄養ケアマネジメント

　以前から海外での入院患者調査によって，入院患者のなかに栄養状態の悪い人が多くいることが問題とされてきた（入院性低栄養障害）．我が国でも入院患者や入所高齢者にしばしば低栄養障害が認められる．疾患自体がもたらす味覚障害や食欲の低下，消化吸収能の低下，過度の栄養・食事療法，疾患のために代謝の変化に適応できない，薬の副作用，不適切な治療など，多くのことが栄養障害の原因となると考えられる．特に，高齢者では種々の疾患の合併や，栄養素の消化，吸収能の低下が栄養障害を招きやすい．

　栄養障害があると，手術後の回復が遅れ，薬物治療効果が低下し，免疫能が低下し，感染症も起こりやすくなる．その結果，入院日数が増え，医療費も余計にかかる．そこで傷病者や要介護者の病態と栄養状態を評価し，栄養食事面での適切なケ

アとマネジメントを行うことが，傷病者や要介護者の予後を改善するためにはもちろん，社会経済的にもきわめて重要となる．

3) 内部環境の恒常性と栄養支援

ヒトには外部環境の変化に対応して，内部環境を一定に保ち，健康状態を維持していく能力がある．この能力は恒常性（ホメオスタシス）と呼ばれる．外部環境には温度，振動，放射線，一酸化酸素など物理・化学的なものだけでなく，不安，恐怖，緊張など心理的なものもある．これらの外部からの暴露が強く長期に及ぶと，健康を維持できず健康状態が障害され，ついに病気が発症する．栄養状態をよく保つことが，健康状態を維持する能力を保つ．

4) 疾患の予防，治癒促進，増悪化・再発防止と栄養

種々の原因によりエネルギーや栄養素の過不足が生じると，生体のホメオスタシスが保てなくなり，健康障害をもたらす．エネルギーや栄養素の不足によって免疫能の低下が起こり，疾患にかかりやすくなることも考えられる．反対に，慢性的なエネルギー過剰は内臓脂肪蓄積を介した代謝障害，動脈硬化性疾患を引き起こしやすい．

身体に損傷や感染などの侵襲が加わると，代謝が亢進し，異化が促進するので，回復のためにエネルギーや栄養素が必要となる．エネルギー，たんぱく質が不足すると治癒が遅くなり，症状も改善しにくくなる．治癒の促進，症状の改善には栄養状態が大きく関与する．

低栄養状態では合併症が増え，死亡率の増加，入院期間の延長，再発による再入院も増加する．そのため，患者が低栄養状態に陥らないように栄養状態のアセスメント，栄養療法を積極的に行うことがきわめて重要である．

5) 栄養状態の改善

エネルギーや各栄養素の摂取量が適切であることが疾患の予防，治癒，再発予防に大切であることを述べたが，近年，特定の臓器機能や免疫機能を維持，強化するために特別な栄養成分を摂取することも行われている．たとえば，炎症緩和のためにn-3系多価不飽和脂肪酸を投与したり，肝不全では肝性脳症の防止のために分岐鎖アミノ酸を投与したり，腸管粘膜萎縮防止のためにグルタミンを投与したりするなどである．

6) 社会的不利とノーマライゼーション

障害には3つのレベルがある．1つ目は生理的機能的レベルの傷害であり，たとえば脊髄外傷による上肢や下肢の麻痺といった障害などである．2つ目は機能障害が原因となって起こる日常生活動作や職業活動などの活動能力の障害である．階段の昇降などの日常生活動作活動においての障害である．3つ目は社会的不利と呼ばれる障害であり，機能障害や活動能力障害の結果として起こるものである．しかし，社会的不利は本人の機能障害や能力障害だけでなく，社会的障壁によって生じる面が多いと考えられる．機能的あるいは能力的な障害が同程度にあったとしても，障

害者の属する社会の理解や支援，さらに設備・環境の整備によって，その負担は異なるからである．たとえば，バリアフリー化などの推進によって社会的不利は緩和される．

障害者を隔離する社会でなく，障害を持っていても健常者と均等に生活できるような社会こそがノーマルな社会であると考えられる．こうした社会を実現するための取り組みをノーマライゼーション（normalization）と呼ぶ．

リハビリテーションとは「再び機能を身につける」という意味で，人間が失われた能力を再び回復することをいう．この場合，単なる物理的支援だけでなく，本人が強い意思を持つような動機付けも必要となる．障害者が効率よく機能回復をするには，栄養状態を適正にしておくことも必要である．

7) QOLの向上

QOL（quality of life）は生活の質，人生の質とも訳される．人間らしい生活を送り，それを「幸福」と捉えることができればQOLは高いと考えられる．健康状態に直接関与するQOLとして，身体機能，心の健康，日常の生活機能，痛み，活力，睡眠，食事，性生活などが関係してくるだろう．しかし，QOLの高低をどう考えるかは主観的要素が大きく，個人差がある．

近年，治療を行ううえに，患者のQOLを重視することが大切であると考えられるようになった．医療者側が効果的に治療の成果を上げようとする場合，患者のQOLを疎外した方法になることがしばしばある．しかし，医療は患者の価値観や人生観を基盤として，個々の違いを尊重して実践されるべきものであり，患者側のQOLを十分に考慮した治療を選択することが重要である．食事療法では，エネルギーや栄養素の制限だけでなく，カテーテルによる強制的な栄養補給が行われることが多い．経口摂取への切り替えが，内部環境の保持機能や生体防御機能の回復，患者のQOLを高めることが知られる．

栄養ケアは傷病者の身体面での効果や生存期間への影響を評価するだけでなく，栄養補給法がQOLを損ねていないか，栄養補給法を工夫して主観的健康度を改善させ，QOLを向上させたかどうか評価する必要がある．

8) 緩和ケア

終末期医療とは重篤な病気の末期で不治であると判断され，根治を目指すかわりに患者の心身の苦痛を和らげ，穏やかに日々を過ごすことを目標とする療養のことである．終末期医療では，患者がより尊厳を保つ生活ができるよう，QOLを保つための支援を行うことが重点となる．

緩和ケアは，痛みを始めとするさまざまな身体的問題あるいは心理・社会的，精神的な問題を解決するために的確な評価，処置を行い，全人的に行うものである．

終末期に食事は大切な位置を占めるだけに，終末期ケアで管理栄養士の役割は大きい．ただ栄養素を補給するだけでなく，患者が楽しみになるような食事を提供できれば患者のQOLは大きく向上する．できれば経口摂取で味覚，嗅覚などの感覚を刺激し，終末期の生を全うできるよう援助したい．

1.2 医療・介護制度の基本

1）医療保険制度

昭和23年（1948年）医療法が定められ，医療を提供する体制の確保と国民の健康の保持増進を目的とした．

医療保険とは，病気やけがなどにより保険医療機関（病院など）で治療を受けた場合，そのときかかった医療費の給付を受けられる制度で，受診患者は，その医療費のうち各医療保険制度で定められた一部負担金を支払うだけで医療を受けることができる（図1-2-1）．日本は国民皆保険制度により，すべての国民を公的医療保険で保障している．

保険料は加入者（被保険者）の収入に応じて加入者から徴収される．保険医療機関は，レセプトを介して保険者（健康保険組合，社会保険庁，国民健康保険組合，市町村及び特別区など）より診療報酬として治療費などの費用を受け取る．この診療報酬の保険医療機関への支払いは，審査支払機関を通して正しい請求がされているかが審査され，その審査結果による査定を経て行われる．

公的医療保険には全国健康保険協会管掌健康保険（旧政府管掌健保），組合管掌健康保険，各種共済組合，船員保険，国民健康保険，後期高齢者医療制度があり（表1-2-1），職域・地域，年齢により加入機関が異なる．

> **診療報酬**
> 1点10円．
>
> **出来高払い方式**
> 医療行為ごとの点数をもとに診療報酬（医療費）を支払う方式．検査や処置，投薬，手術などをすればするほど医療費は増大する．
>
> **包括支払い方式**
> 疾病あるいは付帯状況（診断群分類）ごとに決められた定額の診療報酬（医療費）を支払う方式．

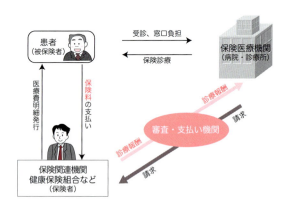

●図1-2-1● 医療保険制度のしくみ

●表1-2-1● 公的医療保険の種類

保険機関（保険者）		被保険者
健康保険	全国健康保険協会	中小企業の従業員とその扶養家族
	組合管掌健康保険	従業員数700人以上の企業の従業員とその扶養家族 同業種（従業員数3000人以上）の組合員とその扶養家族
共済組合		国家公務員・地方公務員・私立学校教職員とその扶養家族
船員保険		船員とその扶養家族
国民健康保険		上記保険加入者以外 自営業者，農業者，無職など
後期高齢者医療制度		75歳以上の方 65歳以上で一定の障害程度にある方

2）介護保険制度

平成12年（2000年）4月介護保険法が施行され，介護保険制度がスタートした．介護保険制度とは，高齢者が要介護になったときに被保険者はかかった介護サービス費用の10％の負担金でサービスを受けることができる制度である（図1-2-2）．介護サービスを受けるには，要介護認定が必要である．要介護認定度（要介護状態区分等）により保険で受けられる介護サービスが限定される．

保険料は被保険者（第1号被保険者・第2号被保険者）からの徴収と公費からまかなわれている．

> **第1号被保険者**
> 65歳以上：要介護認定．
>
> **第2号被保険者**
> 40歳以上65歳未満，国が指定する特定疾病が原因で介護が必要な状態となった場合のみ介護サービスを受けることができる．

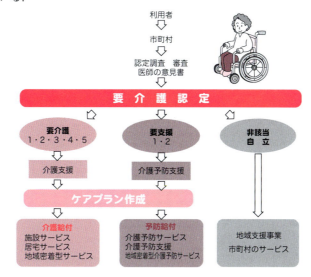

●図1-2-2● 介護保険サービスの流れ

3）医療・介護保険における栄養に関する算定の基本
① 医療保険制度における栄養関係の算定
［栄養管理に関する事項］

栄養管理体制： 入院基本料および特定入院料の算定要件"基本的な入院医療の体制"では，栄養管理体制がとられていることが要件となっており，従来の「栄養管理実施加算」は平成24年4月の診療報酬改定から入院基本料等本体のなかに包括された．

入院時食事療養費（表1-2-2）： 被保険者が病気やけがで保険医療機関に入院したときは，療養の給付とあわせて食事の給付が受けられる．そして，診療報酬の食事療養に要する額から，患者の自己負担分（標準負担額）を控除した額が支給される．入院時食事療養（Ⅰ）は食事療養が管理栄養士または栄養士によって行われ，適切な栄養量を満たし，適時適温で行われているなどの算定要件がある．（Ⅰ）以外の医療施設での食事療養は入院時食事療養（Ⅱ）となる．平成18年4月1日から入院時の食事の負担が，1日単位から1食単位に変更された．

入院時生活療養費（表1-2-2）： 療養病床に入院する65歳以上の者の生活療養に要する費用である．入院時の食事代や光熱水費など居住費の一部が医療保険より支払われる．被扶養者の入院時生活療養にかかる給付は，家族療養費として給付が行われる．

> **栄養管理体制の基準（一部）**
> 病院にあっては常勤の管理栄養士が1名以上配置されていること．ただし有床診療所にあっては非常勤でもよい．医療従事者が共同して栄養管理計画に基づいた栄養管理，患者の栄養状態の記録を行うこと．

栄養サポートチーム加算（200点/週）： 栄養障害を生じている患者やハイリスク患者に対して，栄養管理の専門知識を持つ医療スタッフ（所定の研修を終了した常勤医師，常勤看護師，常勤薬事師，常勤管理栄養士）からチームを編成し，共同で栄養状態の改善に取り組み，診療を行った場合に算定できる．栄養状態の改善，患者のQOLの向上，感染症や合併症の予防を目的としている．入院栄養食事指導料，集団栄養食事指導料は同時に算定できない．

●表1-2-2● 入院時食事療養費・入院時生活療養費，診療報酬算定額

入院時食事療養費（Ⅰ） 640円/食 流動食 575円/食		届け出をして基準に適合した医療機関に入院している患者が対象 入院患者の負担標準額 360円/食 経管栄養法で流動食のみを提供する場合
加算	特別食加算 76円/食	医師の発行する食事箋に基づく特別食の提供 患者の自己負担なし
	食堂加算 50円/日	1床当たり 0.5 m² 患者の自己負担なし
入院時食事療養費（Ⅱ） 506円/食 流動食 455円/食		（Ⅰ）以外の医療機関 入院患者の負担標準額 360円/食 経管栄養法で流動食のみを提供する場合
入院時生活療養費（Ⅰ） 554円/食 流動食 500円/食		届け出をして基準に適合した療養病床に入院している患者が対象 入院患者の負担標準額 460円/食 経管栄養法で流動食のみを提供する場合
加算	特別食加算 76円/食	医師の発行する食事箋に基づく特別食の提供 患者の自己負担なし
	食堂加算 50円/日	1床当たり 0.5 m² 患者の自己負担なし
入院時生活療養費（Ⅱ） 420円/食		（Ⅰ）以外の療養病床に入院している患者が対象 入院患者の自己負担標準額 420円/食

資料：厚生労働省平成28年度診療報酬改定
入院時食事療養費（Ⅰ）・入院時生活療養費（Ⅰ）の実施上の注意点
・医師・管理栄養士または栄養士による検食を毎食行い，検食簿に記録する．
・適時・適温給食：夕食の配膳時間は午後6時以降とする．保温食器等を用いた適温給食の実施

[栄養食事指導料に関する項目]（表1-2-3）
　我が国の診療報酬制度の下では，表1-2-3 に示す項目の指導料等が算定できる．これらの項目は医師の指示に基づき管理栄養士が厚生労働大臣の定める**特別食**を必要とするものに対して具体的な献立や栄養食事計画などの指導を行った場合に算定できる．
　なお，外来栄養食事指導料，入院栄養食事指導料，集団栄養食事指導料を算定するためには保険医療機関が屋内全面禁煙であることが必要となった．
　管理栄養士の配置に関する規定： 病院食の質向上を目的とした措置として平成26年4月から入院患者を受け入れるすべての医療機関（病院，有床診療所など）に管理栄養士の配置が義務化された．

② **介護保険制度における栄養関係の算定**
　平成17年10月より施設入所やショートステイを利用する場合は，居住費や食費は自己負担になった（1単位10円）．
　栄養マネジメント加算（14単位/日），経口移行加算（28単位/日），経口維持加算（Ⅰは400単位/日，Ⅱは100単位/日），療養食加算（23単位/日），栄養改善加算（150単位/日）がある（表1-2-4）．

> **特別食**
> 厚生労働大臣が定める．腎臓食，肝臓食，糖尿食，胃潰瘍食，貧血食，膵臓食，脂質異常症食，痛風食，てんかん食（平成28年改定より），フェニールケトン尿症食，楓糖尿症食，ホモシスチン尿症食，ガラクトース血症食，治療乳，無菌食，小児食物アレルギー食（外来栄養食事指導料及び入院栄養食事指導料に限る），特別な場合の検査食（単なる流動食及び軟食を除く）．

その他，予防給付および介護給付がある．

●表1-2-3● 栄養食事指導料，診療報酬算定要件

外来栄養食事指導料 260点/回 200点/回（2回目以降）	初回の月は月2回，その他の月は1月に1回が限度 食事計画案などを必要に応じ交付し，初回はおおむね30分以上， 2回目以降はおおむね20分以上を指導する
入院栄養食事指導料 130点/回	週1回かつ入院中2回を限度とする．食事計画書または栄養食事 指導箋を交付し，おおむね15分以上指導する
集団栄養食事指導料 80点/人	月に1回で入院期間中に2回を限度，指導において患者の人数は 15人以下，1回の時間は40分を超える
在宅患者訪問栄養食事指導料 530点/回 （同一建物居住者以外の場合） 450点/回 （同一建物居住者の場合）	月2回に限り算定．栄養食事箋の配布，実技を伴う指導を30分 以上行う
糖尿病予防指導管理料 350点/回	月1回に限り算定．透析予防指導の必要性がある入院患者以外の 患者を指導する．透析予防診療チームが指導

資料：厚生労働省平成28年度診療報酬改定

●表1-2-4● 介護保険制度の施設サービスにおける栄養関係の算定

栄養マネジメント加算 （14単位/日）	厚生労働大臣の定める基準に適合する指定介護老人施設，介 護老人保健施設の入所者が対象．管理栄養士による栄養ケア 計画に基づくマネジメントと記録作成
経口移行加算 （28単位/日）	医師の指示のもと経管により食事を摂取している入所者が対 象．経口摂取に向けた栄養指導を行った場合に加算
経口維持加算 （Ⅰ）著しい誤嚥あり（400単位/月） （Ⅱ）誤嚥あり（100単位/月）	経口摂取している入所者に対して，経口摂取に向けた栄養管 理を行った場合
療養食加算 （18単位/日）	医師が発行した食事箋に基づく療養食を提供した場合に算定 できる．ただし経口移行加算または経口維持加算を算定して いる場合は算定できない． 　治療食：糖尿病食，腎臓病食，肝臓病食，胃潰瘍食，膵臓 病食，脂質異常食，痛風食，特別な検査食（潜血食など）
栄養改善加算 （150単位/回）	低栄養状態にある利用者またはそのおそれのある利用者に対 して，その改善を目的として個別的に実施されるなどの栄養 管理．管理栄養士1名以上配置

資料：厚生労働省平成27年度介護報酬改定

1.3 医療と臨床栄養

1）医療における栄養管理の意義

　栄養管理の目的は，患者に対して適切な栄養補給，望ましい食事の提供や栄養教育を行うことにより，健康の保持・増進，疾病の予防・治療やQOL（生活の質）の向上を図ることにある．

　栄養状態が良好であれば，薬物療法においても投薬量を減らすことが可能であり，外科手術後の治療効果も高まるなど，栄養管理は重要な役割を果たしている．また，健康の保持・増進，疾病の予防は，医療費の削減にもつながり，栄養管理の社会的貢献は大きい．

栄養管理を効果的に行うには，栄養ケア計画など，栄養管理システムの構築が必要である．

2）医療における管理栄養士の役割と職業倫理

医療における栄養管理の必要性から，スクリーニングならびにアセスメントから栄養計画を立案し，栄養補給法やその評価，アウトカム（治療効果）など，管理栄養士が中心となり多職種協働でレギュラトリーメディシンを見据えた栄養ケアマネジメントを行うことが重要となる．具体的な栄養管理のながれは3章（図3-1-1）を参照．

管理栄養士は栄養と食の専門職として研究倫理を遵守しながら科学的根拠を研究により示すことにより，自らの職の有用性を証明するとともに，社会に貢献することを使命とする．日本栄養士会では管理栄養士・栄養士の倫理綱領を2001年（平成14年）に制定している．

管理栄養士は社会的なルールを遵守し，自らを律しながら誠実かつ公正に職務を遂行する，専門職としての倫理的責任が求められる．何よりも栄養アセスメントの手法をもって，対象者の栄養に対する関心を高めて食事療法の必要性を十分に納得させ，治療食として供給された食事を完全に（完食），しかも喜んで食べられるように実践することが求められている．

3）クリニカルパスと栄養ケア

クリニカルパス（CP：clinical path）とは，入院から退院までの診療計画書のことである．クリニカルパスは，治療や検査・投薬・食事・栄養ケア・看護ケアなど入院中の標準的な診療計画を，それぞれの医療スタッフがかかわり，専門職の立場から検討したうえで作成され，入院時に患者に渡される．患者にとっては入院中の治療内容や退院予定がパスにより明確になるので，入院生活の不安が和らぐなどの利点がある．また，診療内容があらかじめ明確になっていることから，医療スタッフによる治療やケアのばらつきが少なくなる．

クリニカルパスとDPC（診断群分類別包括制度）：　DPCなど診療の標準化を進めるために，診断にもとづいた診療計画は必要不可欠であり，管理栄養士には栄養ケア計画を立案する医療スタッフとしての能力が求められる．個々の患者に適切な栄養補給をするために栄養パスの充実を図り，アウトカム（治療効果）評価を行うことが重要である．

4）チーム医療

医学の進歩に伴い医療の高度化が進み，より細分化されている専門性に対する要求は高まっている．また，患者の医療に対するニーズとウォンツも社会情勢の変化により多様化している．このような状況をふまえ，より専門性の高い質の高い医療が望まれる．診療により疾病の治癒・改善はもとより，患者のQOLの向上へとつながるよう，医療スタッフがそれぞれの専門性を持ち，連携しながら，あらゆる角度から患者をサポートする必要がある．

患者もチームの一員という考え方で，サポート体制をシステム化する．サポート

DPC（diagnostic procedure combination，診断群分類別包括制度）

入院診療について，病気の種類と診療内容によって分類されたDPCの区分にもとづいて，あらかじめ国の定めた1日当たりの定額部分と出来高部分を組み合わせて診療報酬を支払う方式．入院基本料は定額部分に該当する．診断群の分類ごとに医療費を定めているので，医療費の抑制効果が期待される．また，診療の標準化により患者は，一定水準の医療を受けることができる．日本では2003年より厚生労働省が対象病院を決めて導入している．DPC対象病院2003年82病院，2012年1505病院（見込み数）（資料抜粋：厚生労働省「DPC対象病院」2012（平成24）年）．

体制は，医師・管理栄養士・看護師・薬剤師・検査技師・事務員など，医療に関わるすべてのスタッフより構成される．チーム医療の代表例として栄養サポートチーム（NST：nutrition support team）がある．

5）リスクマネジメント

医療事故防止に関するシステムを組織的に構築し，あらゆる事故を最小限に防止し，最小費用に抑えようとする医療事故防止のための，危機管理活動のことである．この組織は危機の予測や分析を行い，医療事故の回避と，万が一，事故が発生した場合に被害を最小限に防ぐため，危機に対する訓練やマニュアルを作成して医療事故対策の体制を整えておく．リスクの例として以下が挙げられる．

① 医療事故と医療過誤

医療事故（アクシデント）： 医療に関わる場所で起こるあらゆる事故のこと．施設内で転倒し負傷するなど医療行為と直接関係しない場合や来院者の事故も含まれる．医師・看護師・医療従事者の負傷や感染なども，医療事故である．

医療過誤： 医療関係者の過失によって患者に被害が及ぶ事故のことである．医療従事者が払うべき業務遂行上の注意義務を怠ったことにより，患者に被害を及ぼした場合をいう．医療従事者は業務遂行上の注意義務を怠ったことについて責任を問われる．

② インシデント（ヒヤリハット事例）

インシデントとは，偶然に起きた出来事で，アクシデントに至らなかったものの，事故となる危険性のある事例である．これらのいわゆる「ヒヤリハット事例」には，事故に至るいくつかの危険性が潜んでいて，インシデントレポートの作成と分析は，重大な医療事故を防ぐ方策として導入されている．

③ ヒューマンエラー（過失）

事故の原因が人為的なものをいう．

6）傷病者の権利

患者の権利に関する世界医師会（WMA：World Medical Association）**リスボン宣言：**「患者の権利に関するリスボン宣言」（表1-3-1）は1981年ポルトガル，リスボンにおいて開催された第34回WMA総会で採択された．医療従事者や組織が保障し守るべき患者の権利について述べている．管理栄養士が傷病者への栄養食

●表1-3-1● 患者の権利に関する世界医師会（WMA）リスボン宣言

1. 良質の医療を受ける権利	7. 情報に対する権利
2. 選択の自由の権利	8. 守秘義務に対する権利
3. 自己決定の権利	9. 健康教育を受ける権利
4. 意識のない患者	10. 尊厳に対する権利
5. 法的無能力の患者	11. 宗教的支援に対する権利
6. 患者の意思に反する処置	

資料：日本医師会ホームページ（http://www.med.or.jp/）
「患者の権利に関するWMAリスボン宣言」より引用

事指導や栄養ケアなどの栄養管理業務を遂行する際，医療従事者としてこれらの「患者の権利」を理解し守らなくてはならない．

セカンド・オピニオン（second opinion）： 患者が，現在の主治医の診断や治療法について別の医師に意見を求めること．1980年代にアメリカで医療費抑制策のため導入された．

7）インフォームドコンセント

インフォームドコンセント（informed consent, 説明と同意）とは，患者がその病状や治療法，治療の危険性・問題点・効果，予後などについて医師から説明を受け，同意・選択のうえで治療を受ける，それらの手順である．医師は，患者の権利を尊重し，倫理規範を遵守したうえで，患者が理解できる言葉で説明を行う．医療法1997年（平成9年）改正において，医療者は適切な説明を行って，医療を受ける者の理解を得るよう努力する義務を負うことが明記された．

ヘルシンキ宣言（「人間を対象とする医学的研究の倫理的原則」）： 1964年（昭和39年）ヘルシンキにおいて開かれたWMA第18回総会で研究者が自らを規制するために採択された人体実験に対する倫理規範である．2000年（平成12年）にはインフォームドコンセントの考え方を基本とする生命倫理が確立され，改正ヘルシンキ宣言が採択された．

1.4 福祉・介護と臨床栄養

1）福祉・介護における栄養管理の意義

我が国は急速に高齢化の道をたどっている．平成27年の総人口に占める老年人口（65歳以上人口）が26.7％となっている（総務省統計局）．高齢者では消化管の機能低下，味覚の低下などで食事量が減少しやすく，栄養不良状態に陥りやすい．低栄養はただ痩せているという問題でなく，免疫力の低下，日常生活動作の低下を起こす．そこに何らかの急性疾患，ストレス，うつ，咀嚼や嚥下障害が起こると食欲不振，脱水が生じる．やがて感染症や筋肉量の減少が生じる．そして転倒や骨折，ついに寝たきりになり褥瘡も起こる．そしてさらに低栄養状態が進むという悪循環を起こす．

厚生労働省「介護保険事業状況報告（年報）」（平成26年度）によると要介護の認定は，65歳以上ではその人口の16.3％を占めている．介護者の数は，平成26年度末で606万人となっており，408万人であった10年前の平成16年度末に比較して約200万人，約1.5倍に増加している．

また，高齢者の健康状態は身体的，心理・社会的，社会・経済的要因による影響を大きく受けるので，個人差も大きい．

健康を保つためにはよい栄養が重要で，福祉，介護の対象となる高齢者において栄養管理の意義はきわめて大きい．低栄養問題が重視され，栄養ケアマネジメントが介護保険制度に導入されている．

2）福祉・介護における管理栄養士の役割

病院と異なり，福祉・介護の場における管理栄養士や栄養士の役割は高齢者の生活空間において食の支援を行うことである．「食べる」ことは単に生きていくための栄養補給でなく，それが生きがいや楽しみになり，大切なコミュニケーションの場になることであり，利用者自らの生活がより楽しくなるように支援していかなければならない．それだけに栄養ケアは画一的なものでなく，特に多くの事情を抱える高齢者では個別的な対応が求められる．そして長い人生経験があり，社会にそれなりに貢献してきた年長者なので敬意を払う姿勢も持ちたい．家族とのコミュニケーションもきわめて大切である．

① 在宅における管理栄養士の役割

急激に高齢者人口の割合が増加するという社会構造の変化により，社会保険方式で運営する医療・介護保険制度の持続が可能かどうか危ぶまれるほどである．そこで注目されるようになってきたのが予防的対応で，在宅高齢者における栄養管理は筋力低下，活動性の低下，低栄養状態に陥らせないために非常に重要な課題として位置づけられてきた．デイケアサービス使用中の要介護高齢者を対象にMNA®（Mini Nutritional Assessment）による栄養評価を行ったIzawaらの報告（文献1）では，MNA®の点数は要介護度が悪くなるにつれて低下し，要介護度5の対象者では低栄養が66.7%にも達していた（図1-4-1）．

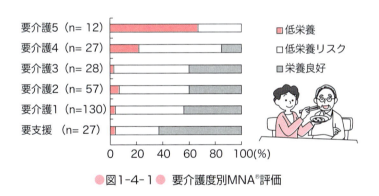

●図1-4-1● 要介護度別MNA®評価

介護予防事業プログラムは在宅高齢者を対象に，高齢者が自立した生活を継続できることを目的とし，運動機能の維持，口腔ケア，栄養改善などを行うものである．

在宅療養管理指導は医師の指示で管理栄養士が居宅に訪問し，療養食における特別食や低栄養状態の予防や改善のための栄養指導である．訪問型介護予防事業においては，訪問の保健師等と管理栄養士との連携が重要である．栄養改善サービスは，食事の内容だけでなく，おいしく食べることや食事の準備などを含む，高齢者の「食べること」を総合的に支えるものである．地域で生活している高齢者を対象として栄養改善に取り組んだ結果，① 食事摂取量の増加，② 体重の増加，③ 身体機能の改善，④ 主観的健康感の向上，が認められている．

また，管理栄養士の業務に，在宅の高齢者への配食サービス，高齢者在宅サービスセンターなどでの食事サービスへの関わり，低栄養の予防，栄養管理意識を高めるための栄養教室，調理実習も含まれる．

② 介護保険施設における管理栄養士の役割

　高齢者の疾病や心身の状態，食事を含む生活スタイルなど多くの情報を得たうえで，個人にあった栄養管理を行うことが求められる．スクリーニングやアセスメントを行い，栄養ケア計画書を作成する．利用者や家族への説明と同意，計画実施，評価という流れを継続して行うことになるが，施設長以下，他職種の協力が必要となる．

　介護保険施設では要介護に至った原因が脳卒中，認知症を合わせると約半分を占めており，介護度の高い人が多い．これらの疾患の発症，進行により，心身の機能低下が生じ，摂食や嚥下障害，褥瘡，脱水などが主要な問題となり，必然的に栄養面からの対策が重要になる．その場合，食事摂取，口腔ケアなどについての見守り，介助が必要で，歯の欠損，咀嚼や嚥下障害などへの対策も行う．経口摂取が困難な入居者に対しては経管栄養による栄養管理が行われるが，経口移行が可能と判断された場合，医師の指示を得て経口摂取への取り組みを行う．

　食事時の高齢者の咀嚼，飲み込み，自力で食べる能力などの情報を直接得るために巡回をすることが役に立つ．

③ 介護ケアマネジメント

　要介護認定を受け，実際に介護サービスを利用する場合，サービスのマネジメントを専門家に依頼することになる．介護ケアマネジメントとは，介護サービスを利用する本人の要介護状態や生活情報を把握したうえで，本人が望む生活を送れるよう，さまざまな介護プランを組み合わせてケアプランを作成し，そのプランに従ってサービスが提供できるように事業者との調整を行い，実際に提供された結果を確認するという一連の業務を行うことである．管理栄養士は高齢者の生活を支える介護者の一人であり，管理栄養士が行う業務は介護ケアマネジメントの一部として位置づけられる．食事は高齢者が最も楽しみにしていること，健康に密接に関係するだけに管理栄養士の役割は大きい．

④ リスクマネジメント

　骨，関節，筋肉などの傷害で要介護リスクは高くなる．運動器の機能を維持し，転倒を予防することは重要である．筋肉トレーニング，有酸素運動，栄養のケアも大切である．褥瘡は栄養不良，脱水，糖尿病や脳卒中などの基礎疾患があると発生しやすい．栄養状態のアセスメントを行い，適切な栄養補給がなされる必要がある．摂食・嚥下障害があるので，誤嚥性肺炎が起こりやすい．障害に応じた食事対応プランを立て，介護者とともに検討し，誤嚥リスクが高い食品に注意する．易感染性などのリスクがあるので，低栄養の改善，感染予防に留意する．食事提供では異物混入，配食の間違い，食中毒も考えられ，注意が必要である．

3) チームケアと栄養ケア

　介護福祉施設ではチームでケアを行う．ケアマネジャーを中心にして，医師，看護師，機能訓練専門員，管理栄養士，介護福祉士などの職種が協力する．栄養ケアも管理栄養士が介護職員や看護職員など他職種と上手に連携ができていないと，満足なケアにならない．正しい栄養アセスメントを行うために，的確な現状把握が前提であるが，他職種との連携があって初めて把握できることも多い．互いの業務を

よく理解し，他職種と上手に連携しつつ，栄養ケアを担当したい．厨房スタッフ（委託給食会社側の職員を含む）との連携も欠かせない．口頭指示だけでは誤解が発生することもあり，場合により指示や連絡を記録に残す，紙に書いて指示することも必要である．ケアプランの作成には，利用者および家族の意向が反映されなければならないので，利用者や家族とのコミュニケーションが大切である．

4）在宅ケア

在宅で必要な介護サービスを受けながら，生活することを希望する高齢者も多い．訪問介護，訪問看護のサービスを提供する「定期巡回・随時対応型訪問介護・看護」と呼ばれるサービスなどが実施されている．居宅においても，栄養管理が必要な高齢者に対して，医師の指導のもと病院および診療所の管理栄養士が訪問して居宅療養管理指導を行う．食事が作れない独居高齢者，食事の世話が十分できないような老老介護世帯が増加し，低栄養状態に陥りやすい．誤嚥性肺炎を繰り返す場合も多い．食以外にも，改善しなければならない問題もたくさんある．他の職種と協力して在宅高齢者の支援を行うことが必要である．

2 傷病者・要介護者の栄養アセスメント

2.1 意義と目的

　栄養管理はあらゆる治療法において重要な基盤であり，原疾患の治療効果をあげるうえでも適切な栄養管理が不可欠である．本章では，傷病者および要介護者の栄養状態に基づいた，総合的な栄養管理を理解して，栄養状態の評価・判定法を学ぶ．

　傷病者・要介護者の栄養アセスメントは，臨床診査，臨床検査，身体計測，食事摂取調査などから得られた主観的および客観的データを用いて，個人や特定の集団の栄養状態を総合的に評価・判定することである．また，傷病者・要介護者に対して栄養アセスメントを行うことは，健康増進，疾病予防，傷病者の治療効果向上を図ることにつながり，ひいては QOL（quality of life，生命，生活の質）を向上，維持させることにもつながる．

　そのためには，対象者の栄養状態のみの把握だけではなく，対象者の生活や背景（社会環境）までも把握する必要があり，これらに基づいて，栄養食事療法を計画，実施，モニタリングして，その効果を検証する栄養マネジメントを行う．

1）傷病者

　疾病治療，治癒促進，合併症予防および感染症予防が目的となる．傷病者の栄養状態を良好に保つことができれば，健康増進，疾病予防や治療，再発の防止に貢献できることになる．疾病が栄養状態にどのような影響をおよぼすかを明確にして，栄養状態の改善に結びつけることが重要である．

　そのためには，個々の疾患に対して特有な栄養リスクを理解しておくことも大切になる．特に，エネルギー・たんぱく質が不足している低栄養状態では，創傷治癒遅延や易感染性などが生じることから，栄養不足状態にある患者を選択して，早期に適切な栄養管理を実施する必要がある．

2）要介護者

　加齢に伴い，身体，精神上の障害を有するようになるため，日常生活における基本的動作全般あるいはその一部について長期的，継続的に支援，介護を要するものをいう．

　高齢者の栄養状態は，加齢に伴うさまざまな生理的変化や病態（基礎疾患）を持つことが多く，それらに影響をされるため，個人差が大きい．摂食障害や嚥下困難，抑うつ，食欲減退，味覚・嗅覚異常（障害）などの影響を受けている可能性も考慮しなくてはならない．また，さまざまな薬剤を服用していることも多く，医薬品が

食事や栄養摂取に及ぼす影響などにも注意が必要となる.

そのため，口から食べることを重視し，QOLの維持と向上を目指すことが重要になり，要介護高齢者やその介護者の自己実現の達成，自立支援や尊厳の保持につなげていくことが目的となる.

基礎疾患がなくても，潜在的および顕在的な生理機能低下，認識力低下，独居，社会からの孤立，経済的困窮などが原因となる栄養不足など，栄養不良状態に陥るリスクが高くなる可能性がある．このような背景から，栄養アセスメントの際には，栄養状態のみを考えるのではなく，身体機能，心身状態，日常生活動作能力（ADL：activities of daily living）についても評価を実施して，本人や家族の希望にも配慮して，包括的なケアの課題を抽出していくことが必要である．特に低栄養は要介護のリスク因子のため，低栄養状態の改善，すなわち，十分なたんぱく質とエネルギー量を摂取（確保）することは身体機能や生活機能の維持にもつながり，疾病予防や治療手段のみならず介護予防にも寄与する.

在宅要介護高齢者においては，早期介入することで，介護が必要になっても，家族と一緒に暮らせる住み慣れた自宅や環境，地域での療養により安心して暮らすことができる.

2.2 栄養スクリーニングと栄養アセスメント

栄養ケアとは，医学的治療の一部として栄養の側面から疾病の予防や治療において必要なケアを実施することである．「栄養ケアマネジメント（NCM：nutrition care and management）」とは，ヘルスケアサービスの一環として，個々人に最適な栄養ケアを行い，その実務遂行上の機能や方法手順を効率的に行うための体制であると厚生労働省は述べている．このNCMシステムの定義，条件，構造を図2-2-1に示す．NCMは，栄養スクリーニング，栄養アセスメント，栄養ケアプラン（栄養補給，栄養教育，多領域による栄養ケア），実施・チェック，モニタリング，サービスの評価と継続的な品質改善活動からなっている.

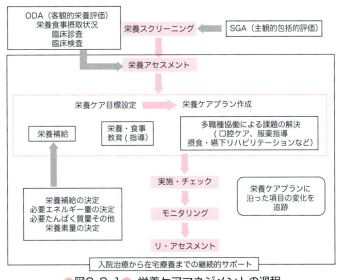

●図2-2-1● 栄養ケアマネジメントの過程

栄養ケアは，患者の摂取食物・栄養成分，そして文化的・社会的・経済的状態に関する情報を収集し，栄養状態を評価・判定，さらに消化管の機能，口腔状態，咀嚼嚥下能力の評価により，栄養摂取内容と方法を決定し実施する．実施する栄養ケアは，低栄養リスクの回避，栄養食事療法，患者や自身によるセルフコントロールへの支援，栄養教育に大別される．

合理的な栄養ケアにおいて，マネジメントは必須であり，その範囲は，栄養ケアの患者のスクリーニングに始まり，栄養ケアの効果を評価する一連の過程である．そこでは，疾患の治癒進展，増悪防止，患者の栄養状態を適正に維持することが目標となる．

1) 栄養スクリーニング・栄養アセスメントの意義

栄養スクリーニングの目的は，患者の栄養障害，あるいは栄養障害のリスクを初期段階で同定する（みつけだす）ことである．外来初診時や入院直後などに，簡単な医療面接と身体計測のデータをもとに，栄養障害で発現する特徴的な所見の判別と栄養障害に関連する問題を特定し，さらに詳細な栄養アセスメントが必要かどうかを決める．

適切な栄養ケアマネジメントを実施するためには，十分な栄養アセスメントが必要であるが，多くの傷病者・要介護者の栄養状態を把握して栄養介入を実施する際に，全ての対象者に詳細な栄養アセスメントを行うことは非常に時間がかかる．

そこで，迅速に栄養障害のリスクを持つ患者を特定するには，より簡便な方法で栄養状態の不良や低下のリスクを持つ患者を抽出する必要がある．スクリーニングの意義は，患者や評価者の負担が少なく，しかも簡便で効率的な方法を使用し，栄養不良の状態にある患者や，栄養不良リスクを持つ対象者を的確に拾い上げることにある．

次に，抽出した対象者に対して，詳細な栄養アセスメントを行うことで，患者の栄養学上の問題点が明確になり，栄養ケアプランを作成するための重要な情報となる．また，栄養ケア計画を実施してそのアウトカム評価を検証する際にも，栄養アセスメントが用いられることになる．

2) 栄養スクリーニング・栄養アセスメントの方法

① 栄養スクリーニングの方法

スクリーニングのツールとして，一般的によく使用されているのは，主観的包括的栄養評価（SGA：Subjective Global Assessment）である．検査データを用いずに，対象者からの聞き取りや観察（簡単な問診と病歴，身体所見など）を実施して，栄養障害のある人を簡便にみつけることができる評価法で，広い年齢層に有用である．以下にその一例を挙げる（図2-2-2）．

体重変化： 過去6ヵ月間と過去2週間における体重とその増減を聞き取る．過去6ヵ月で10%以上，もしくは過去2週間で5%以上の減少があった場合は，栄養不良リスクがあったと判断する．また，体重減少が続いているか，あるいは一時減少したものの最近増加傾向にあるという場合では判定が異なる．

食物摂取における変化： 平常時と比べて摂取量や食事形態が変化したか．また，

```
a. 病歴
  1. 体重変化
    過去6カ月間における体重喪失：_____kg （喪失率）_____%
    過去2週間における変化：_____（増加）_____（無変化）_____（減少）
  2. 食物摂取における変化（平常時との比較）
    無変化
    変化：（期間）_____（ ）週
    タイプ：（不十分な固形食）_____（完全液体食）_____
          （低カロリー液体食）_____（絶食）_____
  3. 消化器症状（2週間の持続）
    なし_____悪心_____嘔吐_____下痢_____食欲不振_____
  4. 機能性
    機能不全なし
    機能不全（期間）_____週
    タイプ：制限ある労働_____歩行可能_____寝たきり_____
  5. 疾患、疾患と栄養必要量の関係
    初期診断：
    代謝亢進に伴う必要量／ストレス：なし____軽度____中等度____高度____
b. 身体（スコアで表示すること：0＝正常、1＋＝軽度、2＋＝中等度、3＋＝高度）
    皮下脂肪の喪失（三頭筋、胸部）_____
    筋肉消失（四頭筋、三角筋）_____
    踵部浮腫_____仙骨浮腫_____腹水_____
c. 評価
    栄養状態良好        A
    中等度の栄養状態    B
    高度の栄養不良      C
```

●図2-2-2● SGAシート

変化が起こった時期や食事内容がどのように変わったのかなどを具体的に聴き取る．

消化器症状： 食欲不振，嘔吐，下痢などの消化器症状は，消化吸収障害や栄養状態に影響を与える．また，食事摂取状況との関連も考慮しながら聴き取りをする．

身体機能： 栄養障害があると活動性が低下するため，日常生活動作の把握が必要である．また，活動性の低下により，食欲不振をおこしたり，心理的にも影響をおよぼす場合がある．

疾患および既往歴： 癌，肺炎，熱傷，COPD，敗血症，甲状腺機能亢進症などの代謝を亢進させる疾患は，栄養状態に影響するので，考慮をしなくてはならない．また，原疾患ではなく既往歴（基礎疾患，手術歴）が栄養状態に影響をおよぼしている場合があるため把握する必要がある．

身体所見： 患者の食物摂取や栄養状態に影響を与えると考えられる身体的要因（皮下脂肪減少，筋肉消失，浮腫など）を確認する．

これらについて総合的に判断し，栄養状態良好・中等度不良・高度不良の栄養状態に分類する．

そのほか，高齢者や入院患者用に開発された簡便で実用的なツールとして，高齢者の低栄養状態のスクリーニングに用いられる，簡易栄養状態評価表（MNA-SF：Mini Nutritional Assessment-Short Form）や一般成人を対象としたMUST（Malnutrition Universal Screening Tool），急性期の入院患者に用いられるMST（Malnutrition Screening Tool）などがある（表2-2-1，図2-2-3）．

●表2-2-1● 栄養スクリーニングツールの比較

		MNA-SF	MUST	MST
評価項目とスコア	食事摂取量減少	過去3ヵ月 0＝著しい減少 1＝中等度の減少 2＝減少なし	5日間の摂取状況 （スコアは疾患の項目）	摂取量の低下，食欲不振 0＝ない 1＝あり
	体重減少	過去3ヵ月 0＝3kg以上の減少 1＝わからない 2＝1〜3kgの減少 3＝減少なし	3〜6ヵ月の意図しない体重減少率（％） 0＝＜5 1＝5〜10 2＝＞10	意図しない体重減少 0＝なし 1＝あり どのくらいの減少か（kg） 2＝6〜10 3＝11〜15 4＝＞15 2＝わからない
	移動性	0＝寝たきりまたは車椅子 1＝ベッドや車椅子を離れられるが，歩いて外出できない 2＝自由に歩いて外出できる	－	－
	疾患（代謝亢進）	過去3ヵ月で精神的ストレスや急性疾患を経験した 0＝はい 1＝いいえ	5日間の食事摂取を障害する可能性のある急性疾患の存在 0＝なし 1＝あり	－
	神経・精神的問題	神経・精神的問題の有無 0＝強度認知症またはうつ状態 1＝中等度の認知症 2＝精神的問題なし	－	－
	BMI	0＝19未満 1＝19以上21未満 2＝21以上23未満 3＝23以上 またはふくらはぎ周囲長 0＝31未満 1＝31以上	0＝＞20 1＝18.5〜20 2＝＜18.5	－
	Alb	－	－	－
スコアによる評価		12〜14：良好 8〜11：低栄養のおそれあり（at risk） 0〜7：低栄養	0：low risk 1：midium risk ≧2：high risk	≧2：低栄養
対象者		65歳以上高齢者	一般成人	急性期入院患者
評価項目数		6	3	3

雨海照祥：栄養アセスメントツール -NRS 2002, MUST, MNA-SF, GNRI-. 栄養-評価と治療，28（2）:22-27, 2011 より改変

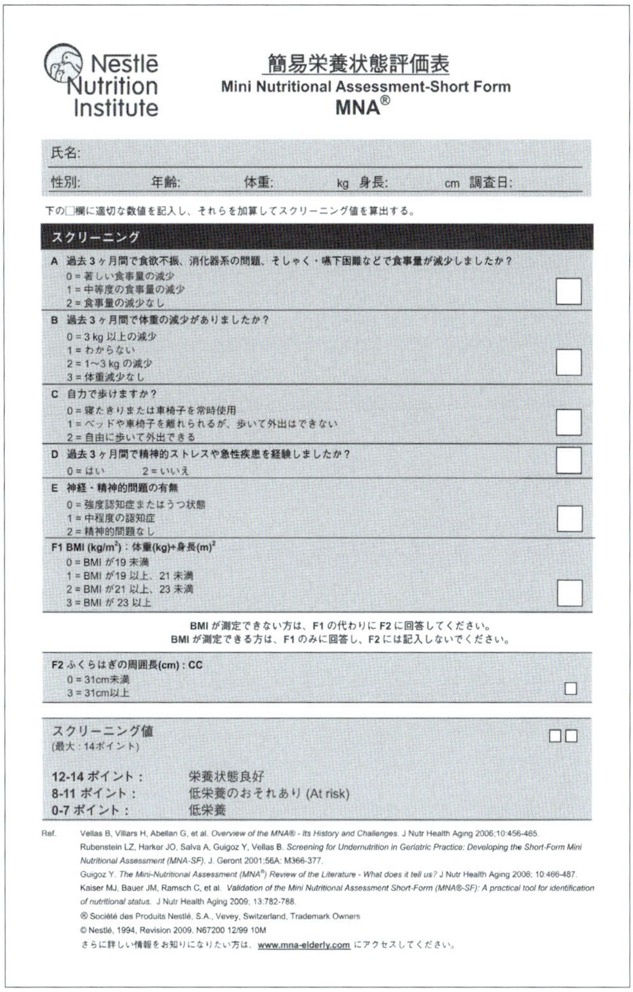

Nestlé Nutrition Institute

簡易栄養状態評価表
Mini Nutritional Assessment-Short Form
MNA®

氏名:

性別:　　年齢:　　体重:　　kg　身長:　　cm　調査日:

下の□欄に適切な数値を記入し、それらを加算してスクリーニング値を算出する。

スクリーニング

A 過去3ヶ月間で食欲不振、消化器系の問題、そしゃく・嚥下困難などで食事量が減少しましたか？
0 = 著しい食事量の減少
1 = 中等度の食事量の減少
2 = 食事量の減少なし
□

B 過去3ヶ月間で体重の減少がありましたか？
0 = 3 kg 以上の減少
1 = わからない
2 = 1～3 kg の減少
3 = 体重減少なし
□

C 自力で歩けますか？
0 = 寝たきりまたは車椅子を常時使用
1 = ベッドや車椅子を離れられるが、歩いて外出はできない
2 = 自由に歩いて外出できる
□

D 過去3ヶ月間で精神的ストレスや急性疾患を経験しましたか？
0 = はい　2 = いいえ
□

E 神経・精神的問題の有無
0 = 強度認知症またはうつ状態
1 = 中程度の認知症
2 = 精神的問題なし
□

F1 BMI (kg/m^2)：体重(kg)÷身長$(m)^2$
0 = BMI が19 未満
1 = BMI が19 以上、21 未満
2 = BMI が21 以上、23 未満
3 = BMI が 23 以上
□

BMI が測定できない方は、F1 の代わりに F2 に回答してください。
BMI が測定できる方は、F1 のみに回答し、F2 には記入しないでください。

F2 ふくらはぎの周囲長(cm)：CC
0 = 31cm未満
3 = 31cm以上
□

スクリーニング値
(最大：14ポイント)
□□

12-14 ポイント：　栄養状態良好
8-11 ポイント：　低栄養のおそれあり (At risk)
0-7 ポイント：　低栄養

Ref.
Vellas B, Villars H, Abellan G, et al. *Overview of the MNA® - Its History and Challenges*. J Nutr Health Aging 2006;10:456-465.
Rubenstein LZ, Harker JO, Salva A, Guigoz Y, Vellas B. *Screening for Undernutrition in Geriatric Practice: Developing the Short-Form Mini Nutritional Assessment (MNA-SF)*. J. Geront 2001;56A: M366-377.
Guigoz Y. *The Mini-Nutritional Assessment (MNA®) Review of the Literature - What does it tell us?* J Nutr Health Aging 2006; 10:466-487.
Kaiser MJ, Bauer JM, Ramsch C, et al. *Validation of the Mini Nutritional Assessment Short-Form (MNA®-SF): A practical tool for identification of nutritional status.* J Nutr Health Aging 2009; 13:782-788.

さらに詳しい情報をお知りになりたい方は、www.mna-elderly.com にアクセスしてください。

図2-2-3 MNA®
資料：ネスレヘルスサイエンス「栄養評価ツール」

② 栄養アセスメントの方法

栄養スクリーニングにより，さらに詳細な項目から評価を行う．「臨床診査」，「臨床検査」，「身体計測」，「食事摂取調査」のほか，心理状態，環境因子，対象者を取り巻く背景など栄養状態に関するさまざまな情報を収集して総合的に評価する．特に，在宅要介護高齢者においては，生活環境の評価が重要な評価項目となる．

総合的な栄養アセスメントでは，主観的評価に加え客観的評価法(ODA：Objection Date Assessment)が必要となる．客観的評価法として，静的栄養アセスメント，動的栄養アセスメント，予後推測栄養アセスメントの3つに分類されている．

静的栄養アセスメント：　慢性疾患や代謝変動の遅い疾患に対して適しているため，比較的長期間変動の少ない指標を用いて評価する．身体計測，免疫能，代謝回転（半減期が長い）の遅い臨床検査（血清アルブミン，コレステロール等）などがある．

動的栄養アセスメント：　栄養療法による栄養状態の改善ならびに原疾患等に対する治療効果の短期的な判定に用いる．短期間の栄養状態の変化（半減期が短い）や継時的な変動を評価する．現在の栄養状態に鋭敏に反応する半減期の短い血漿た

んぱく質（RTP），窒素バランスによるたんぱく代謝回転率，間接熱量測定によるエネルギー代謝動態などがある．

予後推定アセスメント：　手術や投薬などの各種治療を開始する前に複数の栄養指標を組み合わせて栄養状態を評価し，合併症の発症率や回復状態を予測するものである．我が国では小野寺らによる消化器癌患者に対する予後推定指数（PNI：prognostic nutritional index）が，算出の簡便さから広く用いられている．外科領域では，術前の栄養状態から術後合併症の発生率，術後の回復過程の予後を推定する総合栄養判定指標として PNI（prognostic nutritional index），NRI（nutritional risk index）などが用いられている．

2.3　問診，観察

1）問　　診

病気の診断には受診者よりの聞き取り（問診），診察，検査により確定診断に到達する．問診はその最初に行う．

主訴：　受診者の訴えの根幹で患者の話全体より，問診者が判断する．
現病歴：　受診者の訴えの最初から現在までの経過．
既往歴：　受診者の過去にかかった病気および治療内容．現在の病気との関連の有無を推定する．
家族歴：　血縁者のかかった病気．遺伝的な関連，同居者からの感染などを推定する．

2）観　　察

問診の際，受診者の様子を観察する．病的な感じがする，顔色が悪い，顔がむくんでいる，右足を引きずるなど，いろいろな情報を得ることができる．この時点で，ほぼ病気の診断の見当がつくほど重要な手順である．

栄養指導に際しても，食事指導対象者に対し，その食習慣，食事の摂取方法，内容につき詳しく聞き出すことは当然ながら，食事指導するうえで重要である．

2.4　身体計測

① 身長（cm），体重（kg）．
② Body Mass Index（BMI，体格指数）：肥満度を示す代表的指数で，体重(kg)÷身長(m)^2 で算出される値である．BMI と肥満の関係を 表2-4-1 に示した．
③ 腹囲（cm）：腹囲は内臓脂肪の量と比例するとされる．男性で 85 cm 以上，女性で 90 cm 以上がメタボリックシンドロームの基準とされる．へその高さで測定する．
④ 視力：裸眼，矯正視力を測定．
⑤ 聴力：低音（1,000 dB）と高音（4,000 dB）の聴力を測定する．
⑥ 血圧：上腕にマンシェットを巻き肘動脈で測定する．心臓の最も収縮したときの血圧（収縮期血圧，または，最大血圧）と心臓が最も拡張したときの血圧（拡張期血圧，または，最小血圧）を測定する．mmHg で表示する．

● 表2-4-1 ● BMIと肥満の関係

BMI	肥満の程度
18.5 未満	やせ
18.5〜25 未満	ふつう
25〜30 未満	1 度肥満
30〜35 未満	2 度肥満
35〜40 未満	3 度肥満
40〜	4 度肥満

2.5 臨 床 検 査

臨床に必要な検査（臨床検査）により多くの体内の情報が得られ，診断を確定するうえで，また病気の経過を観察するうえできわめて重要である．生化学検査，生理学的検査，内視鏡検査，放射線診断検査（画像診断検査）が臨床検査として日常行われる．尿，便，血液などを使って行う生化学検査を表2-5-1に，心電図検査，肺機能検査，超音波検査などの生理学検査を表2-5-2に示した．表2-5-3に内視鏡検査を，表2-5-4に画像診断検査を列挙した．

● 表2-5-1 ● 生化学検査

検尿	尿たんぱく，尿糖，ウロビリノーゲン，尿潜血，尿沈渣（尿顕微鏡検査）
検便	便潜血，寄生虫卵
末梢血	白血球数，赤血球数，ヘマトクリット，血色素量，血小板数，白血球分画
血清化学	血清たんぱく（総たんぱく，アルブミン，たんぱく分画） 電解質（ナトリウム，カリウム，カルシウム，リンなど） 腎機能（尿素窒素，クレアチニン） 肝機能（ビリルビン，AST，ALT，ALP，LDH，γ-GTP） 代謝系（尿酸，総コレステロール，LDL-コレステロール，HDL-コレステロール，トリグリセライド，空腹時血糖，HbA1c）
免疫系	CRP，梅毒反応，B型肝炎抗原，C型肝炎抗体

● 表2-5-2 ● 生理学的検査

1. 心電図検査
   四肢，および，胸壁に電極を付け，心臓の収縮により発生する微弱電気を記録する．
   心電図の波形を図2-5-1に示した．心筋虚血（狭心症，心筋梗塞），不整脈，心肥大の診断などに重要である．

2. 肺機能検査
   肺活量，1秒率（肺活量の何％を1秒間に呼出できるか）などを測定する．

3. 超音波検査
   腹部（肝臓，胆嚢，膵臓，腎臓，脾臓，大動脈などを観察する），心臓，頸動脈などの動脈，甲状腺などの検査ができる．

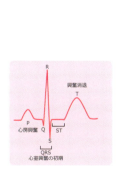
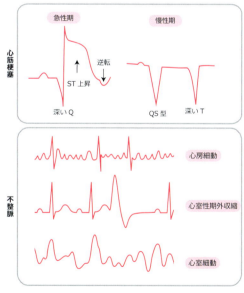

● 表2-5-3 ● 内視鏡検査

1. 上部消化管内視鏡検査
   食道，胃，十二指腸の観察ができる．

2. 下部消化管内視鏡検査
   大腸（上行結腸，横行結腸，下行結腸，S字状結腸，直腸）の検査である．

● 表2-5-4 ● 画像診断検査

1. 胸部・腹部単純X線検査
2. 上・下部消化管造影検査
3. CT造影検査（頭部，各臓器，全身，内臓脂肪面積）
4. MR検査（MRイメージング，MR血管造影）

● 図2-5-1 ● 心電図波形

2.6 栄養・食事調査

1) 方　　法

　傷病者および要介護者の栄養エネルギー出納の把握には摂取量を評価することが重要である．栄養エネルギーは，食事，経腸栄養剤，経静脈栄養剤から供給される．経腸栄養剤および経静脈栄養剤のエネルギー量および栄養素量は成分値が記載されているため，容易に把握できるが，食事からのエネルギー量および栄養素量の把握は容易ではない．栄養・食事調査の方法には，食事記録法，24時間思い出し法，食物摂取頻度調査法，食歴法がある（表2-6-1）．また，その他に生体指標の尿（24時間尿）を用いてナトリウムや窒素を分析することで1日食塩摂取量やたんぱく質摂取量を推定することができる．

●表2-6-1● 食事調査法

方法	長所	短所
・食事記録法 　決められた期間内の食材料の重量を量り今現在記録していく秤量記録法，重量測定は行わず目安（Portion Size）を用いる目安量記録法がある．	・短期間を評価するためには比較的正確 ・得られる情報から定性的に摂取量を把握しやすい．	・数日間が限度（日間変動の影響を受けやすい） ・記録日に習慣を変えてしまう恐れがある． ・個人差がある． ・データのチェックと入力に時間と労力を要する．
・24時間思い出し法 　栄養士が面接し，調査前日の摂取食品名とその摂取量を食品モデルや容器を使い聞き取る．	・短時間（30〜60分）で終わる． ・短時間の記憶で良い． ・定性的，定量的に摂取量を把握しやすい．	・習慣的な食事摂取状況は評価できない．
・食物摂取頻度調査法 　一定数の食品を列挙し，食物の摂取頻度，摂取量について自己記入または面接による記入を行う．	・比較的簡易で多人数の調査に適応でき，疫学研究に有効である． ・長期間の食習慣を把握できる．	・判定量的調査のため，一般的に不正確．
・食歴法 　熟練した栄養士が面接し，対象者が各食事で主として何をどれだけ食べているか聞き取り，習慣的摂取食品，摂取量を推定する．	・疫学研究に有効である．	・多人数では経費負担が大きい． ・他の方法とばらつきがある．

① 食事記録法

　食材料の重量を量る秤量記録法と，実際に重量測定は行わず食材料を目安量で記録していく目安量記録法，とがある．前者は後者と比べて，実際の数値との誤差は小さいが，対象者の負担が大きい．後者は前者に比べ負担は少ないが，あくまでも目安量であるため誤差が大きい．あらかじめ，各食品について目安量とそれに対応する重量を標準化する必要がある．また聞き取りができる場合には，面接者がフードモデル等を用いてより正確な目安量を聞き取ることで，誤差は小さくなる．

② 24時間思い出し法

　対象者の調査日前日（24時間以内）の食事・間食における摂取食品名と摂取量を面接者が聞き取る方法である．対象者の負担は少ないが，全てが対象者の記憶に依存する点は短所である．生活リズムを合わせて聞き取り，一日の行動とともに思い出すようにすると，比較的内容の脱落が少ない．また面接者の標準化も重要である．フードモデル等を用い，より実際の摂取量に近い目安量を聞き取る必要がある．

③ 食物摂取頻度調査法，食歴法

習慣的に摂取する食物・食品，その摂取頻度，1回当たりの平均摂取量，などを聞き取る．それに加え，食事・間食の1日の回数，摂取時間，平日・休日の違い，等も聞き取るのが食歴法である．食物摂取頻度調査により，対象者の食生活・食習慣の問題点を把握できる．ただし，表2-6-1に示すように，いずれの方法も長所，短所があり，調査目的，対象，種類により選択する必要がある．

2）栄養・食事調査と栄養ケアプラン作成

入院患者や入所者の食事摂取量は，多くは看護師・介護士などが主食，副食別に視覚的に大まかな摂取割合を調査，記録することで，そこから栄養量の推定はできる．しかし，これはあくまでも摂取状況の把握であり，より正確な実際の摂取栄養量の把握が必要な場合には，摂取前後で品目ごとに秤量，数値化する．また，食物の栄養価は，季節や産地，調理方法，形態によって異なり，ミックスした献立で食べた料理の量，食事による利用効率や薬剤との相互作用に基づいて，摂取量を把握しなければならない．一般的に経口摂取が栄養必要量の80％未満にしか達しない場合，経腸栄養や静脈栄養による補給を検討する必要があり，できるだけ正確な経口摂取量を評価する．このように，栄養ケアプランを作成・見直ししていくうえで摂取栄養量を把握することは，非常に重要である．

2.7 栄養アセスメントによる栄養必要量の算定

1）エネルギー

一般に健常人では，消費エネルギーと摂取エネルギーが同等になるように，年齢・性別・活動強度から設定するが，患者・入所者ではそれに加え，それぞれの疾患・病態・活動レベルを十分に考慮し設定する．外科的に手術侵襲，感染や熱傷が加わるなど患者の生体に大きな外傷やストレスが生じる場合，回復までの間に通常より大きなエネルギーを必要とするため，疾病者を対象としたエネルギー投与基準は，基礎代謝量に侵襲の程度による必要量を考慮したストレス係数を乗じて算出される．基礎代謝量（Harris-Benedictの式），日本人の基礎代謝基準値，間接カロリーメーターで測定した安静時エネルギー代謝量から求められ，ストレス係数が用いられる．

① Harris-Benedictの式（体重，身長，年齢から計算する）：
　男性：基礎代謝量 $= 66 + (13.7 \times W) + (5 \times H) - (6.8 \times A)$
　女性：基礎代謝量 $= 655 + (9.6 \times W) + (1.7 \times H) - (4.7 \times A)$
　　　　W：体重（kg），H：身長（cm），A：年齢（歳）

② 健常者エネルギー必要量（kcal/日）＝基礎代謝基準値（kcal/kg/日）×身体活動レベル

　　傷病者エネルギー必要量（kcal/日）＝基礎代謝量×活動係数×ストレス係数

また疾患によっては，現体重1kg当たりの必要エネルギー，または標準体重1kg当たりの必要エネルギーを用いた簡易式からも求められる．特に，体重減量が必要な場合には，標準体重を用いた算出を行うことで，エネルギー出納が負になるように設定する．いずれの方法で設定したエネルギー量も，あくまでも推定値で

身体活動レベル
身体活動レベル（18～19歳）は，それぞれⅠ＝1.50，Ⅱ＝1.75，Ⅲ＝2.0であるが，70歳以上では，それぞれⅠ＝1.45，Ⅱ＝1.70，Ⅲ＝1.95である．

活動係数
ベッド上安静1.1，病棟内自由1.2，施設内自由1.3，リハビリ施行1.4．

ストレス係数
小手術1.2，中等度手術1.2～1.4，大手術1.3～1.5，多発外傷1.4，重傷感染症1.6，熱傷1.2～2.0．

あり，患者または入所者の体重変動をモニタリングし，必要であれば給与エネルギーの見直しを行う．

2）たんぱく質

　一般にストレスやたんぱく質代謝異常をきたす疾患がない場合，日本人のたんぱく質摂取基準（日本人の食事摂取基準2010年版）を参考に算定する．成人で0.9 g/kg/日であり，これを基準とする．ストレス状況下では，窒素平衡は負に傾き，たんぱく質の需要は高まるため，ストレスの程度によって1.1～2.0 g/kg/日に増加する．一方，腎機能障害や劇症肝炎，肝硬変非代償期では，たんぱく質の必要量は低下する．また肝硬変や肝不全では分岐鎖アミノ酸（BCAA）の不足と芳香族アミノ酸（AAA）の増加がみられ，たんぱく不耐症となる．その場合，肝性脳症を誘発しやすくなるので，たんぱく質の過剰摂取に注意が必要であり低たんぱく食（0.5～0.7 g/kg/日）に分岐鎖アミノ酸高含有の肝不全用経腸栄養剤を併用する．非たんぱくカロリー/窒素（NPC/N：non protein calorie/nitrogen）比は，たんぱく質量に対して他のエネルギー基質（炭水化物および脂質）をどれだけ補給すれば効率よくたんぱく質合成ができるかを示す指標であり，この式により，エネルギー投与量に基づく窒素量，あるいは必要窒素量に基づくエネルギー量が求められる．

$$NPC/N比 = [糖質摂取量(g) \times 4 + 脂質摂取量(g) \times 9] \div [たんぱく質摂取量(g) \div 6.25]$$

　健常者においては約150～200とされる．静脈栄養・経腸栄養の施行時には，NPC/N比を指標として用いるが，たんぱく質必要量を増加する場合100程度，たんぱく質制限が必要な場合300程度とする．

3）脂　　質

　脂質異常症や高度肥満，急性膵炎などの脂質消化障害がなければ，エネルギー比率として20～30%程度とする．高カイロミクロン血症ではエネルギー比率を15%以下に，脂質の消化・吸収に障害がみられる膵炎・胆嚢炎ではエネルギー比率を10～20%，クローン病寛解期では10～30 g/日とし，病状に合わせて制限する．クローン病活動期における中心静脈栄養または成分栄養剤投与にあたっては，脂肪成分をほとんど含まないため，別途，末梢より脂肪乳剤を投与する．またクローン病，潰瘍性大腸炎では，n-3系多価不飽和脂肪酸の摂取を推奨しn-3/n-6比は0.5程度を目標とする．高LDLコレステロール血症では，食事中のコレステロール量を制限し，飽和脂肪酸・一価不飽和脂肪酸・多価不飽和脂肪酸の摂取割合を適正にする．

4）炭 水 化 物

　日本人の食事摂取基準では，目標量として1歳以上の健康人において炭水化物のエネルギー比率は男女共に50～70%とされている．また，炭水化物の1つである食物繊維は，18歳以上の健康人では，男性19 g/日，女性17 g/日以上が目標量とされている．脂質異常症ではエネルギー比率を50～60%程度とし，特に高トリグリセライド血症では，炭水化物摂取過剰が原因となっていることが多いため，注意が必要である．糖尿病では，エネルギー比率を50%以上60%を超えない範囲とす

る．一方，肝硬変非代償期や腎疾患時などにおけるたんぱく質制限時には，エネルギー源として炭水化物を補給する必要がある．

5）ビタミン

ビタミン必要量は，特別な疾患がなければ食事摂取基準，あるいは静脈栄養患者では ASPEN ガイドラインを参照して設定する．ビタミンが補充されていない輸液の投与においては，ビタミン B_1 の不足によってウェルニッケ脳症や代謝性アシドーシスを発症することがある．貧血を生じている場合には，ビタミン B_{12} や葉酸を十分に摂取する必要がある．また，妊娠時は葉酸の需要が増大することから，サプリメントによる葉酸の補給（200 μg/日）が必要である．手術や外傷における侵襲時などによるビタミン必要量の増大が予測される場合や，極端な低栄養や吸収障害，疾患による消耗などによりビタミン供給量の増加を検討する必要がある．一方，薬物相互作用においては，血栓を予防する薬であるワルファリンの服用時では，納豆などビタミン K を含有する食品の過剰摂取に注意する．

> **ASPEN**
> 米国静脈経腸栄養学会（American Society for Parenteral and Enteral Nutrition）．

6）ミネラル

ミネラルは体内で合成できないため，すべて体外から取り込む必要がある．一般的には日本人の食事摂取基準を目安に摂取量を決定する．高血圧を主とする循環器疾患ではナトリウム制限（塩分として 6 g/日未満），透析期では，リンおよびカリウム制限が必要となる．さらに，低栄養からの回復期においては，リフィーディング症候群（p.47 参照）発症の危険性があり，リン，カリウム，マグネシウムの欠乏の有無をモニタリングする．血清カルシウム濃度は，アルブミン濃度に影響することから，アルブミン濃度が 4 g/dL 以下では次の式による補正が必要である．

補正カルシウム値(mg/dL)
　　＝実測カルシウム値(mg/dL)＋[4－血清アルブミン濃度(g/dL)]

7）水　　分

1 日に必要な水分は，摂取エネルギーや体表面積，体重などを勘案して次の式に示すように体重 1 kg 当たり 21～43 mL，摂取エネルギー量 kcal 当たり成人で水分必要量が 1 mL，小児で 1.5 mL を利用して水分必要量を算定する．

簡易水分必要量(mL)＝30～35 mL×体重(kg)
　　　　　　　　　＝1 mL×摂取エネルギー量(kcal)
　　　　　　　　　＝1500 mL×体表面積(m^2)

浮腫が存在する場合は，30 mL/kg を上限とし，脱水がみられる場合では 50～60 mL/kg を投与する．脱水時の過剰な水分補給または低張性脱水時の水分補給には，低ナトリウム血症を引き起こす可能性があるため注意する．

3 栄養ケアの計画と実施

3.1 栄養ケアの目標設定と計画作成

栄養ケアとは,「栄養補給・栄養教育・多領域からの栄養介入」の3つの観点から栄養管理を計画し実施することである.栄養ケアは図3-1-1の手順に沿い実施・管理されることが一般的である.栄養ケア計画の実施状況は,モニタリングと定期的な評価を行い,栄養ケア計画にフィードバックする.

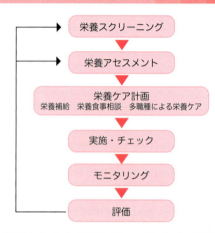

●図3-1-1● 栄養ケアマネジメントの流れ

> **栄養ケアマネジメント**
> 「個々に最適な栄養ケアを行い,その実務遂行上の機能や方法手順を効率的に行う体制」と定義されている.2005年の介護保険制度改正時に介護保険施設の食費自己負担化に伴い,低栄養状態の改善を目的とした栄養ケアマネジメントの実施が介護報酬として評価されるようになった.

1) 短期目標,長期目標

栄養ケア計画作成時,「栄養補給・栄養教育・多領域からの栄養介入」のそれぞれにおいて,短期および長期目標を具体的に設定する.短期目標例は栄養補給経路の確立や血液生化学データ等の栄養指標の改善,長期目標例は日常生活動作(ADL:activities of daily living)の向上や生活習慣改善などが挙げられる.

2) 栄養投与量

栄養投与量は栄養アセスメント結果に基づき策定する.栄養補給経路が複数になる場合,栄養投与量に過不足が生じないよう補給経路ごとに栄養投与量を策定する.栄養投与量策定の際,静脈栄養は栄養素が血管内に直接投与されるため,吸収率を考慮する経口・経腸栄養の栄養投与量とは策定方法が異なる場合があるため注意が必要である.

3) 栄養補給法

栄養補給法は安全かつ生理的な補給法を選択する.誤った栄養補給法の選択は,腸管機能の低下,下痢や嘔吐などの消化器症状の出現・誤嚥性肺炎などの重篤な合併症を発症するリスクがあり注意が必要である.

栄養補給法選択に当たり,経口栄養補給法の場合は,咀嚼・嚥下の状態,食嗜好,食欲,味覚などを考慮する.経腸栄養補給法の場合は,経腸栄養剤の1回投与量・投与速度・濃度・形状(液体・半固形)・体位・栄養チューブ径などを考慮する.

静脈栄養補給法の場合は，投与経路・投与速度・浸透圧比・見込み投与期間などを考慮する．単独の栄養補給法のみで必要栄養量が充足できない場合は複数の栄養補給法を併用する．それぞれの栄養補給法の特徴を理解し，適切な組み合わせによって必要栄養量の充足を図ることが重要である．

3.2 栄養ケアの実施

1）栄養・食事療法，栄養補給法の実施

栄養ケア計画実施において，補給・排泄状況及び栄養指標のモニタリングと栄養ケア計画の適切な見直しが重要である．

補給状況のモニタリングは単に補給量を観察するのではなく，口腔内食物残渣や嗄声の有無などの食事摂取状況，腹部膨満・ダンピング症候群・静脈炎など合併症の有無，また味覚や嗜好の変化なども観察する．排泄状況のモニタリングは排尿・排便の回数や量だけでなく，ドレーンからの排液量・発汗・呼気による不感蒸泄なども観察する．栄養指標のモニタリングは体重や上腕筋面積などの身体計測値，電解質や血清たんぱくなどの血液生化学データ，身体ストレスの変化，活動量の変化などを観察する．モニタリングから得られた情報を総合的に評価し，栄養ケア計画にフィードバックする．

栄養ケア計画見直しの際，栄養補給法の変更時は特に注意が必要である．補給法の変更は静脈栄養法から経腸栄養法，経腸栄養法から経口栄養法などが代表的であるが，急激な補給法変更は補給不足や種々の合併症をおこすリスクがある．変更時は，一方を漸増し一方を漸減するなど，望ましい補給法が確立するまでの間は既存の栄養補給法を破棄せず，補給法を併用し段階的に移行する．その際一時的な投与過剰や投与不足が生じる場合があるため，補給量の評価と合わせ血糖変動・電解質異常・脱水など想定されるリスク項目を観察する．

2）栄養教育の実施

栄養教育は，患者や家族が主体的に栄養ケアに参加できるよう支援することである．栄養教育は「意欲（関心や態度）」「知識」「技能」の3点から目標を設定し実施する．

糖尿病や腎臓病などの生活習慣が栄養ケアに大きく影響するケースは，病態だけでなく生活環境に見合った教育が重要である．低栄養状態改善のような，患者にとって一見受け身の栄養ケアが行われるケースであっても，患者や家族の意欲・知識・技能の向上は栄養状態の改善に好影響を及ぼすことが多い．

3）多職種との連携

栄養管理はすべての治療の基盤であるため，さまざまな職域に栄養管理が連関する．「みる」という単語が「診る」「看る」「観る」に象徴されるように，職種ごとに栄養管理に対する視点が異なるため，質の高い栄養ケアには専門職種の参画と連携が重要となる．

医療機関において特に専門的な栄養ケアが必要なケースは，専門的な栄養管理ノウハウを有する栄養サポートチーム（NST：nutrition support team）[2]」が支援を

栄養サポートチーム（NST：nutrition support team）
1968年にDurdrickら（米国）によって中心静脈栄養が開発されたのを機に，栄養管理を専門とする医療者の需要が高まりNSTという概念が確立された．日本では1990年代に入り加速度的に普及した．2010年に栄養サポートチーム加算が新設され，医療機関でのNST稼働が診療報酬として評価されている．

行うことが一般的である（表3-2-1）．管理栄養士はNSTにおいても重要な役割を担っている．栄養学的な知識だけでなく医療に関するさまざまな知識の習得と高いコミュニケーション能力が必要である．

●表3-2-1● NSTを構成する職種のおもな役割

職種	おもな役割
医師	病状・栄養障害の程度の把握，栄養ケアの方針や補給に関する最終的な決定
歯科医師	口腔機能の評価，口腔ケアの指導
薬剤師	処方内容の把握，輸液メニューの立案
看護師	補給・排泄状況のモニタリング，各職種間のパイプ役
管理栄養士	補給栄養量・必要栄養量の算出，食事・経腸栄養メニューの提案，栄養ケアプランの取りまとめ
臨床検査技師	各種検査データに基づく問題点抽出と評価のアドバイス，検査項目の提案
理学療法士	活動量の評価，栄養補給状況に合わせたリハビリテーションの実施
言語聴覚士	適切な食形態の提案，経口補給法への移行支援

4 栄養・食事療法と栄養投与法

4.1 栄養・食事療法と栄養投与法の歴史と特徴

1）栄養・食事療法と栄養投与法の歴史

① 栄養療法の歴史

　生物は栄養を外界から摂取して生命を維持しているが，ヒトも例外ではない．疾病にかかり十分に食べ物が摂取できないときには栄養状態が悪化することはよく知られていたため，食べられないときにはどうしたらよいのか，古くから研究が進められてきた．これが食事療法や経腸栄養・静脈栄養に代表される人工栄養（artificial nutrition，AN）の発達につながった．

　人工栄養の歴史は古く，紀元前の古代エジプトにおいて直腸にミルク，ワイン，麦のスープなどを注入する直腸栄養が行われていたとの記載がある．16世紀末期には食道や胃を経由して投与する栄養法が行われており，消化管からミルク，デキストロース，ウイスキーなどが投与されていた記録がある．

② 静脈栄養の歴史

　1628年にWilliam Harveyが血液循環を発見した．1665年にイギリスの建築家，天文学者でもあるChristopher Wrenがイヌの静脈にワインを注入したところ，そのイヌは人間と同じように酔っぱらったような症状を呈したという．

　静脈内投与が特定の疾患の治療に用いられたのは19世紀初頭のことであり，Thomas Lattaが食塩水と重曹をコレラ患者の静脈内に投与し，多くの患者の命を救った．

　19世紀に入り，麻酔と無菌手術が導入され20世紀には手術手技が急速に進歩したことにより，手術はより安全な治療法となった．手術の際には静脈ラインを確保して輸液が行われるようになったが，当初は術後合併症も多く，その後50年間には術後合併症を防止する研究がおもに行われた．その中で手術患者の栄養状態不良が術後の死亡率や合併症の発生と密接に関連していることが明らかにされ，周術期における栄養投与の重要性が認識されるようになった．

　グルコースをはじめてヒトに注入したのは1896年のことである．1934年には血漿が犬に投与され，1946年には血漿を投与することにより良好に窒素バランスが保持されることが明らかにされた．1961年に脂肪乳剤を開発したのがスウェーデンのWretlindであり，以後本格的に静脈栄養が行われるようになった．しかし当初は末梢静脈を用いたため血管炎や血管痛などで十分な栄養投与ができなかった．そこで，Jonathan Rhoadsがこの現象に着目し，Rhoadsの弟子であったStanley Dudrickにより中心静脈栄養法が確立されることとなった．

③ 食事療法の歴史

　食事療法は紀元前にギリシャのヒポクラテスが初めて行ったとされ，食事療法いわゆる"diet"という言葉が使われたことが記録されている．

　医療の中心が科学（science）を基礎とした薬物療法や手術療法などとなり，食事療法は医療の枠組み（パラダイム）からいわば排除された時期があった．しかし，近年では生活習慣が疾病の発生に大きく関わる生活習慣病が増加し，生活習慣病の予防や治療に食事療法の重要性が再認識されるようになった．

2）栄養・食事療法と栄養投与法の特徴

　経口的に栄養摂取が不十分または不可能な患者に対して効率的に栄養必要量を満たすことを目的に各種の栄養投与が行われる．食事摂取，すなわち経口的な栄養摂取は生理的かつ理想的な摂取ルートであるが，経口摂取が不十分または不可能な場合には栄養摂取不足による栄養障害（malnutrition）となり，全身状態が悪化し，予後不良となる．したがって各種の適切な栄養投与ルートを用いた栄養投与を行い，栄養必要量を充足する必要がある．

　栄養投与ルートには経腸栄養法，静脈栄養法がある．栄養投与ルートはそれぞれの長所・欠点を十分に理解したうえで，患者の病態により症例に応じて適切に決定されるべきである．消化管が機能している場合には優先的に経腸栄養を用い，それだけでは不十分である場合には補完的に静脈栄養を併用する．

　食事療法は栄養必要量を経口的に摂取できることが条件となる．すなわち意識障害やコミュニケーションの障害（認知症など）がある患者，誤嚥や消化管閉塞などの摂食・嚥下障害のある患者などでは，食事療法を施行することは困難である．これらの状態では速やかに経腸栄養法または静脈栄養法を行い，栄養必要量を充足すべきである．

　食事療法には疾患の予防的側面と治療的側面がある．経口摂取のみでは栄養必要量が充足できない場合には，患者の病態に応じて食事療法と経腸栄養法あるいは静脈栄養法を補完的に併用して行う場合もある．

3）保健機能食品と特別用途食品の活用

　保健機能食品は国が設定した安全性や有効性の規格基準を満たした食品，特別用途食品は乳児，幼児，妊産婦，病者などの発育，健康の保持・回復などに適するという特別の用途について表示された食品であり，食事制限がある場合や栄養学的に配慮が必要なライフステージにある場合，保健機能食品や特別用途食品は適切な食品選択を支援する手段として期待できる．

　保健機能食品は特定保健用食品と栄養機能食品に分けられ，特定保健用食品は特別用途食品にも含まれる（図4-1-1）．特定保健用食品とは，からだの生理学的機能などに影響を与える保健機能成分を含む食品で，血圧，血中のコレステロールなどを正常に保つことを助けたり，おなかの調子を整えたりするのに役立つ，などの特定の保健の用途に資する旨を表示された食品をいう．栄養機能食品とは，栄養成分（ビタミン12種・ミネラル5種）の補給のために利用される食品で，栄養成分の機能を表示された食品をいう．どちらも健康な人あるいは健康であろう人の健康

特定保健用食品
特定保健用食品は，疾病リスク低減表示を認める特定保健用食品（疾病リスク低減表示），科学的根拠が蓄積されている関与成分についての規格基準に適合する場合に認められる特定保健用食品（規格基準型），一定の有効性が確認される食品を限定的な科学的根拠である旨の表示をすることを条件として許可対象と認める"条件付き特定保健用食品"がある．

栄養機能食品
栄養機能食品として栄養成分の機能を表示できる食品は，次のミネラル類5種類とビタミン類12種類のいずれかについて栄養機能食品の規格基準に適合したものである．
　ミネラル：亜鉛，カルシウム，鉄，銅，マグネシウム
　ビタミン：ナイアシン，パントテン酸，ビオチン，ビタミンA，ビタミンB₁，ビタミンB₂，ビタミンB₆，ビタミンB₁₂，ビタミンC，ビタミンD，ビタミンE，葉酸

保持・健康増進のためのものであり，病人を対象として認可されたものではないことに留意する必要がある．

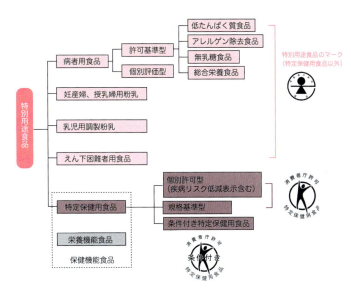

●図4-1-1● 特別用途食品（国立健康・栄養研究所ホームページ：http://fosdu.nih.go.jp/files/contents/knowledge/detail164.html）

特別用途食品
特別用途食品は，昭和27年に制定された栄養改善法（健康増進法の前身）の特殊栄養食品に始まり，平成21年4月に制度の抜本改正が行われた．こういった特別用途食品の制度は，変更になる可能性が高く，厚生労働省から発表される情報を注意深く確認する必要がある（厚生労働省「健康食品」ホームページ：http://www.mhlw.go.jp/stf/seisakunitsuite/bunya/kenkou_iryou/shokuhin/hokenkinou/）

特別用途食品には病者用食品，妊産婦・授乳婦用粉乳，乳児用調製粉乳及びえん下困難者用食品，特定保健用食品があり，食品に本来含まれている栄養成分を増減したものをいう．

病者用食品（表4-1-1）には低たんぱく質食品，アレルゲン除去食品，無乳糖食品，総合栄養食品がある．これまでに食していたものの代替として病者用食品を利用することで，食生活の幅が広がると考えられる．たとえば，たんぱく質制限がある人が主食を低たんぱく質のご飯に変えることで他の食品の摂取が容易になる．

●表4-1-1● 病者用食品の規格

	規格
低たんぱく質食品	1. たんぱく質含量は，通常の同種の食品の含量の30％以下であること． 2. 熱量は，通常の同種の食品の含量と同程度又はそれ以上であること． 3. ナトリウム及びカリウム含量は，通常の同種の食品の含量より多くないこと． 4. 食事療法として日常の食事の中で継続的に食するものであり，これまでに食していたものの代替となるものであること．
アレルゲン除去食品	1. 特定の食品アレルギーの原因物質である特定のアレルゲンを不使用又は除去（検出限界以下に低減した場合を含む．）したものであること． 2. 除去したアレルゲン以外の栄養成分の含量は，通常の同種の食品の含量とほぼ同程度であること． 3. アレルギー物質を含む食品の検査方法により，特定のアレルゲンが検出限界以下であること． 4. 同種の食品の喫食形態と著しく異なったものでないこと．
無乳糖食品	1. 食品中の乳糖又はガラクトースを除去したものであること． 2. 乳糖又はガラクトース以外の栄養成分の含量は，通常の同種の食品の含量とほぼ同程度であること．
総合栄養食品	1. 疾患等により経口摂取が不十分な者の食事代替品として，液状又は半固形状で適度な流動性を有していること． 2. 定められた栄養成分等の基準に適合したものであること．（ただし，個別に調整した成分については，この限りではない．） （粉末状等の製品にあっては，その指示通りに調製した後の状態で上記1及び2の規格基準を満たすものであれば足りる．）

4.2 経口栄養補給法

1) 目 的

各種疾患を有する患者では，栄養摂取がある程度経口的に可能であれば，疾患の病態自体を改善する目的，あるいは病態の悪化を予防する目的に可能な限り経口投与を行うことが原則である．本節ではさまざまな病態の異なる患者に対し経口的に投与する食事について解説する．

2) 病人食と療養食

ある特定の食事を与えることにより患者の疾患を治療することを食事療法と呼ぶ．この際に患者に与える食事のことを病人食という．また各種疾患の治療をおもな目的としたものを治療食と呼び，それぞれの疾患に応じた治療として有用かつ適切な栄養素やカロリーを含むように調製された食事を"療養食"と呼ぶ．療養食は治療目的に提供される食事であるので，診療報酬の「療養食加算」が現在認められている（1日につき23単位）．これらの療養食の内容は医師が決定し，これに基づいて栄養士が献立を作成し，家庭や病院にて提供する（1.2節参照）．

3) 種類（一般治療食，特別治療食）

病院食には一般食と特別治療食があり，病院が扱う患者や病院の特徴を生かしてそれぞれの病院で独自に設定している場合が多い．一般治療食，特別治療食などの例については表4-2-1に示す．

● 表4-2-1 ● 病院食の種類（例）

食種区分		食 種
一 般	一般食	常食（1400〜2000 kcalの4種類） 軟菜食 分粥食（7分・5分・3分）・流動食
特別治療食	嚥下訓練食	嚥下食1（ゼリー） 嚥下食2（すり身） 嚥下食3（きざみ） 嚥下ゼリー（ゼリー1個の食事，嚥下の試食）
	エネルギー食 コントロール食	800〜2000 kcalの7種類 糖尿病，肥満，脂質異常症のエネルギー制限食 （塩分制限の場合もある）
	脂質コントロール食	脂質 5〜40 g 食形態（流動〜常菜）
	たんぱく質・食塩コントロール食	塩分制限を基本としたたんぱく質調整食 たんぱく質 40〜80 g 塩分6g以下
	術後食（6回食）	流動・3分・5分・7分・全粥 ＊流動は3回食，3分粥からおやつ付きの6回食
	潰瘍食	3分・5分・7分・全粥 ＊食形態は術後食と同じ
特別治療食	低残渣食	食物繊維の少ない，腸管への刺激の少ない食事
	濃厚流動食	病態にあわせ対応
	禁止食（アレルギー食）	各種アレルギー対応
	化学療法食	化学療法による食欲不振の方のため

一般治療食とは含有する栄養素に特別な制限のない食事で，流動食，粥食，軟菜食など食形態の異なる食事が提供される場合が多い．特別治療食はそれぞれの患者の病態に応じて栄養素の含有に制限のある食事で，カロリー制限，たんぱく質制限，脂質制限，塩分制限，低残渣，各種アレルゲンの制限などがある．

　① **一般治療食**：　常食，軟食，非固形食など，咀嚼・嚥下機能や消化・吸収能などの病態に応じて異なる固さ，食形態で提供される食事であり，総カロリー量はそれぞれの患者の体型や病態に合わせて用意される．

　② **特別治療食**：　特別治療食はそれぞれの疾患を持つ患者の病態に応じて栄養素含有量が制限されたものであり，療養食加算が認められている．また，入院時食事療養費の中で1食当たり76円が認められている特別食加算もあり，検査食を含めた特別食が用意されている場合が多い．

4.3　経腸栄養法

1）目　　的

　経口による栄養摂取が難しいが，消化管が機能している患者に対して行う栄養投与であり，さまざまな経腸アクセスルートを用いる．経腸栄養は静脈栄養に比較して，① 侵襲反応の低減，② バクテリアルトランスロケーション発生の減少，③ 施行に伴う合併症が少ない，などの大きな利点がある．したがって，消化管が使用可能な場合には可能な限り経腸栄養を行うことが望ましい．

2）適　　応

　経口摂取が不十分または不可能な栄養不良患者で，栄養必要量が経口摂取のみでは充足できないすべての患者が対象となる（静脈経腸栄養ガイドライン参照）．経腸栄養を施行する場合には，① 血行動態が安定していること，② 消化管に閉塞がなく消化管からの栄養素の吸収が可能であること，などが絶対的条件となる．消化管の消化・吸収能が不十分な場合でも経腸栄養剤の種類を適切に選択すれば栄養素は吸収される．また経腸栄養により栄養必要量が充足できない場合には不足分を静脈栄養により補完する．

経腸栄養剤投与の際の注意
経腸栄養剤を投与する場合には投与した栄養剤のすべてが消化管から吸収されるわけではないので，水分バランスが不明確になる可能性があることから，血行動態の不安定な患者には施行しない方が安全である．

3）投与ルート

　投与経路の決定手順を図4-3-1に示す．患者の ① 嚥下機能や逆流・誤嚥のリスク，② 投与が必要な期間，③ 患者の病態に応じて投与経路を決定する．患者の病態は経時的に変化するので，一定期間施行したら病態や栄養状態を再評価し，適宜投与ルートを変更することも重要である．

　経腸栄養施行には，経鼻胃管，経鼻空腸管，胃瘻，空腸瘻などのルートがある．経皮内視鏡的胃瘻（percutaneous endoscopic gastrostomy，PEG），経皮内視鏡的空腸瘻（percutaneous endoscopic jejunostomy，PEJ），十二指腸瘻（percutaneous endoscopic duodenostomy，PED）も選択可能である．方法選択にあたっては，十分な知識と経験を有した医師やNST専門療法士の推奨，腸の運動機能，患者の予後，誤嚥性肺炎の危険性，患者やその家族の希望および経管栄養法が必要と考えられる期間などを十分に考慮し総合的に決定する．

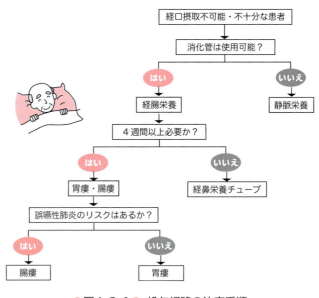

●図4-3-1● 投与経路の決定手順

4）経腸栄養剤の種類と成分（表4-3-1）

　経腸栄養剤（濃厚流動食）は現在我が国では100種類以上市販されている．天然と人工，医薬品と食品の栄養剤があり，病態に応じて適切に選択する．含有された栄養成分の分子の大きさにより①半消化態経腸栄養剤，②消化態経腸栄養剤，③成分栄養剤に分類される．消化管機能の消化・吸収に問題がない病態では半消化態経腸栄養剤が用いられ，消化・吸収能が低下している病態の患者に対しては栄養素の成分が消化されている消化態経腸栄養剤または成分栄養剤を用いる．

　糖尿病など特定の病態に対し有用である栄養素が強化された，いわゆる病態別経腸栄養剤も市販されており，それぞれの病態に応じて適切に選択する．医薬品と食品の経腸栄養剤がある．医薬品は薬品と同様に医師の処方が必要であるが健康保険の適応となるために，患者側からは食品の経腸栄養剤よりも安価で入手できる．したがって，在宅経腸栄養管理を行う場合には栄養剤を選択する際に価格の面からも考慮する必要があろう．

●表4-3-1● 経腸栄養食の種類

人工濃厚流動食	成分栄養剤（ED）	クーロン病急性期，急性膵炎，短腸症候群
	消化態栄養剤	消化管術術後障害（消化吸収不良，短腸症候群，消化管瘻），放射線性腸炎，たんぱくアレルギー，特殊な病態（肝不全，小児），炎症性腸疾患
	半消化態栄養剤	術前術後の栄養管理，熱傷，神経性食欲不振症，意識障害，中枢神経疾患，癌化学療法・放射線療法施行時，口腔，咽頭，食道疾患（狭窄，機能障害）
天然濃厚流動食		経口摂取障害，嚥下障害など

5）経腸栄養剤の投与法

投与前から消化器疾患を有する患者，絶食患者や低栄養の患者では投与開始時に腹痛，下痢などの消化器症状の出現には十分な注意を要する．特に長期間にわたり経静脈栄養管理を行っていた患者では腸管が長期にわたり使用されていなかったために経腸栄養開始により腹痛，腹部膨満，下痢などの消化器症状が出現しやすい．これらの症状に十分注意しながらゆっくりとした注入速度で，かつ症状を見ながら徐々にカロリーアップをする．低栄養が長期間持続していた患者に対して急激にカロリー投与を行うと心不全などといったいわゆる"refeeding syndrome"をきたすことがある．

投与方法には短時間で注入する①ボーラス，②昼間あるいは夜間のみに投与するサイクリック，③何回かに分けて投与する間歇的，④注入ポンプなどを用いて投与する持続的投与法，などがある．これらは患者の病態，投与ルート，経腸栄養を施行する医療従事者側の状況などに応じて適宜選択する．PEG などチューブの先端が胃ルートの場合は十分な貯留能があるため，300～400 mL 位までボーラス投与が可能である．空腸瘻，PEJ などの場合には腸管内容の貯留能が少ないため，ゆっくりとした間歇投与，サイクリック投与，持続投与が望ましい．

経腸栄養剤の温度は体温と同じ温度で注入すると最も消化器症状などが少ない．投与速度は 25 mL/h 位から開始するが下痢，腹痛などの腹部症状に注意しながら徐々に増量する．投与量は一般に患者の安静時熱量消費量を Harris-Benedict の式に当てはめて算出し[3]，さらに病態に応じてストレス因子，活動因子を考慮に入れて最終的に決定する．この投与量はあくまで目安であり，定期的な栄養アセスメントを行い患者の栄養状態の改善に応じて増減する．

6）経腸栄養の合併症と対策

経腸栄養投与中には①消化器症状，②代謝性合併症の出現，③栄養状態に注意し，定期的にモニタリングを行う．嘔気，嘔吐，腹部膨満，下痢などの消化器症状には特に注意が必要である．これらが出現するときには投与している経腸栄養剤の①浸透圧，②乳糖含有の有無，③食物繊維の含有量，④栄養素組成，特に脂肪含量を再検討する．投与量，温度，注入速度も深く関連するのでこれらについても再検討する．ただし，消化器症状は疾患の病態自体に関連し経腸栄養が原因ではないこともあるので鑑別が必要である．

代謝性合併症防止には定期的に血液検査（電解質，血糖値，尿素窒素，クレアチニン，カルシウム，リン，マグネシウムなど）を行い，異常があれば適宜補正する．

栄養状態は各種血清栄養指標（アルブミン，プレアルブミン，トランスサイレチンなど）の測定や身体計測を定期的に行い，これらにもとづき経腸栄養の種類や投与量を再検討する．

胃ルートを使用する場合にはファウラー位（30°～45°頭側高位）から座位を保持して経腸栄養剤の注入を行う．注入終了後も少なくとも1時間程度ファウラー位を保持し，胃内容の腸への排出をうながす．経鼻胃管を用いて施行する際には特に嘔吐，誤嚥性肺炎に注意する．

空腸ルートの場合には誤嚥のリスクは低いため，経腸栄養剤注入時の体位の制限

はない．ただし注入速度が速すぎると胃内に経腸栄養剤が逆流し，嘔吐する場合があるので注意する．場合により持続注入ポンプを用いて持続的少量注入を行う．

7）在宅経腸栄養管理

在宅での経腸栄養管理の適応となる患者は基本的に入院中の患者と同様であり，経口摂取が不十分または不可能な栄養不良患者や栄養不良のリスクが高い患者が対象となる．介護者が経腸栄養管理を受け入れ，その手技に対して十分な教育を受け在宅で安全に経腸栄養管理が施行できることが最低条件となる．経腸栄養は静脈栄養に比較し，施行に関わる管理が容易であり，施行に伴う合併症が少ないことから経腸栄養を施行する条件に合っていれば可能な限り経腸栄養管理を施行すべきである．

4.4　静脈栄養法

1）目　的

経口摂取や経腸栄養投与により栄養必要量が充足できない場合に部分的あるいはすべての栄養投与を経静脈的に行うことである．経静脈栄養を選択する場合の考え方は，"If gut works, use it"（腸が使えるときは腸を使え）が基本であるので，経腸栄養を用いることができないか，それでは足りない場合に静脈栄養の適応となる．静脈栄養法には末梢静脈カテーテルを介して栄養輸液を投与する**末梢静脈栄養法**（peripheral parenteral nutrition, **PPN**）と中心静脈カテーテルを介して投与する**中心静脈栄養投与法**（total parenteral nutrition, **TPN**）がある．

> **TPN**
> 欧米で用いられているTPNという用語は直訳すると"完全静脈栄養"となるが，これが我が国で従来用いられてきた"高カロリー輸液"や"中心静脈栄養"と完全に同義ではない．Total（完全）という意味は①栄養素の組成が完全なのか，②投与する栄養量がすべて静脈経由というのか曖昧である．

2）適応疾患

静脈栄養の適応については日本静脈経腸栄養学会が作成した「静脈経腸栄養ガイドライン（第3版）」を参照していただきたい．基本的には，経腸栄養が不可能な場合や，経腸栄養のみでは必要な栄養量を投与できない場合に静脈栄養の適応となる（図4-3-1参照）．具体的には，経腸栄養の施行が禁忌である場合で，汎発性腹膜炎，腸閉塞，難治性嘔吐，麻痺性イレウス，難治性下痢，活動性の消化管出血などに限定される．

静脈栄養は，経口摂取や経腸栄養と併用して行う場合もある．

中心静脈栄養を食事（経口摂取）や経腸栄養と併用して全体の投与量で栄養必要量を充足している場合がある．さきのガイドラインでは総投与エネルギー量の80％以上を中心静脈栄養で投与されている場合をTPNと定義した．中心静脈栄養の投与エネルギー量が総投与エネルギー量の60％未満の場合を特別に補完的中心静脈栄養（supplemental parenteral nutrition：SPN）と呼ぶこととした．

3）静脈栄養法の選択

PPN，TPN，SPNの適応は，①必要投与期間，②静脈栄養カロリー投与量，③静脈アクセスルートの状態，などを十分に考慮して適切に選択する．基本的には，静脈栄養の施行期間が2週間以内程度と短期間である場合にはPPNの適応となる．開始後1週間以内に栄養アセスメントを行い，2週間以上にわたり静脈栄養が必要

となると予想される場合には早期にTPNに移行することを考慮する．

4）輸液の種類と成分

患者の病態に応じて①経口摂取の有無，②必要栄養量・栄養素の算定，などにしたがい，すでに各種糖質，電解質，ビタミンなどの栄養素が配合されている輸液製剤を適切に選択して投与する．

末梢（PPN）輸液は7～10日以内の短期間に投与されることが多く，経口摂取や経腸栄養と併用して投与する場合が多いので，経口摂取が不可能で，長期間投与することが多いTPNに比較して短期間にビタミンや微量元素などが不足することが少なく，ビタミンや微量元素の投与量にそれほど神経質になる必要はない．経口摂取が不可能な患者に対してTPNを行う場合には糖質・電解質を含有する基本液にアミノ酸製剤，ビタミン・微量元素製剤などを添加して用いる．さらに最近では脂肪乳剤が組み込まれたマルチバッグ製剤も利用可能であり，病態や投与量，投与期間などに応じて適切に選択する．

5）栄養投与量の算定

栄養投与量の目安は「日本静脈経腸栄養ガイドライン（第3版）」を参照する．栄養投与量は全体としてのエネルギー投与量を決定してから，各栄養素の投与量を決定する．エネルギー投与量は個々の症例のエネルギー必要量に基づいて決定し，エネルギー必要量は，基礎代謝量，活動状態，ストレスの程度などにより変化する．具体的には，①体重当たり25～30 kcalを基準とし，ストレスの程度に応じて増減する，②間接熱量計（indirect calorimetry）により安静時エネルギー消費量を測定して算出する，③ハリス-ベネディクト（Harris-Benedict）式などを用いて基礎エネルギー必要量を予測し活動量や病態によるエネルギー代謝の変化を考慮して算出する．エネルギー代謝は各種病態により大きく変化するので，病態を十分に把握する必要がある．

エネルギー投与量を決定したら，水分，たんぱく，糖質，脂質，ビタミン，電解質，微量元素投与量などを順に決定する．

6）静脈栄養の合併症と対策

末梢静脈または中心静脈をアクセスルートとして使用するが，常在菌の存在する消化管とは異なり，血管内は無菌状態である．したがって長期的に静脈内にカテーテルを留置することによりカテーテルに関連した合併症が発生しやすい．

合併症としては①機械的合併症，②代謝性合併症，③消化器合併症，に大別される．これらは発生要因を考慮するといずれも防止可能なものであり，これらの合併症を未然に防止することが重要である．

①**機械的合併症**：　末梢静脈カテーテルに発生する最も重要な合併症は末梢静脈炎である．中心静脈カテーテルに起因する合併症としては気胸，血栓がある．

②**代謝性合併症**：　経腸栄養に比較し静脈栄養は栄養素が直接静脈内に投与されるため，代謝性合併症を容易にきたす可能性がある．TPNを施行する際には高浸透圧かつ大量の栄養素が静脈内に投与されるために特に代謝性合併症がないか頻

回にモニタリングを行う必要がある．静脈栄養に伴う代謝性合併症として，血糖異常などの糖代謝異常，電解質異常，高トリグリセライド血症，腎前性高窒素血症，酸塩基平衡異常，ビタミン・ミネラル欠乏症，リフィーディング症候群などがある．

　高血糖はTPNを施行する際に最も注意すべき代謝性合併症であり，定期的に血糖値，尿糖，尿中ケトンのモニタリングを行い，血糖値を正常範囲に維持することが重要である．糖尿病，ステロイド投与，敗血症，多臓器不全患者，侵襲後の患者などでは高血糖をきたしやすいので特に注意する．一方低血糖はTPNにより，生体内ではグルコース処理のために高インスリン分泌状態となっているため持続的TPNが突然中断された際に起こりやすい．低血糖が数分持続しただけで不可逆性脳障害をきたすことがあるので，速やかな糖質投与が必要である．低血糖症状の早期発見と低血糖を起こした際の緊急対策を医療従事者，家族，本人などに教育することも重要である．

　高トリグリセライド血症は脂肪乳剤の投与を受けている患者におこる場合がある．また同時に膵炎の発症，肺機能障害をきたすことがある．

　TPN開始後の脱水や全身状態の悪化によるたんぱく異化の亢進により高窒素血症が起こることがある．これはたんぱく異化亢進により遊離アミノ酸が増加し肝臓における尿素合成が亢進するために起こる．NPC/N（非窒素カロリー/窒素）比を150～200の範囲内に設定することと適切な栄養投与を行い，たんぱく異化を抑制することにより改善する．

　微量元素やビタミンA，D，B_{12}などは体内貯蔵量が大きく欠乏症は起こりにくいが水溶性ビタミンであるビタミンB_1，リボフラビンは体内貯蔵量が小さく，欠乏症をきたしやすい．特にビタミンB_1欠乏による代謝性アシドーシスには十分に注意する必要がある．特に糖質主体の高カロリー輸液による栄養管理を行う場合や侵襲下で糖代謝が亢進している場合にはビタミンB_1の消費量が増加するために欠乏状態に陥りやすい．また胃癌で胃切除後に経口摂取が不十分な場合にも長期にわたり欠乏状態に陥りやすいのでビタミンB_1投与を考慮する．経口摂取が不可能な場合で静脈栄養を行う場合には注意する．

　③ 消化器合併症：　消化管に栄養剤を直接投与する経腸栄養に比較し静脈栄養による直接的な消化器合併症の頻度は比較的低い．末梢静脈栄養では経口摂取を行いながら施行する機会も多く，消化器合併症の頻度も低いが，中心静脈栄養を施行する際に経口摂取を行わないため消化器関連合併症が発生すると考えられる．消化管を使用しないと①胃液の過剰分泌による胃炎，潰瘍形成，②消化管粘膜の萎縮とその結果起こるバクテリアルトランスロケーション（BT）などが起こる．胃液の過剰分泌による胃炎や潰瘍形成は胃液分泌を抑制するH_2ブロッカーやプロトンポンプインヒビターの投与により改善する．

　消化管粘膜の萎縮は経口摂取や経腸栄養を行わない期間が長くなると起こるとされる．しかし通常は重傷外傷，多臓器不全，重傷熱傷，抗癌剤の投与や骨髄移植を受けた癌患者などといった病態に伴ってTPNを施行した場合に消化管内の細菌が血中に侵入するいわゆるBTが起こるとされる．栄養投与ルートを可能な限りTPNから経腸栄養に移行することがBT防止には最も有効である．長期にわたる中心静脈栄養では肝機能障害，胆汁うっ滞や胆石の発生などもある．

7）在宅静脈栄養管理

　在宅経腸栄養は在宅静脈栄養に比較し，施行に関わる管理が容易であり施行に伴う合併症が少ないことから，条件が満たされていれば可能な限り在宅経腸栄養を施行すべきである．しかし在宅経腸栄養を施行することが困難な場合には在宅（中心）静脈栄養法（home parenteral nutrition, HPN）を行い，医療保険に認められている．

　TPN を施行しなければ栄養状態を維持することが不可能な病態（短腸症候群，クローン病など）が適応となる．多くの場合，急性期の病態から慢性期に移行し病態が安定した患者が家庭・社会復帰や QOL の改善・維持を目指すことを目的として施行する．

　診療報酬の改定により従来の疾患規制が除かれ「対象となる患者は原因疾患の如何にかかわらず中心静脈栄養以外の手段で栄養状態維持が困難な患者で HPN を行うことが必要であると医師が認めた者」とされている．HPN 施行中は緊急事態に対応できるように管理する施設の体制や患者の選択などに十分に注意することが必要である．在宅中心静脈栄養法指導管理料（2500 点/月）は HPN を指示した根拠や指示事項（方法，注意点，緊急時の措置など）を記載することが条件として算定される．その他輸液セット加算料（2000 点/月），注入ポンプ加算料（1000 点/月）が加算される．

　家庭・社会復帰を目指すためには安全かつ簡便で日常動作に支障をきたさない HPN 用のディバイスが必要である．携帯用輸液システムや HPN に適した長期的留置が可能なダクロンカフ付きの中心静脈カテーテル，皮下トンネルの作成，皮下埋め込み式ポートなどが必要となる．在宅経腸栄養に比較してカテーテル感染などの合併症が多いので，カテーテル刺入部やポート穿刺部などの滅菌には十分な注意が必要である．そのためには医師・薬剤師・看護師・管理栄養士などで構成されるチーム医療を導入し，カテーテル管理，輸液管理を行うべきである．またチームで HPN 管理に関する患者・家族への教育を十分に行うことも重要である．

5 傷病者・要介護者への栄養教育

5.1 傷病者への栄養教育

　2014（平成26）年厚生労働省の患者調査を外来患者の傷病分類別にみると，多い順に「歯科疾患も含めた消化器系の疾患」「循環器系の疾患」「筋骨格系及び結合組織の疾患」となっている．また，施設別にみると，病院では「循環器系の疾患」「新生物」「筋骨格系及び結合組織の疾患」の順となっており，一般診療所では「筋骨格系及び結合組織の疾患」「循環器系の疾患」「呼吸器系の疾患」の順となっている．
　一般的にはこのような状況であるが，勤務する病院の特性があり，受診する患者の占める疾患の傾向把握がより専門性の発揮につながる．
　また，患者は多様な生活状況にあり，その生活環境が疾患の誘発に繋がっていることもある．
　栄養教育の重点事項：　それぞれの場面での栄養教育については，①主治医の意向確認，②患者の生活背景を考慮，③必要事項の整理と目標の設定，④優先順位をつけた指導をすること，が必要である．
　行動変容の目標期間の設定やアウトカム評価項目の設定を患者と一緒に確認しながら行うことで，効果的な栄養教育が可能となる．

1）外　　来

　外来での栄養教育は，通院によって疾患の管理をしていくもの，入院を控え身体状況の安定を目的に行うものとさまざまである．患者がどのような状況で栄養教育を受けているのかを見極めることが大切であり，その目的の把握が重要である．
　外来での栄養教育は限られた時間と情報であることから，通院患者には状態の把握や継続された指導事項や改善点などの確認，入院を控えた患者には入院・手術後に起こる栄養リスクの回避を主眼とした栄養教育を行う．

2）入　　院

　入院時の栄養教育は病状における変化を早期に把握し，主治医の治療方針に沿った教育をチームで行うことが重要である．また，それらをクリティカルパスで行っていることが多くその把握も重要である．
　チーム医療のなかでは，管理栄養士の役割は栄養状態の安定や改善が主眼であるが，食は単に栄養のみではなく精神的な支えとなることもあることに留意して栄養教育を行う．
　管理栄養士は医療チーム内の情報の共有化に努めることが最も重要である．フィ

ジカルアセスメント（臨床診査）は状態把握のため有用であり，チームでの共通認識を持つことで効果的な栄養教育が可能となる．また退院に向けて教育効果の確認も視野に入れる．

3）退　　院

退院時の栄養教育では、疾患の再発防止のためにすべきことを具体的に教育する．患者の理解力を考慮し，家族や地域医療での連携を視野に入れた教育を行うことが重要である．また，入院時の栄養教育内容を後方医療機関に情報提供（連携パス・情報提供書など）し，積極的に退院共同などに参加をし，地域連携を図ることも必要である．

栄養教育の目的は，患者が望む生活の維持にある．そのためのリスク管理をどう行うかを，医療従事者と患者とで共有することが重要である．

退院後は自己管理に負うことが多く，生活行動の多くは発症前と同様になりがちで再発のリスクを抱えている．行動変容の継続のためには，いかに生きたいか，そのために何をすべきかを患者自身が認識できるよう教育することが必要である．そのためには，疾患の特性，予防の重要事項，確実に行える栄養管理の提示などをしっかりと行う．

4）在宅ケア

近年，国では障害者総合支援法や介護保険法などにより，障害や疾患をもっても，すべての国民が共生する社会を実現することを目的として，障害の有無にかかわらず地域社会での共生や社会的障壁の除去を進めている．それらは，地域包括ケアシステムとして図5-1-1のようなイメージで進められる．

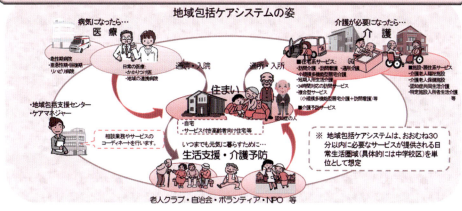

●図5-1-1● 地域包括ケアシステム（出典：平成25年3月　地域包括ケア研究会報告書）

近年，介護施設や在宅医療の部分が手厚く充実してきている．病院では急性期に特化した治療をし，なるべく早く自宅に戻し地域で在宅医や訪問看護を中心としたリハビリを進めていくという役割分担が求められている．

在宅での栄養教育の目的は，患者の望む生活を充実して過ごせるように継続した栄養管理をしていくことにある．そのためには，対象者の栄養教育はもちろんのこと，関わる職種の共通認識とケア内容の共有が必要となる．

要介護者の入所・通所・居宅において共通した栄養教育はそれぞれのステージでの① 教育目標の設定，② ケアの共有化，③ 他職種連携，にある．

5.2 要介護者への栄養教育

1) 入 所 時

栄養教育は疾患の重度化予防・再発予防が目的となるが，後遺症があることが多く，それらも視野に入れた対応が必要である．

関わる職種はそれぞれの専門家であるが，栄養教育の重点事項を共通認識することが重要である．また，要介護者には環境の変化に対する受容ができていない場合があるため，傾聴による栄養教育が重要である．

2) 通　　所

栄養教育は，状況確認のできる通所での環境と自宅での自己管理との2つの場面を持っていることが利点である．家族からの情報や通所の場面での状況を確認し，管理すべき事柄について連携した栄養管理が可能となる．栄養教育の重点事項を記録するなどして情報を共有することにより，教育効果を期待できる．

3) 居　　宅

栄養教育は地域資源を活用した栄養管理が必要であり，地域連携の中で行政やインフォーマルな組織を使った教育のコーディネートを要する．また，栄養教育で重要なことは，主たる栄養管理者はあくまで患者自身であり，定期的な教育内容の確認が必要である．また，入院中の検査データなどの情報提供は在宅ケアに有用である．

6 モニタリング，再評価

6.1 臨床経過のモニタリングと再評価

近年，TPN の普及に伴って，対象患者の栄養管理を開始する前に栄養アセスメントを行うことは一般的になった．しかし栄養補給の継続的なモニタリングに関する概念は充分に理解されてはおらず，その方法と臨床経過に即したモニタリングについても充分に認識されていないのが現状である．

モニタリングとは，あらかじめ設定しておいた計画や目標，指示について，その進捗状況を随時チェックすることをいう（図6-1-1 参照）．臨床栄養管理におけるモニタリングでは①栄養管理計画に基づいた補給が施行されているか，②計画した補給方法でリスク発生がないか，③栄養状態の推移や有害事象を確認する，ことで安定した臨床経過を得ることを目指して実施される．モニタリングは一連の流れとして，栄養アセスメントに基づいて計画され，実施された栄養補給の効果について定期的なモニタリングを行うことにある．ここでは疾患別評価と栄養対策やモニタリングは，それぞれの疾患の項に譲る．

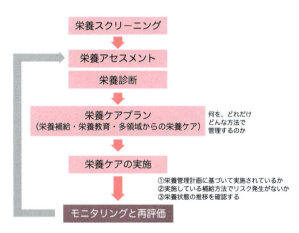

● 図6-1-1 ● 栄養管理計画（栄養補給の選択）とモニタリング

栄養療法は，品質管理の方法とも一致する Plan（計画）→ Do（実施）→ Check（確認：モニタリング）→ Action（処置：見直し）からなる PDCA サイクルのモニタリングによる再評価から，栄養管理上の問題があれば再度「栄養アセスメント→栄養診断→栄養ケアプラン（栄養補給計画の見直し）→栄養教育・多領域からの栄養ケア→栄養ケアの実施→モニタリング」の手順にそって，臨床経過で栄養計画の妥当性を確認することである（図6-1-1）．

6.2 臨床症状や栄養状態のモニタリング

栄養療法の効果は病態などにより患者の個人差がある．したがって栄養ケア計画，栄養補給の実施後は必ずモニタリングを行うことが重要となる．その際，栄養療法開始の導入期・維持期・安定期と3期に分けて考え，それぞれの時期でのモニタリング項目を，適切に選択する．そして時間経緯から導入期〜維持期までを短期，維持期〜安定期を長期としておく．

1）モニタリング項目

（1）栄養状態のモニタリング

短期モニタリング項目：①食事摂取状況（投与量，食事形態），②身体計測（身長，体重，BMI：体格指数，体重変化など），③血液生化学検査（総たんぱく，アルブミン，血糖，TG，CRPなど）．

長期モニタリング項目：①食事摂取状況，栄養補給量，②身体計測（TSF：上腕周囲長，AC：上腕三頭筋皮下脂肪厚，体重変化率，ウェスト・ヒップ比，握力など），③血液生化学検査（RTP，LDL-C，CRP，電解質，肝・腎機能など），④尿検査，尿量，尿比重．

（2）全身状態のモニタリング

短期モニタリング項目：①バイタルサイン（体温，脈拍，呼吸数，血圧，意識状態），②消化器症状（嘔気・嘔吐，下痢，便秘）．

長期モニタリング項目：①皮膚緊張，皮膚色調，皮膚湿乾，皮膚弾力性，浮腫，②食欲不振，嗜好の変化，③口腔内の状況，義歯の状態，嚥下・咀嚼機能，④行動変容，認知度，ADL（日常生活動作），⑤満足度，QOL，NBM：ナラティブ・ベースト・メディシン．

このように，栄養状態・全身状態のモニタリング項目と，短期・長期のモニタリングの把握が欠かせない．そして低栄養状態が長期に及ぶ患者，高齢者や重篤な病態の患者は，栄養補給療法の初期導入期でのモニタリング間隔が2〜3日に1回と短く，維持期は週1回，安定期には2〜3週間1回程度のモニタリング間隔で行うのが望ましい．

2）継続した栄養ケアの再評価

継続した栄養ケアの再評価とはモニタリングによって得られた情報や，患者の状態を活用して，栄養補給計画の妥当性を確認することにある．栄養モニタリングの結果から，有害事象（副作用）の出現や栄養改善が認められない場合は，再評価・見直しにより栄養ケアの変更を行う．また退院や転院時など長期に継続した栄養管理では必要に応じて栄養サマリーが作成されるが，先に示したモニタリング項目は，他施設や在宅においても継続した栄養ケアが受けられるサポート指標となる．

臨床症状や栄養状態のモニタリングでは，プロセス（過程）評価を行う必要がある．このプロセスには経過評価と結果評価に大別される．

プロセス評価・アウトプット評価（経過を評価）：実施目標の達成度を短期・長期に分けて評価する方法である．栄養補給計画を立てた期間に，栄養補給状況や

NBM（narrative based medicine，ナラティブ・ベースト・メディシン）

患者が語る病の体験を医療者が真摯に聞き，理解を深め，患者との対話を通して問題解決に向けた治療方針を創り出すことであり，これにより医療の質の向上，治療の促進が期待される．科学的根拠に基づく医療（エビデンスベーストメディシン：NBM）を補完するものとして提唱されている．

摂取状況だけでなく，栄養管理における短期・長期目標を達成できたかなどを見る．

アウトカム評価（効果や影響・結果の評価）： 実施後の効果目標の達成度を評価する方法である．計画に沿って栄養管理を実施し，その結果，目標とした効果（体重・体脂肪率，血糖値，血中脂質，肝機能などの改善）や，意識変化の行動変容，満足度，NBM などが短期・長期のモニタリング項目によって改善が得られたかを評価する．

栄養アセスメント方法や，モニタリング項目を 表6-2-1〜6-2-3 に示す．

●表6-2-1● 栄養アセスメントの方法

項目	内容	方法・備考
臨床診査	問診	主訴・既病歴・現病歴・生活（栄養）歴
所見・背景	身体観察	体格・四肢・皮膚・頭髪・爪・口唇・口腔・舌・咽頭
食事調査	食事摂取状況その他の調査	24時間思い出し法・食物摂取頻度調査・食物記録法・残食調査法
身体計測	身長・体重・他	体脂肪・除脂肪組織・上腕囲上腕筋肉囲・握力など
臨床検査	血液生化学検査	末梢血分析・尿血液検査・免疫学的検査
栄養（＋En）アセスメント	エネルギーその他栄養素	エネルギー消費量の測定・エネルギー摂取量の算出・たんぱく質・水・ビタミン・ミネラルのアセスメント

●表6-2-2● Nutrition Assessment（NA）項目

項目	内容
身体計測	身長，体重，BMI，理想体重，体脂肪率，W/H 上腕三頭筋皮脂厚（TSF），上腕周囲（AC），握力，ほか
代謝学的項目	基礎エネルギー量（BEE），必要窒素量（たんぱく質） 水分，その他栄養素，活動係数（ADL），損傷係数
血液生化学項目	ヘモグロビン（Hb），総たんぱく（TP），アルブミン（Alb），CRP トランスサイレチン・トランスフェリン・レチノール結合たんぱく（RTP）
免疫学的項目	総リンパ球数，ツ反（PPD），予後判定（PNI）

●表6-2-3● Nutrition Monitoring・Treatment（NM）項目

項目	内容
投与必要栄養量	目標投与エネルギー量（TEE），必要たんぱく量，ビタミン・ミネラル，水分量，注入量，栄養剤の種類など
投与方法	経口経腸摂取，栄養剤濃度，注入速度（mL/hr） 注入ルート（経口・経管・経鼻・PEG・PEJ） 投与時間（24時間持続・間欠）
有害事象・副作用チェック	消化器副作用（悪心・嘔吐・腹痛・下痢・便秘），ポンプ管理，誤嚥，発熱，嚥下・咀嚼，経口摂取，褥瘡

また，栄養ケア管理（NCM：nutrition care management）の構造からも，継続した栄養ケアの再評価は栄養スクリーニング（nutritional screening）・栄養アセスメント（nutritional assessment）・栄養診断・栄養ケア計画・実施・チェック・モニタリング・サービス評価・継続的な品質改善の活動からなっている．この図6-2-1 に示した NCM システムにおける適切な栄養モニタリングの実際は，各施設の特徴をふまえた栄養サポートチーム（NST）と栄養ケア・管理システムが構築されてくる．さらに再評価で見直しが必要な場合は，速やかに栄養補給計画を再構築すべきである．

NCM は臨床経過に基づいて，患者個々人の栄養状態の定期的モニタリングを実施し，栄養管理のプロセスやアウトカム評価を確認することである．それらの評価結果に基づいた管理体制をシステム化しておく必要もある．このことが，継続的なサービスの質の改善を行うために不可欠となる．

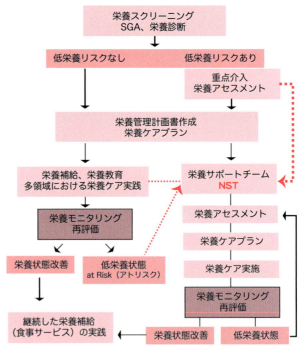

● 図6-2-1 ● NCMシステムにおける適切な栄養モニタリングの実際

6.3 栄養投与量の再評価

栄養補給計画の効果は個人差が出てくることや，安定期のリハビリテーション治療の開始時では，必要エネルギー量などが増すことなどを念頭に置く．よって推定エネルギー必要量算出の妥当性は体重・BMI・体重減少率などをモニタリングして，肥満・やせを是正しながら評価する．また，たんぱく質投与の再評価は半減期の短いRTP（トランスサイレチン，トランスフェリン，レチノール結合たんぱく）を，栄養状態改善の指標としてモニタリングすることがすすめられる．さらに短期間の栄養補給経過であっても水，電解質のモニタリングが重要である．

エネルギー必要量の算出： Harris-Benedict式から基礎エネルギー消費量を求めて，基礎代謝量（BEE）を算出するか，「日本人の食事摂取基準」などで確認する．

推定エネルギー必要量の算出法：

① 基礎エネルギー消費量（basal energy expenditure：BEE）の計算
　Harris-Benedictの式を使用の場合．
　　男性：$66.47 + (13.75 \times 体重[kg]) + (5 \times 身長[cm]) - (6.76 \times 年齢[歳])$
　　女性：$665.1 + (9.56 \times 体重[kg]) + (1.85 \times 身長[cm]) - (4.67 \times 年齢[歳])$

② エネルギー必要量＝基礎エネルギー消費量×活動係数×ストレス係数

③ 代謝ストレス下にある重症患者のエネルギー必要量
　簡易式：25〜30 kcal/kg（アメリカ静脈経腸栄養学会推奨）

以上の方法でエネルギー必要量を算出し，これをもとに栄養管理計画を作成する．通常，推定エネルギー必要量の算出には，栄養不良，肥満，浮腫などがある場合は

活動係数（アクティブファクター）
対象者の活動状況により違い，基礎代謝量（BEE）に活動係数を乗じて算出する．

ストレス係数（ストレスファクター）
疾患の状態や病態によりエネルギー量は変動し，この変動を損傷係数（ストレス係数）という．

理想体重
① やせ患者の理想体重[kg]＝(身長[m])²×22
② 肥満患者の理想体重[kg]＝〔(実測体重−理想体重)0.25〕＋理想体重
注意：「やせ」：理想体重の80％未満，「肥満」：理想体重の120％以上．

理想体重を用いる.

さらに簡便な必要エネルギー量の求め方として，Harris-Benedict 式以外から求める方法としては，

必要エネルギー量(kcal) = ストレス度別エネルギー必要量(kcal/kg)
× 標準体重(kg)

がある．表 6-3-1 のストレス度別エネルギー必要量を参考に，必要エネルギー量がモニタリングできる．

●表6-3-1● ストレス度別エネルギー必要量

ストレス度	尿中窒素 (g/日)	ストレス度別 エネルギー必要量 (kcal/kg)
正常	0〜5	28
軽度の消耗	5〜10	30
中等度	10〜15	35
重度の消耗	>15	40

一方，病態によっては，この方法で正しくエネルギー必要量を算出できないこともある．

特に重症患者の急性期，高齢者や代謝亢進の病態では，エネルギー必要量が経過とともに変化するため，体重計測をはじめとした各種モニタリング（各種 ODA：血糖，コレステロール，トリグリセライド，水・電解質平衡，肝・腎機能など）や，再アセスメントなどによって得られた栄養状態の結果から栄養投与量の良否を判断する．

また，飢餓や低栄養状態が長期の場合はリフィーディング（Refeeding）症候群に陥りやすい．これを防止するために，開始時の投与エネルギーを 25〜30 kcal/kg/日程度とし，状態を見ながら徐々に 5〜7 日間ほど掛けてゆっくりと目標エネルギーに持っていく．

たんぱく質必要量の算出：① 投与必要窒素量（g/日）から侵襲度を勘案して必要たんぱく質量（g/日）が算出される．

投与必要窒素量[g/日] = 必要エネルギー消費量/侵襲度
（侵襲度：軽度 150，中等度 140，重度 100，正常 200）
必要たんぱく質[g/日] = 投与必要窒素量 × 6.25

術後病日やバイタルサイン，肝・腎臓疾患指標，CRP などから侵襲度を患者状態として推察することが重要なファクターとなる．

② たんぱく質は体の構成成分であり，不足すると免疫能の低下から合併症が生じる．たんぱく質必要量は総エネルギー必要量・体重・ストレス度によって違ってくる．また，代謝が亢進する病態（敗血症・熱傷・他疾患など）では，たんぱく質の異化亢進があり，正常より多くたんぱく質が失われ必要量が増す．

③ 投与されたたんぱく質が有効に合成されるために窒素 1 g 当たり 150〜250 kcal のエネルギーが必要である．これを非たんぱく質エネルギー/窒素比（NPC/N 比；non protein calorie to nitrogen ratio）という．

たんぱく質のモニタリングは，この NPC/N 比から疾患に応じて適正なたんぱく質量を確認する．

たんぱく質投与量のモニタリングは血清たんぱく（総たんぱく，アルブミン，RTP）を用いる．特に RTP は半減期が短いため，短期の栄養状態の変化を把握するための優れた指標である．しかし RTP はおもに肝臓で合成されるため，肝機能障害では，栄養状態が正しく反映されない点も考慮する．

何らかの方法でたんぱく質投与量を再評価した場合には，疾患別必要たんぱく質

リフィーディングシンドローム（症候群）
慢性的な栄養不良状態が続いている患者に，積極的な栄養補給を行うことで発症する．一連の代謝性合併症のことを指す．高度な低栄養にある場合，いきなり充分な栄養量を投与することで発症する．

非たんぱく質エネルギー/窒素比（NPC/N 比）
たんぱく質量に対して他の栄養素（炭水化物・脂質）をどれだけにすれば，効率よくたんぱく質を利用できるかをみる指標である．
生体でのエネルギー利用では，投与熱量と窒素量のバランスが重要で，至適 NPC/N はおよそ 150〜250（非侵襲）の範囲とされる．
NPC/N = (総エネルギー量－たんぱく質によるエネルギー量)/(たんぱく質量 × 0.16)

量の求め方を考慮する必要があり，腎不全・肝不全の場合や小児の体重当たりの必要たんぱく質量は成人とは別に検討する．一方，高齢者の必要たんぱく質量を求める場合の注意として，骨格筋肉代謝，アルブミン合成能力，腎臓からの再吸収能力の低下などを考慮する．

さらに，たんぱく質投与量が多い場合は，ビタミンB_6の必要量を多くする必要があり，特に静脈栄養時においてはビタミンB_6の必要量が多くなる点も考慮する．

水分必要量の算出：1日必要水分量（mL/日）は，年齢当たりの必要水分量mL/kg/日×理想体重kgで計算する．成人における水分量は25〜35 mL×理想体重/日当たりの必要であるが，脱水や腎不全・肝不全など浮腫を伴う場合は病態や尿量に応じてモニタリングし，水分の増減を調整する．同時に電解質のモニタリングも重要であり，一般臨床の経過においてはK・Na・Ca・Mg・Pなど，おもな電解質を血液検査でモニタリングする．

● 必要水分量（成人）
18〜55歳：35 mL/kg/日，56〜65歳：30 mL/kg/日，66歳以上：25 mL/kg/日．

その他，栄養補給のモニタリング：栄養投与量の再評価においてエネルギー投与量の設定には体温やリハビリテーション施行などの身体活動を考慮する．また，たんぱく質投与量が多い場合はビタミンB_6の必要量が多くなる．

栄養補給が長期になればビタミン，ミネラルや脂質などのモニタリングが欠かせない．また栄養療法施行中の代謝性合併症には，さまざまな代謝性合併症が起こりうるので，これらの予防を目的として定期的なモニタリングを行う必要がある．そして，栄養補給の初期段階にはリフィーディング症候群に注意する．

● 代謝性合併症の例
高血糖および低血糖，水分バランスおよび電解質異常，酸・塩基平衡異常，高窒素血症，肝機能障害，リフィーディング症候群，脂肪乳剤投与中に伴う高炭酸ガス血症，栄養素欠乏症および過剰症（ビタミン欠乏症［特にビタミンB_1］，微量元素欠乏症，必須脂肪酸欠乏症），骨代謝異常など．

栄養療法施行中のモニタリングは，体重や血清アルブミン値などの栄養指標を用いた，総合的な栄養アセスメントを導入期2〜3日に1回，安定期には週1回程度，定期的に施行するよう構築していく（図6-3-2参照）．栄養補給量の再評価とモニタリングのためには，栄養障害の程度や病態および治療に伴う代謝亢進の程度など，患者の状態をできるだけ詳しく把握する．

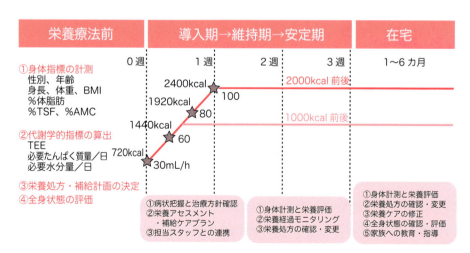

● 図6-3-2 ● 栄養管理タイムテーブルにおける臨床経過モニタリング，栄養補給法の再評価の例

6.4 栄養補給法のモニタリング（図6-3-2）

モニタリングを行うことで，計画した栄養療法の目標に対する到達度を定期的に再評価し，必要に応じて栄養療法の内容を修正する．また，栄養療法の効果の判定は，栄養投与量や栄養指標だけでなく，病態も考慮して多角的に行う．栄養補給方法の再評価では特に経腸栄養の補給で出現頻度の高い，消化器系合併症予防のモニタリングは開始直後の評価（導入期）と短期（維持期），そして長期（在宅）における評価ポイントとして欠かせない．

導入期における消化器系合併症予防のモニタリング：

悪心・嘔吐，腹部膨満，腹痛については，経腸栄養剤の投与速度，投与中の体位，胃内残留量などをチェックする．下痢・便秘に対しては，便の性状，排便回数などをモニタリングする．経腸栄養施行中の下痢鑑別疾患として偽膜性腸炎が挙げられる．さらに消化管に関連した感染症を考慮して，発熱などの臨床症状，臨床検査値を注意深くモニタリングすると同時に，肝機能異常，胆石などの肝胆道系合併症発生の有無をチェックする．併せて経腸栄養剤調製時の感染対策も確認する．

栄養剤の逆流予防は投与中の体位として座位が勧められるが，栄養補給中の座位が困難な場合には，ベッド上での30度以上の上半身挙上が有用である．さらに経腸栄養剤の幽門後投与は胃食道逆流の抑制に有効であり，半固形状流動食の使用が胃食道逆流の抑制に有効な場合がある．

導入期・維持期における代謝性合併症の予防ポイント： 静脈や経腸栄養による栄養療法施行中は，定期的に血糖値をモニタリングする．いずれの補給計画でも導入期は毎日，安定期は週1回を目安に血糖値をモニタリングし，目標血糖値を通常100〜200 mg/dLの範囲内に維持する．なお，中心静脈栄養を急に中断・中止する場合には，低血糖に注意する．

栄養補給中の水・電解質に関する合併症を予防するため，体重，投与水分量，尿量から水分バランスを毎日モニタリングする．さらに水分・電解質の欠乏症を予防するため，経腸栄養剤に含まれる水分・電解質量を考慮して不足を補充する．

高度な栄養障害の患者ではリフィーディング症候群の発生リスクが高いので，栄養療法開始時には血清中のリン（P），マグネシウム（Mg），カリウム（K）および血糖（BS）を厳重にモニタリングし，再評価を怠らないようにする．

窒素バランス，リフィーディング症候群，尿中電解質などのチェックで異常があれば，栄養管理計画（投与量・速度，栄養剤の種類，補給方法など）を早急に見直すことが必要である．

偽膜性腸炎
2007年4月に厚生労働省からクロストリジウム・ディフィシル（CDAD: *Clostridium difficile associated diarrhea*）の院内感染対策をするよう勧告が出されている．経腸栄養実施中の下痢として必ず鑑別疾患として挙げられ，CDADは急性出血腸炎，MRSA腸炎とともに抗菌薬関連の下痢の1つであり，以前は偽膜性腸炎と言われた．経口・静脈栄養に関わらず抗菌薬を投与されている患者ではCDADを発症する可能性がある．

6.5 栄養ケアの修正

栄養補給経過中の病態や消化性・代謝性合併症などのモニタリング結果によっては，計画中の栄養補給法の継続か変更を検討し修正する場合がある．栄養ケアの修正は栄養療法施行中に起こる重要な臓器障害，特に静脈栄養施行中に肝機能異常が起こる可能性があるため，血糖値とともに注意深く腎・肝機能をモニタリングする．

栄養ケア修正のためのモニタリング評価の注意点： アルブミン値低下は栄養不

良だけによるものではない．肝臓で合成されるアルブミンは肝障害，感染・炎症状態，消化管や尿からのたんぱく質漏出でも低下する．

経腸・静脈栄養投与では水分量，および NPC/N 比が適正でなければ腎機能障害が起こりやすいので注意する．

高齢者においては各臓器の機能が成人の 70％ 程度に低下していることを考慮してモニタリング評価する．

モニタリング指標としてバイタルサイン，体重変化，血液生化学，尿検査，経口摂取量，合併症の有無，主訴，満足度，QOL なども評価する．同時に，経時的な変化が栄養状態を反映するものなのか，疾患や他の影響によるものなのか見極める必要がある．

栄養不良状態の重症度や病態ごとの治癒状況を判断し，栄養状態の改善を目指していく．NST における栄養補給は，導入期から維持期，安定期までの継続したモニタリングの結果から，栄養補給の目標量や内容を修正する．

以上述べてきたように，栄養管理は栄養補給の継続的なモニタリングに対して，短期（導入期）・長期（維持期・安定期）に区分した栄養ケア修正が重要となる．

7 薬と栄養・食物の相互作用

　近年の高齢化に伴い，多種多様な薬物を服用する人が増えている．多くの薬物は経口投与され，栄養素や食物同様，消化管を通じて吸収されるので，口腔から小腸までの間に，栄養素や食物との間に相互作用が生じる可能性がある．また，薬物は体内に吸収された後も，栄養素や栄養状態に影響される．したがって，本来の薬理効果と栄養素の効果が得られるために，薬と栄養・食物の相互作用に留意する必要がある．

7.1　栄養・食物が医薬品に及ぼす影響

　栄養・食物が医薬品に及ぼす影響には，薬物の濃度などに影響を与える薬物動態学的相互作用と，薬物の作用に影響を与える薬理学（薬力学）的相互作用が関係している．2つの相互作用を同時に起こす栄養・食物もある．

1）薬物動態学的相互作用

　消化管を介した経口薬物の体内動態には，吸収，分布，代謝，排泄という過程があり（図7-1-1），栄養や食物はこれらの過程で，薬物の体内動態に影響を与える．

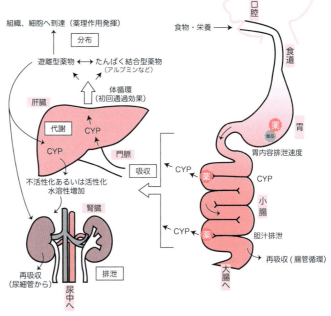

●図7-1-1● 薬物動態学的相互作用

吸収過程における影響： 多くの薬物は，薬剤による粘膜障害を予防するため食後に服用される．食後に服用された薬物は，口腔，食道を通り，胃で胃液，食物と混ざりしばらく滞留する．その後，胃内容物とともに排泄され，おもに小腸から吸収される．一般に，食事をすると，胃内容排泄速度は遅くなる．したがって薬物が小腸に到達するまでの時間も長くなり薬物の吸収は遅くなる．しかし，吸収が速くなる薬剤もある（表7-1-1）．小腸から吸収された薬物は門脈を通過して肝臓に至る．脂溶性の高い薬物は，食物中の脂質と同様，リンパ管を介して吸収されることが多い．

●表7-1-1　栄養・食物の医薬品へ及ぼす影響

過程	食事・栄養素	医薬品に及ぼす影響
吸収	食事全般	・通常，胃内容排泄速度を遅くする．空腹は速める． ・ビスホスホネート（骨粗鬆症治療薬）の吸収を低下させる． ・クアゼパム（睡眠薬），イコサペント酸エチル（脂質治療剤）は食事により吸収量が増加する．
	カルシウム，マグネシウム，アルミニウム，鉄を多く含む食品	・テトラサイクリン系，ニューキノロン系抗菌薬と複合体を作り，抗菌薬とミネラルの吸収量がともに低下する．
	高たんぱく質（1.5 g/kg/日以上）およびビタミンB_6	・パーキンソン病治療薬であるL-ドパの吸収が低下する．
分布		・血清アルブミン濃度が低いときは，遊離型の薬物が増加し薬効が大きくなりやすい．
代謝	グレープフルーツジュース	・CYP3A4阻害により薬物代謝が低下する．カルシウム拮抗薬の他に，HMG-CoA還元酵素阻害薬，免疫抑制薬，抗不安薬，抗ヒスタミン薬，抗HIV薬，ホルモン薬，抗てんかん薬などの代謝も低下する（薬物濃度が大きくなる）．
	セント・ジョーンズ・ワート	・CYP3A4，CYP1A2の誘導により，薬物代謝が亢進する．強心薬，免疫抑制薬，気管支拡張薬，抗HIV薬，血液凝固抑制薬，HMG-CoA還元酵素阻害薬などの薬物の代謝が亢進する（薬物濃度が小さくなる）．
	タバコ	・CYP1A2を誘導し，テオフィリン，カフェイン，アセトアミノフェン（非ステロイド抗炎症薬），プロプラノロール（β遮断薬）などの濃度を低下させる．
	アルコール	・常習的飲酒者では薬物代謝酵素（CYP2E1など）が誘導されるため，非飲酒時は薬物代謝が亢進し薬理効果が低下しやすい．
排泄		・遊離の薬物が増加すると，水溶性薬物の場合，腎排泄が多くなる． ・肝機能，腎機能が低下すると，血中の薬物濃度は上昇しやすい． ・尿のpHが上昇すると，メキシレチン（抗不整脈薬）の再吸収は増加し，アスピリン（非ステロイド抗炎症薬）の再吸収は低下する．

＊代謝産物に薬理効果がある場合は，薬物代謝の亢進により薬理効果が増加する．
＊お茶やコーヒーに含まれるタンニンは一般に鉄の吸収を低下させる．病院等で処方される鉄剤は1日50〜200 mgと多量であり，さらに体内が鉄欠乏時は腸管からの鉄吸収が高くなるので，お茶，コーヒーなどを禁止する必要はない．鉄剤服用により黒色便となる．胃腸障害が副作用として多いが，制酸剤の服用によって鉄の吸収量は低下する．

●**グレープフルーツジュース**

グレープフルーツジュースに含まれるフラノクマリン誘導体は，小腸のCYP3A4を不可逆的に阻害する．その阻害作用は摂取後，数日継続することがある．CYP3A4が阻害されると，生体に吸収される薬物量は増加し，薬剤の副作用が起こりやすくなる．グレープフルーツジュースの影響を受けやすい薬物の中に，高血圧治療に用いられるカルシウム拮抗薬がある（表7-1-1）．

小腸粘膜には，シトクロムP450（CYP）という代表的な薬物代謝酵素が存在する．小腸から吸収された薬剤は，肝臓を通って体循環に入るが，その前に薬剤の一部は肝臓において代謝される．これを初回通過効果という．肝臓では失活したり，逆に活性型に変化することもある．初回通過効果を強く受ける薬物（ニトログリセリンなど）もあれば，受けにくい薬物もある（アスピリンなど）．静脈からの投与では，薬剤のほぼ100%が体循環に入る．

分布過程における影響： 体循環に入った薬物は，血液中のアルブミンや$α_1$-酸

性糖たんぱくなどと，ある一定の割合で結合する．薬理作用を持つのは，たんぱく質と結合していない遊離型の薬物である．栄養障害や肝機能低下などにより血清アルブミン濃度が低下している場合，遊離の薬物が多くなる．

代謝過程における影響：　体循環中の薬物は，肝臓の薬物代謝酵素によりおもに代謝され，薬理効果を失ったり，あるいは水溶性が増加して腎から排泄されやすくなったりする．代謝には，酸化・還元・加水分解，抱合などが含まれる．臨床上問題となるCYP分子種はCYP3A4が最も多い．

排泄過程における影響：　ヒトでは腎臓がおもな薬物排泄経路を担っている．摂取する食物によって尿のpH（通常6以下）が変化することがある．海藻，野菜，果実等の摂取等により，尿がアルカリ側へ傾くと，酸性の薬物は尿細管からの再吸収が減少し，アルカリ性の薬剤は増加する．酸性へ傾いた場合，その逆が起きる．

2）薬理学（薬力学）的相互作用

薬物動態学的相互作用とは異なり，薬理学的相互作用は，薬物の作用に影響する相互作用を意味する．

ワルファリン（ワルファリンカリウム）：　脳梗塞や肺梗塞などの血栓症は致命的な疾患であり後遺症も合併しやすい．その予防のため，たとえば，心房細動に罹患している人は，多くの場合，ワルファリンを服用する必要がある．ワルファリンは，ビタミンK依存性凝固因子の合成を阻害し，血栓形成を抑制する．そのため，ビタミンKを多く含む食品を制限する必要がある．通常，摂取禁止とするのは納豆，青汁，クロレラである．緑色野菜，海藻，緑茶の中にも多量にビタミンKを含むものがあるので必要に応じて制限する．服用者は，定期的に血液凝固能の検査を行い，食事内容の確認とともにワルファリンの服薬量を調節する必要がある．近年，食事制限が不要な抗凝固薬が臨床で使用されてきている．

セント・ジョーンズ・ワート：　セント・ジョーンズ・ワートにはモノアミンオキシダーゼ（MAO）阻害作用がある．そのため，MAO阻害作用のある栄養素（セント・ジョーンズ・ワート）や薬剤（抗結核薬のイソニアジド等）とともに，チラミンを多く含む食品（赤ワイン，チーズ，チョコレートなど）を同時に摂ると，血中のチラミン濃度が上昇する．チラミンは，交感神経終末でノルアドレナリンの分泌を促進し，その結果，交感神経が刺激され，血圧上昇，頻脈，動悸などが現れる．

アルコール：　アルコールを飲んだ数時間後は薬物代謝が抑制される．その状態で，就寝前に睡眠薬，抗不安薬などを服用すると，それらの薬理作用が増強しやすい．また，常習的なアルコール多飲者では，肝臓における薬物代謝酵素（CYP2E1など）が誘導されるため，非飲酒時は薬物代謝が亢進し，服用した薬物の効果が低下しやすい．

タバコ：　タバコにはニコチンやタールなどをはじめ多くの成分が含まれるが，タールはCYP1A2を誘導し，気管支拡張薬であるテオフィリンなどの薬理効果が低下する．また，皮下注射したインスリンの吸収が低下し，インスリン抵抗性も増加する．

抗凝固薬

近年，直接経口抗凝固薬などが登場し，臨床現場で徐々に処方されてきている．ビタミンK摂取制限と，頻回の凝固系検査が不要であるが，腎障害や高齢者では注意が必要である．副作用として，出血があり，次に消化器症状（悪心，下痢等）が多くみられる

セント・ジョーンズ・ワート

ハーブの1種であるセント・ジョーンズ・ワート（和名，セイヨウオトギリソウ）は，欧州の一部では医薬品として使用されている．本邦では，サプリメントなどとして使用されている．しかし，セント・ジョーンズ・ワートの常習的な摂取は，肝臓および小腸のCYP3A4，CYP1A2を誘導し，その結果，薬剤の代謝が亢進し薬物濃度が低下しやすくなる．

7.2 医薬品が栄養・食事に及ぼす影響

1）味覚，食欲，栄養素の消化・吸収・代謝・排泄に及ぼす薬物の作用

味　覚： 舌には，味細胞が集まってできた味蕾という器官が多数存在する．口腔乾燥症などのように唾液分泌が少ない場合は，味覚を感じにくくなる．味蕾の新陳代謝は速く（10日前後），細胞分裂に必要な亜鉛が欠乏すると味蕾の機能が低下し，味覚障害をきたす．気管支拡張薬やパーキンソン病治療薬などの抗コリン作用を持つ薬剤（副交感神経遮断薬）は唾液分泌の減少を伴いやすい．亜鉛の欠乏には，食事性（亜鉛摂取不足）のものと，薬剤性のものがある．薬剤性味覚障害では，亜鉛の吸収阻害によるものが多い．

> **薬剤性亜鉛欠乏症**
> 亜鉛の吸収が低下する代表的な薬剤としては，降圧薬（カプトプリル，メチルドーパ），利尿剤（フロセミド），リウマチの治療薬であるペニシラミン（重金属キレート剤），そして多くの抗精神病薬や抗パーキンソン薬がある

食　欲： 食欲は，味覚，嗅覚，そして消化管機能（胃腸障害，便秘，下痢など）にも関係し，これらに影響する多くの薬物は，間接的に食欲にも影響する．

① 食欲低下の作用を有する薬剤

- 抗悪性腫瘍薬：食欲低下を起こす薬剤としては，抗悪性腫瘍薬（抗癌剤）が最も顕著である．悪性腫瘍に対する化学療法（抗癌剤治療）は，全身の臓器，組織に影響を与え，全身倦怠感，発熱，嘔気，便秘，下痢などとともに食欲低下を伴う．口内炎も併発しやすく経口摂食が困難となることが多い．

- 非ステロイド性抗炎症薬（non-steroidal anti-inflammatory drugs, NSAIDs）：NSAIDsは，シクロオキシゲナーゼ阻害を介したプロスタグランジン合成抑制により抗炎症作用，鎮痛作用，解熱作用を発揮する．一方，胃腸粘膜機能に不可欠なプロスタグランジンの産生も抑制する．そのため，NSAIDsで最も多くみられる副作用は胃腸障害である．胃潰瘍に進展することもあり，食欲低下をきたしやすい．そのため，消化性潰瘍治療薬を併用することもある．

- マジンドール：過度な肥満に対して食欲低下剤が用いられることがある．マジンドール（サノレックス®）は，視床下部の食欲中枢抑制による摂取エネルギーの減少と，交感神経刺激による消費エネルギーの増加をもたらす．対象は食事療法，運動療法が効果不十分であるBMI 35.0 kg/m^2 以上，または肥満度＋70% 以上である．覚せい剤であるアンフェタミンに類似しているため，依存性や耐性が出やすく，短期間（3ヵ月）投与という制限がある．

- インクレチン関連薬：DPP-4（dipeptidyl peptidase-4）阻害薬とGLP-1（glucagon-like peptide 1）受容体作動薬が近年糖尿病治療に使用されている．特に，後者では，胃内容排泄速度の抑制や，中枢の食欲抑制作用などがみられる．これらの薬剤は，血糖が増加したとき（食後）にインスリン分泌を促進するので，低血糖は起きにくく，低血糖による食欲亢進も避けることができる．

② 食欲亢進の作用を有する薬剤

- 副腎皮質ステロイド（グルココルチコイド）：副腎皮質ステロイドには，抗炎症作用，免疫抑制作用，抗アレルギー作用などがある．味覚，嗅覚を低下させるが，胃酸分泌は亢進させるので食欲が亢進する．しかし，NSAIDsと同様，プロスタグランジンの産生を抑制するため，胃腸障害が発生し食欲低下を起こすこともある．免疫抑制による感染症の誘発（日和見感染），また体重増加，高血圧，糖尿病，脂質異常症により，動脈硬化性疾患が発症しやすい．クッシング症候群と同様に，中

心性肥満，満月様顔貌，月経異常，骨粗鬆症（ステロイド骨粗鬆症），電解質異常（低カリウム血症）などもみられる（表7-2-1）．

・抗精神病薬：三環系・四環系抗うつ薬と，一部の選択的セロトニン再取込み阻害薬に，うつ症状の改善とともに食欲亢進が起きやすく，体重増加を伴うことが多い．

●表7-2-1● 副腎皮質ステロイドの作用と副作用

副腎皮質ステロイドの作用	炎症反応	免疫抑制，抗炎症作用
	消化器	胃液分泌亢進，味覚低下
	たんぱく質代謝	末梢のたんぱく質同化低下（筋肉量低下）
	糖・脂質代謝	糖の取込み低下，肝臓における糖新生増加，血中遊離脂肪酸増加
	血液	血清カリウム濃度低下，血清ナトリウム濃度増加，白血球数増加
重篤な副作用	感染症の誘発と悪化 骨粗鬆症 消化管障害（消化性潰瘍，出血，穿孔など） 糖尿病の発症と増悪 精神障害（うつ状態など） 動脈硬化性疾患（心筋梗塞，脳梗塞など） 副腎不全	

菌交代現象
抗菌薬の投与により，小腸・大腸に普段多く存在していた細菌が減少し，逆に少数であった細菌が増殖し，結果として腸内細菌叢のバランスが崩れた状態をいう．下痢等の腹部症状が出現する．

栄養素の消化・吸収・代謝・排泄に与える影響：抗菌薬の多くは菌交代現象を起こすことがあり，その場合，腸内細菌によるビタミンK，ビタミンB群の産生が低下し，欠乏しやすくなる．

イソニアジドやペニシラミンは，ビタミンB_6に対する拮抗作用により，視神経炎，末梢神経炎を起こすことがあり，予防のためにビタミンB_6の投与をすることもある．抗てんかん薬であるフェニトインは，ビタミンD，葉酸，ビタミンB_6の欠乏を起こしやすく，腸管からのカルシウム吸収も低下し，低カルシウム血症や骨軟化症をきたすことがある．

また，イソニアジドは，ヒスチジンの代謝を阻害するため体内にヒスタミンが蓄積し，ヒスタミン中毒症状（顔面紅潮・頭痛・発疹・吐気など）が出現することがある．鮮度の悪い魚ほど多くヒスチジンが含まれるので注意する．

抗悪性腫瘍薬あるいは免疫抑制薬として用いられるメトトレキサートは葉酸代謝拮抗薬であり葉酸の作用を阻害することにより細胞分裂を抑制する．副作用として骨髄抑制，口内炎などがみられるが葉酸投与により改善する．

2）水・電解質に及ぼす薬物の作用

利尿薬：高血圧や心不全の治療に用いられるサイアザイド系利尿薬は，水分の尿中排泄とともに，カリウムの排泄も促進する．そのため，低カリウム血症が出現しやすい．

SGLT2（sodium-glucose co-transporter 2）阻害薬：糖尿病薬であるこれらの薬は，腎臓のSGLT2作用を阻害してグルコース再吸収を抑制する．尿中グルコース排泄が増加し，その結果，血糖値が低下する．糖分によるエネルギー喪失のため体重が減少しやすい．しかし，多尿による脱水や尿糖による尿路感染症が発症することがある．

アンギオテンシン変換酵素阻害薬（ACEI），アンギオテンシンⅡ受容体拮抗薬 (ARB)： 高血圧治療薬であるこれら2剤には，たんぱく尿改善効果がある．しかし，高カリウム血症を伴うことがある．腎機能低下が進行した場合には，減量あるいは中止する必要がある．特にカリウム保持性利尿薬と併用する場合，高カリウム血症を招きやすい．

甘　草： 甘草（かんぞう）は，カンゾウの根から作られた甘い味がする生薬であり，咳，咽頭痛を鎮める漢方薬や，食品甘味料として用いられている．主成分はグリチルリチンであり，コルチゾールからコルチゾンに変換させる酵素を阻害することにより，血圧上昇，浮腫，低カリウム血症という原発性アルドステロン症に類似する症状（偽性アルドステロン症）を呈することがある．

その他： アルミニウムやマグネシウムを含有する制酸剤や下剤（酸化マグネシウムなど）を長期間服用すると，それらが蓄積しやすい（アルミニウム脳症・骨症，マグネシウム中毒：低血圧，意識障害など）ので注意する．

8 栄養ケアの記録

8.1 栄養ケア記録の意義

　患者への医療サポートが，全人的医療を目指して専門職の連携によるチームで実施されるようになってきた．患者の抱える問題点と治療やケアの方向性をチーム全体で共有しつつ，各分野の専門性を発揮して，問題点の解決に向けた効果的なアプローチが実施されるためには，チーム内のコミュニケーションツールとしてカルテ（診療録）への「記録」が重要である．

　栄養ケアは，カルテからの多様な情報と管理栄養士による患者の栄養アセスメント情報から，患者の栄養領域の問題点を抽出することから開始する．次に，その問題点の解決を目指して栄養ケア計画書を多職種協働で作成し，カルテに添付する．計画に基づいた栄養ケアを実施する過程で，経過や新たな課題などをカルテに記録することで，他の医療従事者に向けた情報発信ならびにコミュニケーションツールとなり，質の高い医療に貢献することができる．

8.2 問題志向型システム（POS）の活用

　医療施設における患者の治療やケアについての記録は，多くの施設でPOS（problem oriented system：問題志向型システム）の考え方に基づいた問題志向型医療記録（POMR：problem oriented medical record）の方式により，医師，看護師，薬剤師，管理栄養士などの各専門職が共通のカルテに記載することで実施される．

　POSとは，患者の抱えている医療上の問題に焦点を合わせ，全人的ケアを目指して，その問題解決を論理的に進めていく一連の作業システムである．

　従来の医療はdoctor（医師），diagnosis（診断），disease（疾病）中心の医療であったことから，DOS（D-oriented system）と表現される．POSは患者中心の医療を目指したもので，POSのPはproblem（問題）の他に，patient（患者），person（人格尊重），project（チーム医療）などの意味も合わせ持つ．

　POSは単なる医療記録ではなく，3段階により構成されるシステムである（表8-2-1）．POSの第1段階は，各医療従事者が患者の問題解決という共通の目標に向けた医療行為の計画や実施において，問題志向型医療記録（POMR）を作成して情報を共有し，患者中心の医療を行う．第2段階では，作成されたPOMRの監査を行い，第3段階は根拠に基づく医療記録として修正することで，患者のケアや医療の質の向上を図るものである．

> **POS**
> 1968年にL.L.Weed（アメリカ）により提唱[1,2]され，J.Willis Hurstにより全米に広がり，日本では1973年に，日野原重明ら[3]により紹介された．

● 表8-2-1 ● 問題志向型システム（POS）の構成

第1段階	問題志向型医療記録（POMR）の作成
第2段階	POMRの監査（Audit）
第3段階	記録の修正（Revision）

1）第1段階：問題志向型医療記録（POMR）の構成

　問題志向型医療記録（POMR）は，患者の抱える問題点に焦点を置いて医療を行うというPOSに基づいたカルテの記載方法で，5段階で構成される（表8-2-2）．POMR作成手順は，①患者の基礎データを収集し，②各医療従事者の専門領域における解決すべき問題点や課題を抽出する．③抽出した問題点や課題に対して初期計画を立案し，④経過記録を叙述的経過記録（SOAP方式）または経過一覧表で記載する．⑤退院時や終了時に全体をまとめて考察を加えた要約を作成する．POMRは，チーム医療に関わる医療従事者共通の論理的な医療記録であり，質の高い医療を目指して従事者相互で客観的に評価され，教育的な役割も担っている．

●表8-2-2● 問題志向型医療記録（POMR）の構成（栄養領域）

手順	内容
Ⅰ 基礎データの収集 (data base)	①患者の生活像（patient profile）　②主訴　③現病歴 ④既往歴　⑤家族歴　⑥診察所見　⑦検査データ　⑧投薬状況 ⑨ADL状況　⑩アレルギーの有無　⑪嚥下状況　⑫体重歴 ⑬栄養アセスメントデータ　⑭栄養補給量・方法　など
Ⅱ 問題リストの抽出 (problem list)	①番号とタイトルをつける（重要な順）． ②active（活動性）とinactive（非活動性）の区別をつける． 〈問題の領域〉 ・医学的　・身体的　・生活環境　・嗜好や習慣 ・心理的　・社会的　・経済的
Ⅲ 初期計画の立案 (initial plan)	①診断計画（diagnostic plan） ②治療計画（therapeutic plan） ③教育計画（educational plan）
Ⅳ 経過記録の作成 (progress note)	①叙述的経過記録（narrative note）：日付・問題番号・タイトルを記載し，内容をSOAPで記載． 　S：subjective data（主観的情報） 　O：objective data（客観的情報） 　A：assessment（S・Oからの評価，考察） 　P：plan（診断・治療・教育計画） ②経過一覧表（flow sheet）
Ⅴ 要約記録の作成 (summary note)	退院時要約，中間的要約

医療情報科学研究所編：サブノート保健医療・公衆衛生2014，メディックメディア，2013をもとに作成

　①基礎データ（data base）の収集：　基礎データには，医師から得られるカルテ情報（主訴，現病歴，既往歴，家族歴，診察所見，検査データ，投薬状況など）がある．この他に，栄養領域の問題抽出・解決のために必要なデータを他の医療従事者からの情報も活用して収集する．栄養領域における基礎データとして，患者の生活像には，家族情報（同居家族，調理担当者），職業，日常の活動量，食習慣，飲酒習慣，運動習慣などが含まれる．また，ADL（activities of daily living：日常生活動作）状況（食行動の自立・介助の状況など），認知状況，アレルギーの有無，嚥下状況，体重歴や，栄養アセスメントデータとして，SGA（subjective global assessment：主観的包括的栄養評価），身体計測値，身体状況（麻痺や褥瘡の有無，口腔内状況など），現在の栄養補給量，栄養補給方法などの情報収集が必要である．

　②問題リスト（Problem List）の抽出：　基礎データから患者の抱える問題リストを抽出する．問題とは，患者自身あるいは医療従事者が気づいた「患者の生活上の心身の機能能力を下げるような事柄」であり，その領域は，医学的問題の他に，生活環境，嗜好や習慣，社会的，心理的，経済的，身体的問題などが挙げられる．

問題リストには重要な順に番号とタイトルをつけて#1〜，#2〜と記載し，さらに今取り組むべき活動性の問題（active problem）と，過去に生じた非活動性の問題（inactive problem）に分け，終了したものは日付を記載する．各医療従事者の専門領域から抽出した問題リストは，他の医療従事者でも患者像が一目でわかるように記載内容を工夫する．

③ 初期計画（Initial Plan）の作成： 番号とタイトルのついた問題ごとに，診断上または患者ケア上必要な計画として，診断計画，治療計画，教育計画を記載する．栄養領域の診断計画としては，患者の栄養状態や食生活状況を把握するための計画や，栄養ケア実施の際の情報収集計画などを記載する．治療・ケア計画は，栄養領域の問題解決に向けた栄養ケア計画を記載する．エネルギーや各栄養素，水分の設定量，栄養補給方法，経腸栄養剤（食品），食種，食形態なども含まれる．教育計画は，各患者の問題について患者とその家族への教育計画を記載する．

④ 経過記録（Progress Note）の作成： 経過記録は，叙述的経過記録（narrative note）または経過一覧表（flow sheet）で記載する．叙述的記録は，日付，問題番号，タイトルを記載し，問題ごとにSOAP方式で記載する．S（subjective data）は主観的情報で，患者の訴えや自覚症状や医療従事者のインタビューに対する返答も含まれる．O（objective data）は客観的情報で，問題リストと関連深い各種検査結果や身体計測値，推計栄養摂取量等を記載する．A（assessment）は，SとOを解釈・分析・統合して導き出した評価，診断，意見等を記載する．他の医療従事者に向けた情報発信として，専門家として評価や診断や意見に至る根拠とともに記載することが重要である．P（plan）は，S，O，Aから導き出した問題解決のための計画（栄養診断計画，栄養治療・ケア計画，栄養教育計画）を記載する．

経過一覧表は，患者の経過を明確に把握するために作成する．患者の持つ問題について，観察項目を定めて経時的にチェックリストに記入する．例として，日常行われるケア（口腔ケア，処置など）や，特定の問題の経過（褥瘡や痛みなど），身体状況（体温，血圧，尿量，体重など），検査データ，食事摂取割合などである．

⑤ 要約記録（Summary Note）の作成： 要約記録には，退院時要約，中間要約がある．要約記録とは，患者の問題解決のために，どのような目標を立案し，どのような治療やケアが実施され，現在どのような状況であるか，達成の程度と未解決の問題などを簡潔に記載したものである．

2）第2段階：POMRの監査（Audit）

POMRの監査は，上級教育者，各種委員会などで実施する．監査の観点は，定められた記録方法に従った正確でもれのない記載（完全性），患者の病状の正確な把握（信頼性），適切な問題点の抽出と分析の実施（論理性），時間，労力，費用面での効率性，提供した医療ケアの内容が，患者にとって適切で有効なものであったかどうか（医療の質）などについて，チェックするものである．

3）第3段階：記録の修正（Revision）

POMRの監査により，記載事項の不足や，不適切な点が発見された場合に，医療の質の向上と教育目的のために，修正が行われる．

9 疾患・病態別栄養ケアマネジメント
（栄養スクリーニング，アセスメント，栄養ケア計画，実施，評価，フィードバック）

9.1 栄養障害

栄養失調症は総エネルギー，たんぱく質，ビタミンなどの栄養素の摂取不足により発症する．

1）たんぱく質・エネルギー栄養障害（PEM：protein energy malnutrition）

食事の量的・質的欠陥，消化吸収障害，代謝障害などが原因で起こる．発展途上国での食事摂取不足が知られるが，日本でも育児放棄などによる栄養障害が問題となっている．主としてエネルギーの欠乏によって起こるマラスムス（marasmus）と，主としてエネルギー・たんぱく質の欠乏によって起こるクワシオルコル（kwasiorkor）とがある．

病態・症状：　発育障害，貧血，徐脈，低体温，免疫機能の低下が起こる．マラスムスでは体重減少と痩せが著しいが，血清アルブミンは比較的保たれ，浮腫はない．クワシオルコルでは脂肪肝，肝腫大，低アルブミン血症，浮腫が認められるが，極端な痩せは認められない．

治　療：　原因疾患があればその治療を行う．原因疾患がない場合，栄養・食事療法，摂食・嚥下機能訓練などで摂食量を増加させ，エネルギーとたんぱく質を中心に各栄養素を十分に補給する．中心静脈栄養法などにより急激な栄養補給を行うと，リフィーディング症候群を起こす（p.47参照）．

2）ビタミン欠乏症・過剰症（表9-1-1）

補酵素としての働きを有するビタミンは，生体にとって不可欠な栄養素である．水溶性ビタミンは体内から速やかに排泄されるので，欠乏症は起こるが過剰症は起こらない．脂溶性ビタミンは排泄が遅いので欠乏症とともに過剰症も起こりうる．

3）ミネラル欠乏症，過剰症（表9-1-2）

体内に比較的多く存在するミネラル（無機質）はカルシウム，リン，カリウム，ナトリウム，塩素，マグネシウム，硫黄であり，微量元素は鉄，亜鉛，銅，マンガン，コバルト，クロム，ヨウ素，モリブデン，セレンがある．これらの過剰や欠乏により多彩な臨床症状がみられる．

治　療：　欠乏症では不足しているミネラルを補給し，過剰症では摂取制限を行う．

● 表9-1-1 ● ビタミンの欠乏症と過剰症

欠乏症

ビタミンA	夜盲症，角膜乾燥症，皮膚乾燥症
ビタミンB_1	脚気，ウェルニッケ脳症，神経系の症状として知覚鈍麻や腱反射減弱・消失，循環器症状として心肥大・心不全，浮腫
ビタミンB_2	口角炎，舌炎，角膜炎
ビタミンB_{12}	巨赤芽球性貧血（悪性貧血）
ニコチン酸	ペラグラ皮膚炎
葉酸	巨赤芽球性貧血，神経管異常
ビタミンC	壊血病
ビタミンD	小児ではくる病，成人では骨軟化症
ビタミンK	出血傾向

過剰症

ビタミンA	頭痛，食欲不振，脱毛，肝臓脾臓の腫大
ビタミンD	石灰沈着，腎不全，高カルシウム血症

● 表9-1-2 ● ミネラルの欠乏症と過剰症

欠乏症

カルシウム	歯や骨の形成障害，骨粗鬆症
リン	歯や骨の形成障害
カリウム	疲労感，脱力感
イオウ	成長障害
マグネシウム	歯や骨の形成障害
ナトリウム	食欲低下，痙攣，意識障害
鉄	貧血
銅	貧血，皮膚の色素脱失
亜鉛	味覚障害，免疫機能低下，皮膚炎
ヨウ素	甲状腺腫，クレチン病
セレン	心筋症，成長障害

過剰症

ナトリウム	高血圧，浮腫
カルシウム	尿路結石
鉄	ヘモクロマトーシス
ヨウ素	甲状腺腫

9.2 肥満と代謝疾患

1) 肥満，メタボリックシンドローム

肥満は体脂肪の過剰蓄積で，摂取エネルギーと消費エネルギーのアンバランスによって生じる．体脂肪量を正確に測定するのは困難なので，BMI（Body Mass Index）を指標に使う（2.4節 p.20 参照）．

$$BMI = 体重(kg) \div 身長(m)^2$$

日本肥満学会が決めた判定基準で，統計的に有病率の最も低い 22 を標準とし，25 以上を肥満としている．

肥満症は肥満が起因ないし関連する健康障害を合併し，そのための治療を必要とする病態である．内臓脂肪型肥満は，高血圧，糖尿病，脂質異常症，インスリン抵抗性などの動脈硬化危険因子を合併しやすい．このような病態を**メタボリックシンドローム**という．

病態・症状：肥満には原因となる病態がある症候性肥満と，食習慣，運動不足，環境因子，遺伝的素因が関与して起こる単純性肥満がある．肥満のほとんどは単純性肥満である．

診断：脂肪分布から内臓脂肪蓄積型と皮下脂肪蓄積型に分類される．腹囲周囲径測定では，男性 85 cm，女性 90 cm 以上を内臓脂肪型肥満症と判断する．より正確には，臍レベルで CT 撮影を行い，内臓脂肪面積が 100 cm^2 以上の場合，内臓脂肪型肥満症と判定する．メタボリックシンドローム診断基準を左欄に示す．

治療：脂肪は減少させるが，除脂肪体重（筋肉たんぱく質，骨量などの活性組織量）を減少させないで体重を減らすことが重要である．

① 低エネルギー食：1ヵ月に 1〜2 kg の体重減少が好ましい．高度肥満では 20〜25 kcal/kg，一般的には 25〜30 kcal/kg を長期間続ける．十分な減量ができない場

日本肥満学会の基準
腹囲が男性 85 cm，女性 90cm 以上であることが必須．かつ，
① 血圧 130/85 mmHg 以上，
② 中性脂肪 150 mg/dL 以上または HDL-C 40 mg/dL 未満，
③ 血糖 110 mg/dL 以上
の 3 項目中 2 項目以上．

合や，難治性高度肥満者では，超低エネルギー食療法（VLCD, very low calorie diet）を医師の管理下で行う．1,000 kcal/日未満の食事では，ビタミン・ミネラルの不足も伴いやすく，積極的に補充することが推奨されている．

　②運動療法：消費エネルギーの増大，筋肉の維持，インスリン抵抗性改善効果がある．ウォーキング，軽いジョギングなどの有酸素運動の継続が勧められる．また，筋肉トレーニングにより筋肉を増大させる無酸素運動も有効である．

　③薬物療法：高度肥満者に対して，食欲抑制薬のマジンドールが使用される．

　④外科療法：胃の容量を小さくする手術が用いられる．

2）糖尿病

　糖尿病とは，インスリン分泌の絶対的あるいは相対的な欠乏によるインスリンの作用不足によって高血糖状態が生じ，それを引き金として全身の糖質，脂質，たんぱく質代謝の異常をきたす疾患である．

　①1型糖尿病はインスリンを合成分泌する膵β細胞の破壊による絶対的なインスリン欠乏が原因で起こり，抗グルタミン酸脱炭酸酵素（GAD）抗体や抗膵島細胞抗体（ICA）などの自己抗体を認める自己免疫性と，原因の不明な特発性とがある．

　②2型糖尿病は，インスリン分泌能は十分あるのにインスリンによる血糖低下能が低下するか（インスリン抵抗性），インスリン分泌が相対的に不足する場合（インスリン分泌不全）に起こる．2型糖尿病の発症には遺伝的素因の他に過食，肥満，運動不足，ストレス，加齢などが関与する．

　③その他の特定の機序，疾患によるものに糖尿病発症の遺伝子異常が明確に認められるもの，膵外分泌疾患，内分泌疾患，肝疾患，薬剤など二次的に糖尿病を発症する疾患などがある．

　④妊娠糖尿病は妊娠を契機として発症あるいは発見された耐糖能異常である．

　表9-2-1に1型糖尿病と2型糖尿病の成因，特徴を示した．

●表9-2-1● 糖尿病の成因による分類と特徴

	1型糖尿病	2型糖尿病
成因	自己免疫を基礎にした膵β細胞の破壊により絶対的なインスリン欠乏に至る	インスリン分泌低下にインスリン抵抗性が加わり，インスリン作用不足を生じる
分類	自己免疫性：自己抗体（＋） 特発性：自己抗体（−）	インスリン分泌低下が主体のもの インスリン抵抗性が主体のもの
病態	ほとんどがインスリン依存状態 例外：緩徐進行型	インスリン非依存状態が多いが、糖尿病昏睡を発症する場合がある
自己抗体	抗GAD抗体などの陽性率が高い	陰性
遺伝的素因	少ない	多い
発症様式	急激な発症が多い	緩徐に発症
発症年齢	25歳以下が多い	40歳以上が多い
HLA	特異的な型を認める	特異的な型を認めない
肥満	少ない	多い

日本糖尿病学会編「糖尿病治療ガイド」（2008）より改変

　病態・症状：　軽症では自覚症状を認めない．血糖が上昇し，尿糖が出るようになると，多尿，口渇，多飲，体重減少，脱水，易疲労感が出現する．急激な体重減

少が認められ，脂肪の代謝産物であるケトン体が増加する（ケトアシドーシス）．

インスリンが絶対的に欠乏し，インスリン治療が不可欠である状態をインスリン依存状態と呼ぶ．インスリン分泌能は不十分であるが，インスリンを用いなくても血糖コントロールが可能な状態をインスリン非依存状態と呼ぶ．1型糖尿病のほとんどはインスリン依存状態であるが，緩徐に進行する場合，インスリン非依存状態の時期が認められる．2型糖尿病の大部分はインスリン非依存状態である．

合併症：

[急性の合併症]

① 糖尿病昏睡：ケトアシドーシス，あるいはケトン体は上昇しなくても著明な高血糖と血液浸透圧上昇を伴う高浸透圧高血糖症候群の場合に糖尿病性昏睡が起こる．

② 感染症：皮膚感染症，尿路感染症，歯周囲炎などが多い．肺結核もまれでない．

[慢性の合併症] 血糖コントロール不良が長期続くと，血管の障害による種々の合併症が起こる．

① 糖尿病網膜症：眼底の出血や白斑，網膜剥離．失明に至る（糖尿病は失明原因1位）．

② 糖尿病腎症：腎機能障害が進行し，尿毒症となる（糖尿病は新規腎透析導入原因第1位）．

③ 糖尿病神経障害：下肢の腱反射低下，消失，知覚神経異常，自律神経障害，起立性低血圧，便通異常，勃起障害．

④ 大血管症（動脈硬化症疾患）：冠動脈疾患，脳血管障害，末梢動脈硬化症．

⑤ 壊疽：神経障害に下肢の動脈硬化症が加わると壊疽が生じる．

診　断：　糖尿病型，正常型，境界型の区分．早朝空腹時血糖値の110 mg/dL未満，および75 g経口ブドウ糖負荷試験で2時間血糖値の140 mg/dL未満が確認された場合は正常型と判定する．

① 早朝空腹時血糖126 mg/dL以上．

② 75 g経口ブドウ糖負荷試験で2時間血糖値200 mg/dL以上．

③ 随時血糖値200 mg/dL以上．

④ HbA1c値6.5%以上（NGSP値の場合：JDS値では6.1%以上）．

①～④のいずれかが確認されたら，糖尿病型と判定される．

正常型，糖尿型のいずれかに属さない場合は境界型と判定する．

糖尿病の診断：　慢性的な高血糖の存在を確認するために別の日に行った検査で，①～④のいずれかで糖尿病型が再確認できれば糖尿病と診断できる．ただし，初回検査と再検査の少なくとも一方で，必ず血糖値の基準（①～③いずれか）を満たしていることが必要で，HbA1cのみの反復検査では診断できない．①～③のいずれかと④が確認されたら，1回の検査だけでも糖尿病と判断してよい．

血糖値が糖尿病型を示し，かつ，口渇，多飲，多尿，体重減少などの糖尿病の典型的な症状がある場合か，確実な糖尿病網膜症のいずれかが認められれば，初回検査のみで糖尿病と診断できる．

[75g経口ブドウ糖負荷試験（75gOGTT）]　早朝空腹時に，ブドウ糖75gを摂取し，負荷前，負荷後の血糖値を測定する．表9-2-2に示す判定基準に従い，糖尿病型，境界型，正常型のいずれかを判定する．

●表9-2-2● 空腹時血糖値および75g経口糖負荷試験（OGTT）2時間値の判定基準

空腹時値	110 mg/dL 未満	126 mg/dL 以上
75g OGTT 2時間値	140 mg/dL 未満	200 mg/dL 以上
判定	両者を満たすものを正常型	いずれかを満たす場合を糖尿病型とする

正常型にも糖尿病型にも属さないものを境界型とする．
正常型であっても，1時間値が180 mg/dL 以上の場合には，180 mg/dL 未満のものに比較して糖尿病に悪化するリスクが高いので，境界型に準じた取り扱い（経過観察など）が必要である．
糖尿病の分類と診断基準に関する委員会報告（2012年）

治　療：治療の目標は，健康人と変わらない生活の質（QOL）の維持，寿命の確保であり，合併症の発症を予防することにある．

血糖コントロール状態はHbA1c（NGSP値）を指標として，6.2％未満は優，6.2～6.9％未満は良，6.9～7.4％未満は不十分，7.4～8.4％未満は不良，8.4％以上を不可としている（表9-2-3）．

●表9-2-3● 血糖コントロール指標と評価（日本糖尿病学会）

指標	優	良	可		不可
			不十分	不良	
HbA1c（NGSP値）％	6.2 未満	6.2～6.9 未満	6.9～7.4 未満	7.4～8.4 未満	8.4 以上
HbA1c（JDS値）％	5.8 未満	5.8～6.5 未満	6.5～7.0 未満	7.0～8.0 未満	8.0 以上
空腹時血糖値（mg/dl）	80～110 未満	110～130 未満	130～160 未満		160 以上
食後2時間血糖値（mg/dl）	80～140 未満	140～180 未満	180～220 未満		220 以上

食事療法：
① エネルギー：摂取エネルギーを適正化させて，インスリン需要を減少させ，インスリン作用不足を改善させる．

エネルギーは標準体重（BMI＝22）×身体活動量
身体活動量は軽労作（デスクワーク，主婦など）　25～30 kcal/kg 体重
普通の労作（立仕事が多い職業）　　　　　　　　30～35 kcal/kg 体重
重い労作（力仕事が多い）　　　　　　　　　　　35 kcal/kg 体重以上

② 炭水化物：総エネルギーの50～60％とし，食物繊維の多い食品を選択する（1日20～25 g 以上）．食物繊維は，栄養素の吸収を緩徐にし，食後高血糖の抑制，LDLコレステロール低下作用を有する．ショ糖，果糖は中性脂肪の増加を招くので摂取を控える．

③ たんぱく質は標準体重当たり1.0～1.2 g/日とする．腎機能低下がある場合，たんぱく質制限を行う．たんぱく質制限下では低栄養を予防するため，必要エネルギーの補給が重要である．

④ 残りエネルギーを脂質で摂る．飽和脂肪酸の摂取を制限し，多価不飽和脂肪酸を勧める．高コレステロール血症があれば，コレステロール摂取を抑制する．

⑤ ビタミン・ミネラルの不足にならないよう注意．

⑥ 高血圧合併の場合食塩制限，1日6g 未満．

⑦ アルコール：合併症，肝疾患がなく，血糖コントロール良好な場合，禁止しなくてもよいが25 g/日を目安とし，休肝日も設ける．

食品交換表を使用するとバランスのとれた食品構成が容易にできる．栄養成分により，4群6表に分類し，食品の含むエネルギー80 kcalを1単位とし，同一表内の食品を同一単位で交換できるように作られている．

運動療法： 運動により，ブドウ糖，脂肪酸の利用が促進され，血糖が低下する．減量効果も認められ，インスリン抵抗性が改善する．筋萎縮や骨粗鬆症の予防，脂質異常症の改善に有効である．運動時の脈拍が100～120/分以内の「楽である」または「ややきつい」程度（最大酸素消費量の50％程度の強度）の運動が推奨されている．歩行運動では1回15～30分，1日2回程度が適当とされている．日常生活に組み入れ，できれば毎日，少なくとも1週間に3回以上の頻度で行うとよい．経口薬，インスリン治療中の場合，低血糖に注意する．糖尿病のコントロールが極端に悪い場合，合併症によっては禁忌となり，制限も必要になる．

薬物療法： 表9-2-4の血糖降下薬を用いる．

> **インスリン製剤**
> 作用時間により，超速効型，速効型，中間型，持効型，混合型がある．混合型は超速効型と中間型をあらかじめ混合した製剤である．

●表9-2-4● 血糖降下薬

スルフォニル尿素薬（SU薬）	インスリン分泌促進作用により，血糖を低下させる．
速攻型インスリン分泌促進薬	インスリン分泌促進させるが，服用後短時間で血糖を低下させる．食直前に服用し，食後高血糖を改善させる．
ビグアナイド薬	肝で糖新生の抑制，末梢組織でのインスリン感受性改善などにより血糖を低下させる．
α-グルコシダーゼ阻害薬	小腸のα-グルコシダーゼ作用を阻害し，糖質の吸収を遅らせる．食直前に服用する．
チアゾリジン薬	インスリン抵抗性改善作用により，血糖を低下させる．
DPP-4阻害薬	消化管ホルモンのインクレチンを解分解・不活化するDPP-4を阻害し，インクレチン濃度を高める．インクレチンは膵のインスリン分泌を促進させ，血糖を低下させる．
SGLT2阻害薬	尿細管での糖の再吸収を抑え，尿とともに糖を体外に排泄する．
GLP-1受容体作動薬（注射薬）	膵臓のβ細胞にあるGLP-1受容体に結合し，インスリンの分泌を促す．

[インスリン療法]

適 応： インスリン依存状態にある糖尿病，糖尿病昏睡，重症の肝障害・腎障害，重症感染症，外傷や中等度以上の外科手術，糖尿病妊婦，静脈栄養時の血糖コントロールでは絶対適応である．著明な高血糖であるインスリン非依存状態，経口薬で血糖コントロールが困難な場合，やせ型で栄養状態が低下している場合，ステロイド薬使用時などでは相対的適応となる．

3）脂質異常症

血中のLDL-コレステロール（LDL-C）やTGの増加，あるいはHDL-コレステロール（HDL-C）の低下がある場合，脂質異常症と呼ばれる．血清脂質の増加はいろいろな場合に起こる．原因となる疾患がない場合を原発性高脂血症といい，原因となる疾患や薬物などの影響で起こる場合を続発性高脂血症という．続発性高脂血症は甲状腺機能低下症，ネフローゼ症候群，閉塞性黄疸，糖尿病などの疾患で起こる．

血液中のリポたんぱくについて： コレステロール（Cho）やトリグリセライド（TG）は水に溶けないため，リポたんぱくという粒子中に存在している．リポたん

ぱくはその大きさや比重でカイロミクロン，VLDL，IDL，LDL，HDLに分類される．リポたんぱくの代謝を図9-2-1に示す．リポたんぱくおよびその代謝についての詳細は生化学の教科書を参照すること．

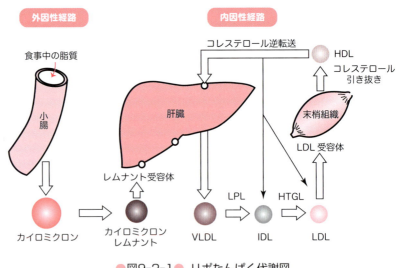

●図9-2-1● リポたんぱく代謝図

病　態：　原発性高脂血症には遺伝性が明らかなものがあり，家族性高脂血症と呼ばれる．

① 家族性高コレステロール血症：著明な高LDL血症（総コレステロール値はホモ型で1000 mg/dL以上，ヘテロ型で500 mg/dL以上），若年で冠動脈疾患が頻発し，腱や皮膚の黄色腫，角膜輪がみられる．LDL受容体の異常が原因の常染色体優性遺伝性疾患で，ホモ型は約1,000,000人に1人，ヘテロ型は約400人に1人発症する．

② 家族性複合型高脂血症：LDLとVLDLの両者が高い場合が多いが，食事などの影響で表現型が変動する．また，家族内にLDLやVLDL，あるいは両者が増加している患者が存在する．頻度は約1%と高く，冠動脈疾患の発症頻度が高い．

③ 家族性カイロミクロン血症：家族性リポたんぱくリパーゼ（LPL）欠損症，アポCⅡ欠損症（アポCⅡはLPLの活性化因子である）ではカイロミクロン代謝が障害され，著明な高TG血症を呈する．急性膵炎の原因となる．

血清脂質，リポたんぱく脂質，アポたんぱく測定，電気泳動などで診断する．140 mg/dL以上を高LDL-C，40 mg/dL未満を低HDL-C血症，150 mg/dL以上を高TG血症としている（表9-2-5）．

> **リポたんぱくの表現型分類**
>
> 表現型分類（WHO分類）は増加するリポたんぱくの種類による分類である．カイロミクロンのみの増加をⅠ型，LDLのみの増加をⅡa型，LDLとVLDLの増加をⅡb型，レムナントの増加をⅢ型，VLDLのみの増加をⅣ型，VLDLとカイロミクロンの増加をⅤ型と呼ぶ．

●表9-2-5● 脂質異常症：スクリーニングのための診断基準（空腹時採血）

LDLコレステロール	140 mg/dL以上	高LDLコレステロール血症
	120〜139 mg/dL以上	境界域高LDLコレステロール血症
HDLコレステロール	40 mg/dL未満	低HDLコレステロール血症
トリグリセライド	150 mg/dL以上	高トリグリセライド血症

日本動脈硬化学会：動脈硬化性疾患予防のための脂質異常症治療のエッセンス，2012
LDLコレステロールはFriedewald（TC-HDL-C-TG/5）の式で計算する（TGが400 mg/dL未満の場合）．TGが400 mg/dL以上や食後採血の場合には，non HDL-C（TC-HDL-C）を使用し，その基準はLDL-C+30 mg/dLとする．

治療： 治療は動脈硬化予防のために行う．著明な高TG血症では急性膵炎予防が目的となる．食事療法，運動療法で十分な効果が認められない場合，薬物療法を用いる．

脂質異常症以外の動脈硬化危険因子保有の状況で脂質管理目標値は異なる（9.4節参照）．

食事療法：

① 総エネルギー：エネルギー摂取過剰でVLDL，LDLが増加する．肥満があるとHDL-コレステロールは低下する．体重の過剰があれば，エネルギーを制限する．

$$適正エネルギー摂取量 = 標準体重 \times 25～30（kcal）$$
$$標準体重 = [身長(m)] \times [身長(m)] \times 22$$

② 栄養素配分の適正化：炭水化物60％，たんぱく質15～20％，脂肪20～25％．

③ 脂肪酸の種類とコレステロール：飽和脂肪酸摂取の増加はLDLを増加させ，インスリン抵抗性が増加する．トランス脂肪酸はLDLを上昇させ，HDL-Cを低下させる．食事由来のコレステロールの影響は個人差があるが，過剰摂取で血中Choを増加させる．

飽和脂肪酸摂取およびコレステロール摂取を減らすためには脂身の少ない肉類を選び，肉類，乳製品，卵類の過剰摂取を避ける．その分，不飽和脂肪酸を多く含む植物性・魚肉性脂肪を多くする．しそ油などに含まれる α リノレン酸，魚介類に多く含まれるエイコサペンタエン酸（EPA）またはイコサペンタエン酸（IPA），ドコサヘキサエン酸（DHA）は n-3 系多価不飽和脂肪酸に属し，TGの低下作用の他，抗炎症作用，血小板凝集抑制作用などによる動脈硬化抑制作用が知られる．一方，多価不飽和脂肪酸は酸化されやすく，HDL-Cの低下をきたすことに留意する．トランス脂肪酸はハードマーガリン，ショートニングなどに多く含まれるので注意が必要である．

④ 糖質はVLDL合成を促進し，TGを増加させる．特にショ糖，果糖はその作用が強い．グリセミックインデックス（GI）の低い食品を選択する．食物繊維は腸管での脂肪吸収の抑制とGIの低下をもたらす．特に水溶性食物繊維の摂取は胆汁酸排泄を促進させ，LDL-Cを低下させる．食物繊維は野菜，果物，きのこ，海藻，豆，穀物などに多く含まれる．

⑤ 大豆，大豆製品，野菜，果物など：大豆に含まれるイソフラボン，たんぱく質，多価不飽和脂肪酸などがLDL-C低下作用，抗酸化作用を有する．野菜，果物は一般に低エネルギーで，食物繊維，ビタミン（C，E，B_6，B_{12}，葉酸など）やポリフェノールの含量が多い．

⑥ アルコール：肝臓でTG合成を促進させる．一方，HDL-コレステロール増加作用がある．適量のアルコール摂取で動脈硬化性疾患が減少することが知られる．

病型別の食事療法：

① 高LDL血症：飽和脂肪酸，コレステロール，トランス脂肪酸の摂取を減らす．飽和脂肪酸はエネルギー比率7％未満，コレステロール摂取は1日200 mgに制限する．飽和脂肪酸：一価不飽和脂肪酸：多価不飽和脂肪酸＝3：4：3程度．

② 高トリグリセライド血症：アルコール制限，炭水化物由来エネルギー比率はやや低め，n-3系多価不飽和脂肪酸の摂取増加．単糖類を可能な限り制限．

③高カイロミクロン血症：厳格な脂肪制限が必要で脂肪エネルギー比15％以下とする．

運動療法：　身体活動の増加は，体力維持，血清脂質改善，血圧低下，インスリン感受性を高める．脂質代謝改善には有酸素運動が有効で，HDL-Cが増加する．速歩，水泳などが勧められ，1日30分以上週3回以上，または週180分以上を目指す．

薬物療法：　高コレステロール血症に対して，コレステロール合成阻害薬のスタチン（HMG-CoA還元酵素阻害薬）系薬剤，腸管でのコレステロール吸収阻害薬のエゼチミブ，胆汁酸吸着剤の陰イオン交換樹脂剤，プロブコールを用いる．高TG血症に対しては，フィブラート系薬剤，ニコチン酸製剤，EPA製剤が用いられる．

また，家族性高コレステロール血症で薬物だけでコントロールできない症例において，血漿交換（LDLアフェレーシス）が用いられる．

4）高尿酸血症，痛風

尿酸は細胞の核などに含まれるプリン体が代謝されたものである．高尿酸血症の原因は，尿酸産生が亢進している産生過剰型，尿中尿酸排泄能低下による排泄低下型，およびその両者混合型がある．性，年齢を問わず，血清尿酸値が7 mg/dL以上を高尿酸血症と診断する．血清尿酸値が7 mg/mL以下であれば組織への尿酸沈着は起こらないが，尿酸値が高いほど心血管疾患のリスクが高まることが知られ，心血管疾患のリスク指標として注目されている．

病　態：　高尿酸血症が持続することにより，関節や腎臓などに尿酸が沈着し，急性関節炎，痛風結節，尿路結石，腎機能障害を起こす．痛風発作とは，尿酸が過飽和状態になって関節内で結晶が析出され，その刺激で急性関節炎が生じたものである．運動，寒冷，ストレス，アルコール摂取，高プリン体摂取をきっかけに，突然，第1中趾関節に発症することが多く，激しい疼痛，発赤，腫脹を伴う．痛風発作を何度も繰り返すと，関節周囲や耳殻に痛風結節（尿酸結晶を結合組織がとりまいたもの）ができる．尿細管内に尿酸結晶が析出し，尿細管変性が起こり，腎障害が生じる（痛風腎）．尿路結石の合併が多い．

肥満の中年男性に多く発症し，男性に比較して女性では少ないが閉経後に発症が増加する．

診断は高尿酸血症，特徴的な急性関節炎，関節液菌培養陰性，関節液内や痛風結節内の尿酸結晶による．

治　療：　過食，肥満，飲酒，激しい運動，ストレスの持続で尿酸値が上昇するので，

①肥満者に対しては減量を目的とした食事療法と生活改善を行う．
②プリン体を多量に含む食品の制限が必要である．1日の摂取量が400 mgを超えないよう食品選択するのが実際的である．食品のプリン含有量を表9-2-6に示した．
③アルコール，特にプリン体を多く含むビールは尿酸を増加させるので避ける．
④尿酸は酸性で溶解度が低下するので，尿の酸性化を避けるため，酸性食品を避け，アルカリ性食品を選択する．

● 表9-2-6 ● 食品のプリン体含有量（100g当たり）

極めて多い （300mg〜）	鶏レバー，マイワシ干物，イサキ白子，あんこう肝酒蒸し
多い （200〜300mg）	豚レバー，牛レバー，カツオ，マイワシ，大正エビ，マアジ干物，サンマ干物
少ない （50〜100mg）	ウナギ，ワカサギ，豚ロース，豚バラ，牛肩ロース，牛タン，マトン，ボンレスハム，プレスハム，ベーコン，ツミレ，ほうれんそう，カリフラワー
極めて少ない （〜50mg）	コンビーフ，魚肉ソーセージ，かまぼこ，焼ちくわ，さつま揚げ，カズノコ，スジコ，ウインナソーセージ，豆腐，牛乳，チーズ，バター，鶏卵，とうもろこし，ジャガイモ，さつまいも，米飯，パン，うどん，そば，果物，キャベツ，トマト，にんじん，大根，白菜，海藻類

日本痛風・核酸代謝学会ガイドライン改訂委員会編：高尿酸血症・痛風の治療ガイドライン第2版 2012年増補版，メディカルレビュー社，2012

⑤水分を多く摂取し，1日尿量が2L以上を保つようにする．
⑥過剰なショ糖，果糖摂取は尿酸を増加させるので注意する．
⑦有酸素運動は尿酸濃度に影響せず，インスリン抵抗性など高尿酸血症に合併しやすい種々の病態を改善するのに効果的である．過激な無酸素運動では尿酸産生が増加し，尿酸が上昇する．

　高尿酸血症の薬物治療は，尿酸産生過剰型に対しては尿酸合成阻害薬（アロプリノール，フェブキソスタット），尿酸排泄低下型に対しては尿酸排泄促進薬（プロベネシド，ベンズブロマロン）を用いる．治療目標値は6 mg/dL以下とされる．痛風発作に対しては古くからコルヒチンが使われている．我が国では非ステロイド性抗炎症薬がよく使われる．それが使えない場合，有効でない場合などにステロイド製剤が使用される．発作中に尿酸濃度を変動させると発作の増悪を認めることがあるので，発作中に尿酸低下薬は開始しない．

9.3 消化器疾患

1）口内炎，舌炎

口腔内の粘膜に発生する炎症性病変を口内炎，舌に起こるものを舌炎という．

病　態：　機械的損傷・口腔衛生不良によるものと，全身疾患や全身状態低下に伴うものとがある．

①機械的損傷・口腔衛生不良：歯で噛んだ後，火傷や口腔内乾燥に伴い微生物が侵入することが原因．水分や食事の摂取不十分，唾液分泌不足，口腔内不衛生．また，呼吸困難に伴う口呼吸による口腔内乾燥．

②全身疾患や全身状態低下に伴う口内炎：ベーチェット病，潰瘍性大腸炎，クローン病における口腔内アフタ，ヘルパンギーナ，手足口病（ともにエンテロウィルス感染症）における口腔内の水疱性発疹．Hunter舌炎（悪性貧血などビタミンB_{12}欠乏症に伴う舌粘膜の萎縮，疼痛，味覚障害），Plummer-Vinson症候群（鉄欠乏性貧血，舌炎，口角炎，嚥下障害を主徴とする）．ステロイドや抗生物質の多用．

③癌治療に伴う口内炎：抗癌剤の直接作用による口内炎（活性酸素が産生され，粘膜破壊や炎症を起こし，粘膜再生が阻害される）．好中球減少による局所感染性口内炎（抗癌剤の副作用としての骨髄抑制による白血球減少によって易感染状態となり粘膜に局所感染を生じる）．

症　状：　外見上は，アフタ（円形の白っぽい陥凹局面），水疱，潰瘍，赤色調

の腫脹（カタル性）など種々の様相を呈す．疼痛（熱感，腫脹感，神経因性疼痛，接触痛），食事摂取量の低下，含嗽などのセルフケアの低下，コミュニケーション機能や活動性の低下．舌炎では味覚障害を伴う．

診　断：　口腔内全体の色調と口臭の有無，頬粘膜や歯肉，舌辺縁や裏側，口唇とその裏側，口蓋，口角の色調の変化，アフタ，出血，舌苔，歯垢，潰瘍，びらんの有無により診断する．起炎微生物の同定．基礎疾患検索．

治　療：　口腔用ステロイド含有軟膏（感染症には原則的に使用しない）．ビタミン剤（ビタミンB群の不足の場合，内服・点滴），局所麻酔薬（疼痛対策）を用いる．また，起因菌を同定し，抗生物質を投与する．

栄養ケアマネジメント：　「13）栄養介入のながれ」（p.86）を参照．

① 栄養スクリーニング：食事摂取量の低下により，体重減少や栄養不良の状態がみられる場合が多いので，アルブミンなどの血液検査だけではなく，総合的に栄養不良の診断が必要である．

体重，食事摂取量，症状，活動と身体機能等から栄養スクリーニングを実施．

② 栄養アセスメント：問診・病歴の情報や，身体計測から％理想体重，BMI，％上腕三頭筋皮脂厚，％上腕周囲長，％上腕三頭筋囲，ウエスト・ヒップ比，また，血清たんぱく質，アルブミン，トランスフェリン，プレアルブミン等の栄養評価から正しい栄養診断を行い，この診断に基づいて適切な栄養療法の方針を立てる．

③ 体重変化率（％体重変化）による栄養状態の評価：有意の体重変化と判定．10％以上の体重変化は期間に関わらず有意と判断する．

④ 栄養ケア計画：栄養補給方法の確認　適正なエネルギー量と栄養素の提供量

1日に必要なエネルギー量(kcal/日)＝BEE×活動係数(AF)×ストレス係数(SF)

BEE（基礎エネルギー消費量：basal energy expenditure）は，ハリス・ベネディクト（Harris-Benedict）の式を用いて算出することが一般的だが（p.23，46参照），簡易法として，25～30 kcal/kg/日として算出する場合もある．

●**％体重変化**
≧1～2％/1週間
5％/1か月
7.5％/3か月
10％/6か月
10％以上の体重変化は期間に関わらず有意と判断する．

●表9-3-1● 1日必要エネルギー量の算出に用いる活動係数とストレス係数

活動係数（AF）		ストレス係数（SF）	
寝たきり（意識低下状態）	1	術後（合併症なし）	1
寝たきり（覚醒状態）	1.1	小手術	1.2
ベッド上安静	1.2	癌/COPD	1.1～1.3
ベッド外活動	1.3	腹膜炎/肺血症	1.1～1.3
		重症感染症/多発外傷	1.2～1.4
		多臓器不全症候群	1.2～2.0

＊食事が摂れず低栄養状態，体重減少が大の場合は，BEE×1.2(AF)×1.2(SF)から開始する．

1日に必要なたんぱく質は，健常者の場合0.8～1.0 g/kg/日が基本であるが，低栄養状態では1.1～1.5 g/kg/日で算定する．腎機能が低下している場合は，高たんぱく質にならないよう配慮する．

ビタミンとミネラルは不足傾向なので，補充が必要である．

栄養補給の方法は，経口摂取が可能か，食事形態は，流動にするか固形にするか，食事の硬さなどを検討して決定する．

⑤実施:口腔内の状態により適切な食事を提供,疼痛時でも摂取しやすい食事とする.味付けがしみるような場合は,薄味にして,熱い・辛い・酸っぱいなどの刺激の強い食品,酸味の強い柑橘類や甘さの強い飲み物等は控える.また食べやすい工夫として,水分が多く軟らかく口当たりのよいソフト食にし,マヨネーズなど少しの油脂を加えると飲み込みやすく,また,くずあんや,ホワイトソースなどで絡めると食べやすくなる.

咀嚼機能が低下している場合は,流動やゼリー,ペースト状,ヨーグルトのような,とろみのついた形状にすると食べやすい.

飲み物はストローでゆっくり飲み,水分にはとろみをつけるとよい.

経口による食事のみでは必要なエネルギーや栄養素が摂取できない場合は,経腸栄養剤や,高たんぱく質や高エネルギーのゼリーなどを補充する.

癌化学療法時の口内炎の食事では,口内炎の回復ばかりでなく,全身状態の栄養改善を行う.癌の治療のためによいとされているEPAや,亜鉛・ビタミンC・Eが含有している栄養機能食品(飲料)を勧める.また経口摂取が困難な場合は,多くの場合,腸管粘膜の傷害も伴っているので,高カロリー輸液へ移行すべきである.

経口摂取が困難な場合は口腔内の浄化作用も低下するので,うがい,歯磨き励行による口腔内衛生保持,水分補給による乾燥防止等の口腔内ケアが必要である.

2)胃食道逆流症

胃食道逆流症とは,胃内容物の逆流によって不快な症状あるいは合併症を起こした状態である(Montreal Definition 2006).

病 態: 胃食道逆流現象の原因は,下部食道括約筋の機能不全(緩み),食道蠕動の低下,胃内圧上昇などである.逆流した内容物中の胃酸,ペプシンは食道粘膜傷害(発赤,びらん,潰瘍など)をきたす.十二指腸液の逆流を含むこともあり,その場合,胆汁酸や膵液が傷害因子となる.

高齢者,肥満者,妊婦および食道裂孔ヘルニアの患者は,胃食道逆流を起こしやすい.

下部食道粘膜のびらんが長期化した場合,**バレット上皮**が発生することがある.

症 状: 胸焼け,非心臓性胸痛,嚥下困難,咳嗽,嗄声,出血(吐下血)など.

診 断: 質問票(QUEST,GerdQ,Fスケールなどを用いる)による問診.内視鏡検査により食道粘膜の傷害(びらん,潰瘍,出血の有無,狭窄など)を判定する.pHモニタリング検査(食道に挿入したpHメーターで酸性度を測定する.通常の食道内のpHは6.5〜6.8程度であるが,逆流があるとpHが4以下となる).

治 療:

①非薬物治療:生活習慣の改善と外科治療がある.

食後2時間以内の臥位を避ける.就寝時は安眠に差支えない範囲でベッドの頭側を持ち上げる.腹部を圧迫する前屈姿勢やベルトの締め付けを避ける.肥満があれば解消する.

後述の薬物治療でコントロールできない場合,外科的治療(腹腔鏡下逆流防止手術)を検討する.

②薬物療法:酸分泌抑制薬を用いる.第一選択はプロトンポンプ阻害薬(proton

バレット上皮
食道の扁平上皮が脱落したあと円柱上皮に置き換わった化生性変化で,腸上皮化生を伴い,食道腺癌の原因とされる.

pump inhibitor：PPI，P-CAB（potassium-competitive acid blocker）を含む），第二選択はヒスタミン H_2 受容体拮抗薬（H_2RA）である．

予　後：　薬物で症状がとれても，生活習慣の是正により胃食道逆流が改善されなければ，薬物をやめた後の再発率は高い．

栄養ケアマネジメント：

① 栄養スクリーニング・アセスメント：身体測定を行い，体重や身長から，BMI を算出，最近 5 日間の食事摂取状況を調査し，栄養量を求め，栄養評価を行う．喫食量が通常の 60％ に減少しているときは，特にたんぱく質不足にならないよう積極的な栄養介入が必要になる．

② 栄養ケア計画：肥満の患者も多いので，肥満を予防するために適正なエネルギー摂取を心がけることがポイントとなる．

1 日に必要なエネルギーは，標準体重×25〜30 kcal/kg/日で算定する（肥満の場合 25 kcal，デスクワーク労働者や主婦の場合は 30 kcal）．

③ 実施：胃食道逆流症の食事は，攻撃因子である胃食道逆流（GER）を防ぐため，胃排出遅延や，LES 圧低下をきたす食事を避け，また，胃液酸度を抑えて逆流物による食道粘膜の傷害を防ぐことがポイントとなる．

胃内圧の上昇を抑えるために過食に注意し，摂取回数を 1 日 5〜6 回と多くして，1 回の食事量を少なくする．炭酸飲料も避ける．

食後，胃内に食物が残存するうちは横臥位にしない．また就寝前 2〜3 時間ぐらいは食事の摂取は控えること．

食事内容は胃内停滞時間の短いものが望ましく，脂質の多い食事は控え（20〜25％ 程度に抑える），消化の悪い食物繊維の多い食品も避ける．

LES 圧を低下させる脂肪，甘味，柑橘類などの酸味の強い果物，チョコレートなども控え，またアルコールや香辛料，カフェイン，ニコチンなどの胃酸分泌刺激物も避ける．

胃内容物の酸度を抑えるために胃酸の中和作用を持つ，牛乳，チーズ，ヨーグルトなどの乳製品を摂取する．

3）胃・十二指腸潰瘍

胃液中の塩酸およびペプシンの自己消化作用による胃・十二指腸の粘膜下層より深い組織欠損である．

病　態：　胃・十二指腸潰瘍の最も重要な要因は，*H. pylori*（ピロリ菌）感染による．ピロリ菌は尿素を分解しアンモニアを生成するため酸性環境の胃に生息できる．酸，ペプシン，ガストリンなど潰瘍を促進するものを攻撃因子と呼ぶ．一方，胃粘膜を胃酸から保護する粘液層や健全な粘膜を維持するための微小循環血流などを防御因子という．両者のバランスが崩れたとき（防御因子＜攻撃因子），潰瘍が発生する．

ピロリ菌以外で重要な要因は，非ステロイド性抗炎症薬（nonsteroidal anti-inflammatory drugs：NSAIDs）の使用である．

シクロオキシゲナーゼ（COX）は，アラキドン酸から種々のプロスタグランジン（PG）を生成する酵素で，常時発現している COX-1 と炎症で誘導される COX-2

がある．NSAIDs は，この両方を阻害してしまう．

症　状：心窩部（みぞおち）の痛み，悪心（吐き気），嘔吐，腹部膨満感．十二指腸潰瘍では，空腹時の心窩部痛や背部痛が特徴的である．出血による吐血，下血．出血に伴う貧血．大量出血では出血性ショックをきたす．消化管出血による鉄欠乏性貧血にも注意を要する．潰瘍が穿孔した場合，腹膜炎を起こし急性腹症に至り，緊急開腹手術を要する．また，嘔吐による電解質の喪失にも注意を要する．

診　断：

① 内視鏡検査：出血の有無，潰瘍の大きさ，深さ，病期（活動期・治癒期・瘢痕期）の判定を行う．

② X 線造影検査：組織欠損部に溜まったバリウムが作る像「ニッシェ」を描出する．潰瘍に伴う変形や狭窄の評価など，内視鏡より優れる点もある．

③ ピロリ菌感染の診断検査：内視鏡による生検が必要なもの（迅速ウレアーゼ試験，鏡検法，微好気培養法）と，生検を必要としないもの（^{13}C-尿素呼気試験（UBT），血清抗 *H. pylori* IgG 抗体検査，尿中抗 *H. pylori* IgG 抗体検査，便中 *H. pylori* 抗原検査）がある．

治　療：

① 非薬物療法：出血時は，内視鏡的に止血操作を行う（クリップ法，血管収縮薬局注法など）．内視鏡で止血不能例や穿孔例は，IVR（interventinal radiology）あるいは外科手術を行う．

② 薬物療法：ピロリ菌除菌治療として，プロトンポンプ阻害薬（PPI）あるいは P-CAB＋抗生物質 2 剤（アモキシシリン＋クラリスロマイシン（一次除菌），アモキシシリン＋メトロニダゾール（二次除菌））の 3 剤を 7 日間服用する．

酸分泌抑制薬（PPI，H$_2$RA）を用いる．

NSAIDs 潰瘍は，原則的に NSAIDs を中止する．中止できない場合，PPI あるいは P-CAB または PG 製剤を使用する．

栄養ケアマネジメント：

① 栄養スクリーニング・アセスメント：禁食期間が続き，10% 以上の体重減少や，血清アルブミン値が 3.5 g/mL 以下等，低栄養状態がみられたときは，食事レベルが上がり，常食になった時点で，必要エネルギーや栄養素必要量が摂取できるよう目標を設定する．

1 日に必要なエネルギーは，標準体重×30 kcal/kg/日で算定し，脂質は脂肪エネルギー比 15〜20%，たんぱく質は 15% にする．

② 栄養ケア計画：出血を合併をしているときは，禁食とするが，内視鏡的止血術が成功すれば，流動食より始め，段階的に常食にする．

　　　経口流動 450 kcal →経口流動 900 kcal →三分粥 1200 kcal →五分粥 1500 kcal →全粥 1700 kcal →常食 1800 kcal

③ 実施：食事は，潰瘍への物理的，化学的な強い刺激を避けて，粘膜再生を促すため，促進的な栄養が必要である．粘膜再生のために，良質なたんぱく質（卵・牛乳・豆腐など）を摂取する．消化の良い食品を中心に摂取し，生ものを控え，加熱したものにする．消化の悪いもの（食物繊維の多い食品，硬い肉，いか，たこ，貝類など）や，胃液分泌を刺激するもの（甘味の強いもの，味の濃いもの，酸味，

エキス分，香辛料，アルコール，炭酸飲料，カフェイン，ニコチンなど）を控える．

脂質を多く摂ると，胃内停滞時間が長くなり，胃酸分泌が増加して，下部食道括約筋圧（LES圧）が低下し，胃内容物が逆流しやすくなるため急性期では脂質摂取量を減らす．

温熱刺激（70℃以上の熱いもの，10℃以下の冷たいものなど）は避ける．

4）たんぱく漏出性胃腸症

消化管粘膜から血漿たんぱく質，特にアルブミンが消化管腔へ異常に漏出する結果，低アルブミン血症をきたす症候群である．

病　態：　消化管粘膜からたんぱく質が漏出する要因と，対応する疾患

① 腸壁リンパ管の異常：腸リンパ管拡張症（腸壁から静脈に至るまでのリンパ管の形成不全や閉塞により，リンパ管内圧が上昇したんぱく質が腸管に漏出する），悪性リンパ腫，クローン病，心不全

② 消化管粘膜毛細血管透過性の亢進：アレルギー性胃腸症，アミロイドーシス，毛細血管拡張症，大腸ポリポーシス

③ 消化管粘膜上皮の異常：潰瘍性大腸炎，クローン病，メネトリエ病（胃粘膜の過形成により巨大皺壁を作る疾患），癌

症　状：　低アルブミン血症，浮腫，高脂血症，腹水貯留，胸水貯留，下痢，嘔吐，脂肪便，低カルシウム血症，発育障害

診　断：　α_1-アンチトリプシンクリアランス試験を行う．このたんぱく質は消化管に漏出した後，腸管で再吸収されず便に排出されるため，漏出に伴いクリアランスが増加する．

標識ヒト血清アルブミン（^{99m}Tc-HAS）を静注した後，経時的に腹部を撮像する（シンチグラフィ）．漏出部位の判定が可能である．

また，原疾患に対する診断をすすめる．

治　療：　非薬物療法では症状に応じた安静，漏出部位が限られている場合は外科的切除を検討する．

薬物療法では浮腫に対し，利尿薬を用いる．低アルブミン血症に対し，アルブミン製剤をゆっくり点滴静注する．

予　後：　生命予後は良好である．

栄養ケアマネジメント：

① 栄養スクリーニング・アセスメント：脂肪の吸収障害や，さらに下痢が続くときは，低Na血症，脱水に配慮しながら，低栄養状態の改善をする．低アルブミン血症もみられるが，アルブミンは半減期が長いので食事が開始されたら，プレアルブミンの計測も経時的に行うとよい．

② 栄養ケア計画：たんぱく漏出性胃腸症は，腸リンパ管の障害に基づくものが多く，脂肪吸収障害を合併することが多いので，リンパ管内圧を下げる目的で，原則として高たんぱく質低脂肪の食事とする．

エネルギーは，30〜35 kcal/kg/日（標準体重当たり），たんぱく質は，1.2〜1.5 g/kg/日（標準体重当たり），脂質は40 g以下とする．

③ 実施：腸管に負担がかからず，脂肪や食物繊維，食塩制限（3〜6 g未満）の

食事がよい．たんぱく質は消化のよいものを摂取する．

　経腸栄養剤を補助的に使用するときは，脂肪の少ないものを選択する．

　脂肪として，MCTを使用する場合がある．MCTの分解産物であるMCFAは小腸粘膜で吸収された後，MCTに再合成されず，そのまま門脈で肝臓に運ばれるため，リンパ管内圧を上昇させないのである．

> **MCFA**
> 炭素数が8個のカプリル酸または10個のカプリン酸．

　腸管の炎症が強い場合は成分栄養剤にするが，脂肪を含まないので，脂肪乳剤の経静脈投与で，必須脂肪酸を補給する．

　重症の下痢や吸収不良を伴い経腸栄養が適さないときは中心静脈栄養を施行する．

5）炎症性腸疾患（クローン病，潰瘍性大腸炎）

　炎症性腸疾患とは，原因不明の腸管の慢性炎症性疾患であり，クローン病と潰瘍性大腸炎がある．

　病　態：　クローン病の病因は明らかでないが，食餌抗原，感染性抗原に対する特異な免疫反応（遺伝的素因の関与）が想定されている．全消化管のどこにでも発生するが，特に回盲部に好発する．病変は縦走潰瘍，非連続性病変を特徴とする．

　潰瘍性大腸炎の病変は明らかでないが，食生活，ストレス，免疫反応の異常（遺伝的素因の関与）などが複合して発症する．大腸にのみ発生する．病変はびまん性，連続性，表層性の潰瘍を特徴とする．

　症　状：　クローン病の症状は腹痛，下痢，発熱，体重減少，貧血，食欲不振，全身倦怠感．潰瘍性大腸炎の症状は血性下痢，粘血便，発熱，貧血，食欲不振，体重減少，全身倦怠感．

　診　断：　クローン病では内視鏡・X線造影で敷石像，炎症性ポリポーシス，腸管の狭窄，瘻孔形成を認める．生検病理像で非乾酪性肉芽腫性病変を認める．

　潰瘍性大腸炎では内視鏡・X線造影で粘膜の細顆粒状変化，びらん，潰瘍，生検病理像で陰窩膿瘍を認める．

　治　療（クローン病・潰瘍性大腸炎共通）：　薬物治療では重症度に応じ，5-アミノサリチル酸製剤，ステロイド，抗TNF-α抗体製剤，免疫抑制薬を段階的に用いる．

　非薬物治療では白血球除去療法，外科手術などを行う．

　栄養ケアマネジメント：
[クローン病（CD）]

　病因の1つに食物内の抗原に対する腸管免疫の異常反応が想定されているため，クローン病の栄養療法は，活動期の腸管安静を図る目的だけではなく，食物抗原を低減するという原因療法的な意味をもつ．

　栄養スクリーニング：　腹部膨満，腹痛，下痢，発熱などのために食事摂取量は減少し，代謝亢進が生じ，さらに腸管からの出血，消化吸収障害，たんぱく漏出が加わり，その結果，体重減少やPEM（エネルギー・たんぱく質栄養障害）を特徴とする慢性的な栄養障害を生じるので，総合的に栄養不良の診断が必要である．体重，食事摂取量，症状，活動と身体機能等から栄養スクリーニングを実施する．

　栄養アセスメント：　炎症の鎮静化とともに栄養状態の改善が重要な治療目標である．

摂取エネルギーが2～24週にわたって減少すると，体重減少とともに，栄養素や微量元素の欠乏も考えられるので，正しい栄養評価が求められる．

たんぱく質の投与量は尿中尿素窒素から窒素平衡を求めるが，腸粘膜病変からの出血やたんぱく漏出によるたんぱく質の喪失を考慮する必要もある．

アルブミン値のみでなく，半減期の短い RTP 値（プレアルブミン・トランスフェリン・レチノール結合たんぱく質）も参照する．

栄養ケア計画：　活動期では，腸管の通過性，吸収機能が維持されている場合は，成分栄養剤（ED）による経腸栄養剤を施行する．ED は脂肪をほとんど含まないので，必須脂肪酸の補給のため，必要に応じて脂肪乳剤の経静脈投与を行う．

必要エネルギーは BEE×1.2～1.3（AF）×1.1～1.3（SF）とされるが，急速に高エネルギーを投与すると，リフィーディング症候群や脂肪肝のリスクが高まるので，徐々にエネルギーを増やしていく．

重症例（穿孔など）で経腸栄養が不可能なときは，中心静脈栄養（TPN）を施行する．

TPN や ED が長期化する場合は，銅，亜鉛，セレンなどの微量元素やビタミン，ミネラルの補給が必要である．

緩解期では，緩解導入ができれば在宅経腸成分栄養療法（HEEN）へ移行する．

　　　必要栄養量：BEE×1.3（AF）×1.3（SF）

　　　たんぱく質総量：1.2～1.5 g/kg/日

　　　脂質：エネルギー比 15～20%

CD では緩解期の継続した栄養療法が重要である．

実　施：　病勢の緩解に伴い ED 投与量を必要エネルギーの 70％ → 50％ → 30％ と漸減し，患者の QOL をできる限り維持する．

脂肪酸は飽和脂肪酸とリノール酸系（n-6系）脂肪酸から炎症を惹起する生理活性物質が作られるので，炎症反応を制御する働きがある魚油などの n-3 系の脂肪酸を多く摂取する．健康人では n-6 系：n-3 系＝4：1 が望ましいとされている．

たんぱく質は魚類や植物性がよく，肉類は動物性脂肪を避けるため鶏ささみを選択する．

狭窄等がある場合，食物繊維の多い食品や消化されにくい食品を避ける．

ビタミン・ミネラルの必要量は，個々の患者の病状や症状によって異なるが，日本人の所要量を下回らないようにすることが肝要である．ビタミン B_{12}，葉酸，ビタミン A，D，E，亜鉛，マグネシウム，カリウム，鉄などが特に低下しやすい．

[潰瘍性大腸炎（UC）]

栄養スクリーニング・アセスメント：　下痢や腹痛により摂食量が減少し，下痢や発熱により異化亢進が進み，また大腸粘膜からの出血やたんぱく漏出により貧血や低たんぱく血症をきたしこれらが持続すると PEM（protein energy malnutrition）となる．身長や体重，血液生化学検査より適正な評価を行う．

栄養ケア計画：　活動期では，重症例（巨大結腸症など）は禁食，中心静脈栄養（TPN）を施行する．

必要エネルギーは BEE×1.2～1.3（AF）×1.1～1.3（SF）で求める．

たんぱく質の投与量は尿中尿素窒素から窒素平衡を求めるが，腸粘膜病変からの

出血やたんぱく漏出によるたんぱく質の喪失を考慮する必要もある．アルブミン値のみでなく，半減期の短い RTP 値（プレアルブミン・トランスフェリン・レチノール結合たんぱく質）も参照する．

活動期〜緩解期では，回復をみながら経腸栄養法から経口治療食へ移行する．流動食→五分粥→全粥→常食と上げていく．

消化吸収のよい食事として，低脂肪，低残渣に心がける．また，刺激の強い食品や料理（熱いもの・冷たいもの・辛いもの等）を控える．

緩解期では，厳密な食事制限の必要はない．バランスのよい栄養を摂取することに留意する．消化吸収の良い食事をし，食物繊維の多い食品は控えめにする．アルコールや刺激物は避け，また暴飲暴食は避ける．

6）過敏性腸症候群（irritable bowel syndrome：IBS）

器質的疾患を認めず，腹痛を繰り返し起こす腸管の機能性疾患（Rome Ⅳ基準では機能性腸障害に分類される）である．

病　態：　腸管の運動および内臓感覚は，自律神経を介し脳と密接に関連している（脳腸相関）．何らかの身体的あるいは精神的ストレスにより，脳腸相関の制御に異常をきたし，持続的な腹部症状が生じる．

症状・診断（Rome Ⅳ診断基準）：　過去3ヵ月間，平均して少なくとも週に1日，腹痛が繰り返し起こり，下記の2項目以上がある：

① 排便に関係する．
② 排便頻度の変化と関連する．
③ 便形状（外観）の変化と関連する．

6ヵ月以上前から症状があり，最近3ヵ月間は上記基準を満たす．

治　療：　非薬物療法では生活習慣の改善を図る．患者に疾患への理解を深めさせ，生活習慣改善の重要性を認識させる．生活面で，まず起床，睡眠，食事等生活リズムを整える．日中は適度な運動を含む活動，夜間はリラックスできる環境を作ることで，自律神経機能を整える．

心理的および身体的ストレス要因を探り，意識的に軽減するよう努める．ストレス耐性が低い患者には，カウンセリング，自律訓練法，認知行動療法などを試みる．

薬物療法では，高吸水性高分子化合物のポリカルボフィルカルシウム，消化管運動調節薬のトリメブチンマレイン酸塩は，便秘，下痢どちらにも有効である．

消化管運動の亢進がある場合は，抗コリン薬を用いる．

消化管の過敏性を抑制する 5-ヒドロキシトリプタミン 3（5-HT$_3$）受容体拮抗薬は，下痢型 IBS に適応がある．

メンタル面の改善には，抗不安薬が有効とされる．

栄養ケアマネジメント：

① 栄養スクリーニング・アセスメント：身体測定を行い，体重や身長から，BMI を算出，最近5日間の食事摂取状況を調査し，栄養量を求め，栄養評価を行う．下痢が継続し，喫食量が通常の 60% に減少しているときは，積極的な栄養介入が必要になる．

② 栄養ケア計画：1日3食，規則正しくバランスのとれた食事をすることが原則

である．

③実施：刺激物（香辛料），炭酸飲料は腸管を刺激するので避ける．高脂肪食は，腸管に負担となるので避ける．食物繊維は下痢の場合は少なめにする（水溶性食物繊維は可）が，便秘の場合は食物繊維を増やし，水分摂取で適度な便の形成を促す．乳酸菌含有食品は腸内環境を整える．

フォッドマップ食事法（FODMAP diet）： FODMAP食事法とは，IBSの原因となる食材を探る方法である．単糖であるフルクトース（果糖），2糖のラクトース（乳糖），フルクタン・イヌリン・ガラクタン（オリゴ糖），糖アルコール・ポリオールを多く含む食材を全て1～2週間食べないようにする（調味料や加工食品などに含まれているものも多い）．食事療法をはじめてから症状に何の変化もなければ，FODMAPの摂取量とIBSは関係ないということになる．もし，症状が改善したら，つぎにどの食材がIBSを起こしているのかを探る．

7) 便　　秘

便秘とは，本来体外へ排出すべき糞便を十分量かつ快適に排出できない状態をいう．Rome Ⅳ基準では，機能性便秘を表9-3-2のように定義する．

病態・症状： 腸管の腫瘍（大腸癌などで），癒着などによる通過障害やS状結腸過長症など，器質性疾患に起因する便秘を器質性便秘といい，それ以外は機能性便秘である．機能性便秘は，Rome Ⅳ基準で機能性腸障害に分類される．機能性便秘で非症候性のものは食事をはじめ生活習慣の影響が大きい．

大腸あるいは他の臓器の疾患の合併症として生じる便秘を症候性便秘という．

●表9-3-2● 機能性便秘（functional constipation：FC）の診断基準

6ヵ月以上前から症状があり，最近3ヵ月間は下記3項目の基準を満たす．

1. 以下の症状の**2つ以上**がある
   a. 排便の25%にいきみがある
   b. 排便の25%に兎糞状便または硬便がある
   c. 排便の25%に残便感がある
   d. 排便の25%に直腸肛門の閉塞感あるいはつまった感じがある
   e. 排便の25%に用手的に排便促進の対応をしている（摘便，骨盤底圧迫など）
   f. 排便回数が週に3回未満
2. **下剤**を使わないときに軟便になることは稀
3. **過敏性腸症候群（IBS）**の診断基準を満たさない

栄養ケアマネジメント：

① 栄養ケア計画：腸管内容の移送を司る大蠕動が低下しているので，食事で刺激を与え，自然の排便リズムを回復させる．

・食物繊維の目標量：男性20 g/日以上，女性18 g/日以上（18歳から69歳：日本人の食事摂取基準2015年版より）．

② 実施：規則正しいバランスのとれた食事で腸の日内リズムを整える．朝食で空腹の胃に食物が入ると胃結腸反射で大腸が蠕動を始める．高繊維食と水分摂取で，適度な便の形成を促す．野菜の食物繊維は，不溶性と水溶性の繊維が約4：1の割合で含有し，不溶性食物繊維は保持性があり便の体積を増し，腸管を刺激する．水溶性食物繊維は粘性を持ち，滑らかな便を形成する．難消化性デキストリン，ポリ

フォッドマップ（FODMAP）食事法

「Formentable, Oligo-, Di-, Mono-saccaharides and Polyols（発酵性のオリゴ糖，2糖類，単糖類，ポリオール）」は全て炭水化物に属す．FODMAP（オリゴ糖，2糖類，単糖類，ポリオール）の摂取をまず，ごく最小限にする．その後，少しずつ摂取を開始し，お腹の不調を起こす食品があるかを探っていく．通常，炭水化物を食べると，消化酵素の働きによって分解されて，小腸から吸収される．しかし，この食事法の考え方では，FODMAPは小腸でうまく吸収されない可能性があり，小腸でうまく吸収されないまま大腸へと移動し，短時間に体内で発酵し，腸管内の水分量や浸透圧を変えることで，小腸や大腸の腸管が不具合を起こし，便秘，下痢，腹部膨満感などを起こす原因になっているというものである．

デキストロースは，水溶性食物繊維．腸内環境を改善し，適度な便通に寄与する有益な菌（ビフィズス菌・ラクトバチルス菌等）は，腸上皮の成長因子になる短鎖脂肪酸（SCFA）を産出し，腸内のpHを下げて有害菌の増殖を抑え，腸内フローラのバランスを改善する．

プロバイオティクスのヨーグルトや発酵乳の摂取をすすめる．オリーブオイルは小腸を刺激し，腸の運動を誘発する．

8）肝　　炎

炎症性細胞の浸潤により肝細胞が傷害される疾患．原因により，ウイルス性肝炎，自己免疫性肝炎，アルコール性肝炎，非アルコール性脂肪性肝炎（NASH），薬物性肝炎などがある．急性肝炎は，ウイルス感染等により急性の発症経過をとる病態で，慢性肝炎は，肝臓に6ヵ月以上炎症が持続している病態である．

病　態：　おもな肝炎ウイルスは，A型（HAV），B型（HBV），C型（HCV）であるが，他にD型（HDV），E型（HEV）もある．HAVは感染後，急性A型肝炎を起こすが，その後排除され，慢性化はしにくい．HBVは感染後症状が出ずに経過する（不顕性感染）か，急性B型肝炎を起こす．出生時や乳幼児期にHBVに感染した場合には，感染が持続し，キャリアとなることが多い．成人でHBVに感染した場合は，ほぼ一過性感染で終わり，通常は慢性肝炎に移行しない．HCVは不顕性キャリアが多く，成人でも感染後60～80％が慢性C型肝炎になり，約20～30年で肝硬変・肝癌に進行するリスクがある．

症状・診断：

① 急性肝炎：ウイルス感染後潜伏期を経て，感冒様症状（全身倦怠感，悪心，嘔吐，食欲不振，発熱，頭痛，関節痛など）で発症し，その後，黄疸，褐色尿，皮膚掻痒感が現れる．

② 慢性肝炎：易疲労感，全身倦怠感，食欲不振などの症状がある．

治　療：　急性肝炎は原則入院加療．慢性肝炎では，疲労をためない範囲の日常生活は可能．薬物療法の場合，A型肝炎，B型肝炎はワクチンによる予防が可能．B型，C型肝炎では抗ウイルス療法を行う．重症化例では，副腎皮質ステロイド，抗凝固療法ならびに合併症の予防対策を行う．

栄養ケアマネジメント：　充分な経口摂取が可能かどうかにより，食事療法のみで治療するか，あるいは静脈栄養を使用するかを判断する．

［急性肝炎］

① 急性期：

・栄養スクリーニング・アセスメント：通常の急性肝炎では，特別な栄養管理は不要であるが，食欲不振や嘔気が強ければ糖質の輸液をするとよい．身体測定や食事摂取量から栄養評価を行う．

・栄養ケア計画：栄養療法は経口摂取が可能な場合には経口摂取とする．急性期には安静を保つが，回復期に入れば段階的に食事量を増やしていく．

食欲がなければ末梢静脈栄養（糖質中心で400～600 kcal）を行う．

・実施：食欲に応じて糖質を主体とした消化吸収のよい食事を与える．黄疸が強いときは，消化吸収能が低下しているので，糖質中心の食事として，脂肪は控える

（脂肪エネルギー比15％程度）．

劇症肝炎では，昏睡期には末梢静脈または中心静脈よりブドウ糖を中心とした栄養補給を行うが，脂肪乳剤，アミノ酸製剤は通常用いない．肝細胞機能の回復傾向がみられれば，肝不全用経腸栄養剤（アミノレバン®EN，ヘパンED®）の経口投与を開始，完全中心静脈栄養より経腸栄養に徐々に切り替える．

② 回復期：
- 栄養スクリーニング・アセスメント：問診・病歴の情報や，身体計測から％理想体重，BMI，％上腕三頭筋皮脂厚，％上腕周囲長，％上腕三頭筋囲，ウエスト・ヒップ比，また，血清たんぱく質，血清アルブミン等の栄養評価から正しい栄養診断を行う．
- 栄養ケア計画：エネルギーは25～30 kcal/kg/日（標準体重当たり），たんぱく質は1.0～1.2 g/kg/日（標準体重当たり），脂肪エネルギー比15～20％．
- 実施：運動量が少ないので，過食は肥満，脂肪肝の原因となる．

[慢性肝炎]
- 栄養スクリーニング・アセスメント：身体計測（身長・体重・上腕筋囲・上腕三頭筋部皮下脂肪厚）を実施し，浮腫・腹水の有無を確認する．血液検査から貧血や低たんぱく血症の有無を確認するが，一般に栄養評価に用いられている血液生化学検査（アルブミン・総コレステロールコリンエステラーゼなど）は，肝細胞で合成されるため，その低下が栄養摂取不良によるのか肝細胞障害によるのかが判定できない場合がある．
- 栄養ケア計画（肝炎の回復期や退院時には標準体重に見合った栄養食事指導）：エネルギーは25～35 kcal/kg/日（標準体重当たり），肥満に注意する．
たんぱく質は1.2～1.5 g/kg/日（標準体重当たり），脂肪エネルギー比20～25％．腹水や浮腫の予防のために減塩にする（3～6 g未満）．
- 実施：急性増悪期は，急性肝炎に準じる．

過剰鉄は酸化ストレスを与えて肝障害を進めるので，鉄摂取量が過剰にならないようにする．C型肝炎とNASHでは鉄制限として，1日6 mg程度にするとよい．血清フェリチン値が高く，肝機能異常が持続する例では，鉄制限とともに瀉血も考慮する．

亜鉛は多くの酵素を活性化し，肝臓でのアンモニア代謝にも重要な役割を担っているので，亜鉛欠乏は細胞の再生を阻害するため定期的な血清亜鉛の測定も必要である．

禁酒をすすめる．特にアルコール性肝炎は禁酒が最も重要である．

9）肝　硬　変

肝硬変とは，肝細胞障害が年余に渡り持続し，肝細胞壊死，脱落，再生を繰り返す過程で線維化し，肝臓全体が硬化して，肝機能が低下した病態である．肝硬変代償期は，肝不全症状が治療等でコントロールされ日常生活が可能な状態で，非代償期は，肝不全症状が顕性化し入院治療等を要する状態をいう．肝不全症状には黄疸，腹水，栄養障害，肝性脳症，出血傾向などがある．肝性脳症とは，肝不全における脳の機能低下による意識障害等の精神神経症状である．

病　態：　肝硬変の原因は，B 型肝炎（10～20％），C 型肝炎（60～70％），アルコール（5～10％），その他（自己免疫性肝炎，薬物性，非アルコール性脂肪性肝炎など）で，病理組織では，肝臓内に増生した線維が本来の小葉構造を破壊し，新たな線維性隔壁で区分された偽小葉を形成し，肝表面は肉眼的に顆粒状の再生結節が観察される．肝内血管系も狭小化し，門脈血流が肝臓内に流入できず門脈圧が亢進する（門脈圧亢進症）．さらに，門脈圧亢進症では，行き場のない血流が側副血行路に流入し，腹壁静脈怒張，食道静脈瘤や直腸静脈瘤を呈する．門脈圧亢進症に伴う側副血行路は，肝臓で解毒処理を受けないシャント血流を生じ，血中アンモニアの増加の一因となる．肝細胞でのたんぱく合成能が低下し，血液中のアルブミンや血液凝固因子が低下する．血液中のアルブミンは，血液膠質浸透圧の維持機能があるため，低アルブミン血症は浮腫の原因となり，門脈圧亢進症とあいまって腹水の貯留を促進する．食道静脈瘤，胃粘膜傷害，凝固因子の低下などにより，消化管出血をきたしやすく，この消化管出血は腸管へのたんぱく質の負荷を増し，高アンモニア血症を助長する．

症　状：　全身倦怠感，食欲不振，浮腫，腹水，食道静脈瘤，クモ状血管腫，手掌紅斑，肝性脳症，黄疸，肝細胞癌の合併．

診　断：　血液検査，画像検査（US，CT など）．

治　療：　生活指導を行う．代償期には疲労をためない生活を送る．非代償期には，安静を保ち，特に，食後の安静が重要．

食道静脈瘤の治療を，内視鏡的静脈瘤結紮術（EVL），内視鏡的静脈瘤硬化療法（EIS）により行う．

薬物療法を行う．肝性脳症では肝不全用アミノ酸製剤注射液，ラクツロース，ラクチトール経口投与，非吸収性抗菌薬，腹水・浮腫では利尿薬，アルブミン製剤．

栄養ケアマネジメント：　肝硬変では肝臓でのたんぱく合成および代謝機能が低下し，低アルブミン血症，高アンモニア血症をきたす．さらに，血中のフィッシャー比（バリン＋ロイシン＋イソロイシン／フェニルアラニン＋チロシン）が低下する（健常者 3～4 に対し非代償性肝硬変では 1.8 以下）．

高アンモニア血症，フィッシャー比の低下は肝性脳症を引き起こす原因である．肝臓でのアルブミン合成を促すためたんぱく質の供給が必要である．一方，高アンモニア血症を抑制するためにはたんぱく質の制限が必要であるので，両者のバランスをみたす栄養ケアマネジメントが必要である．

肝硬変患者では，肝におけるグリコーゲン貯蔵が減少しているため空腹時血糖はむしろ低下し，インスリン抵抗性に起因して食後の高血糖が生じやすい．高インスリン血症は肝細胞癌の発症・増殖を促進すると考えられ，実際，肥満を合併する肝硬変患者の肝癌発症率が高く，早期からの栄養指導を含めた治療介入が必要である．対策としては分割食が有効で，早朝空腹時における「飢餓状態」の改善も目指して就寝前に軽食の摂取（late evening snack：LES）が推奨される．最近では分岐鎖アミノ酸製剤を 1 包内服させることにより，肝予備能や糖代謝能の改善も報告される．ただし，分割食にする場合は，1 日の総摂取カロリーを増やさないことが重要である．

病態に対する栄養療法として，まず低アルブミン血症の改善を行う．たんぱく源

BCAA
バリン, ロイシン, イソロイシンは分岐鎖アミノ酸（BCAA）, フェニルアラニン, チロシンはトリプトファンとともに芳香性アミノ酸（AAA）である.
BCAA は骨格筋や脳など肝臓以外で代謝され, AAA（フェニルアラニン, チロシン）は肝臓で代謝される.
BCAA はたんぱく合成促進作用およびたんぱく崩壊抑制作用がある.
BCAA は骨格筋細胞でアンモニアの処理を促進する.
BCAA/AAA 比の低下は, 血液脳関門において AAA の脳内取り込みを促進し, 肝性脳症の一因となる.

のフィッシャー比を上げることが有効である．まず食事中たんぱく質をフィッシャー比の高いもの（肉＜魚＜牛乳）にし，さらに BCAA 製剤（リーバクト配合顆粒）の投与でフィッシャー比を上げる．BCAA 製剤を2ヵ月間投与しても無効の場合, 食事の一部をフィッシャー比の高い肝不全用栄養剤（医薬品）に置き換える．

次に，肝性脳症慢性期の改善を行う．肝性脳症があるときは，アンモニアの生成を抑制するため，たんぱく質摂取を抑えつつフィッシャー比を上げる．食事によるたんぱく質摂取を制限し，カロリー比やたんぱく質量が低くフィッシャー比の高い肝不全用成分栄養剤を投与する．

栄養スクリーニング・アセスメント：　肝硬変患者では，上腕三頭筋皮下脂肪厚や上腕筋周囲が，JARD（Japanese Anthropometric Reference Data：日本人の新身体計測基準値）のデータと照らし合わせて 25 パーセンタイル未満に属するものが多く，低栄養状態の傾向にあることが報告されている．身体計測（身長・体重・上腕筋囲・上腕三頭筋部皮下脂肪厚）を実施し，浮腫・腹水の有無を確認し，身体測定や血液検査から栄養評価をすることが必要である．筋肉量や体重は定期的に測定する．

① 栄養ケア計画：エネルギー必要量は 25～30 kcal/kg/日（標準体重当たり）とし，肥満に注意する．

たんぱく質必要量は 1.2～1.5 g/kg/日（標準体重当たり）とする．高アンモニア血症の場合は 0.5～0.8 g/kg/日（標準体重当たり）＋肝不全用経腸栄養剤．

脂質必要量は脂肪エネルギー比 20～25％．

食塩は，腹水・浮腫がある場合 3～6 g/日未満．

② 実施：肥満の是正．高アンモニア血症や肝性脳症などのたんぱく不耐症がある場合は，たんぱく質を制限し，アミノ酸製剤を併用する．アミノ酸製剤を併用する場合，たんぱく質過剰には注意する．

グリコーゲン貯蔵量が激減しているので，食事時間を空けすぎないように就寝前に炭水化物 200 kcal ぐらいの夜食を摂るとよい．BCAA を含有する経腸栄養剤の摂取も推奨されている．8 時間以上の絶食が健常人の 3 日分に相当するともいわれている．

塩分の制限（3～6 g/日）．便秘をしないよう食物繊維の多い食品の摂取を心がける．

10）脂肪肝，非アルコール性脂肪性肝炎（NASH）

脂肪肝とは，肝組織中の中性脂肪が重量比で 5～10％ 以上貯留したもので，組織診断で，100 個のうち 30 個以上の肝細胞に脂肪滴が含まれる．脂肪肝は原因によって，アルコール性と非アルコール性に大別される．特に近年は非アルコール性脂肪性肝疾患（NAFLD）の概念が提唱され，本疾患はメタボリックシンドロームの肝でのフェノタイプと考えられている．この NAFLD の大部分は過栄養性で，肥満，糖尿病，脂質異常症と密接に関連している．NAFLD のうち，肝組織の脂肪蓄積に加え，線維化，炎症を認め，肝硬変へ進行するタイプは，非アルコール性脂肪性肝炎（NASH）と呼ぶ．

病　態：　アルコール性脂肪肝では，肝細胞に過剰なアルコールの負荷がかかる

と，中性脂肪が蓄積する．アセトアルデヒドや活性酸素が肝細胞を障害する．

非アルコール性脂肪性肝炎では，過食による余剰なカロリーは，肝細胞での中性脂肪合成を促進する．中性脂肪の酸化障害，リポたんぱく合成・分泌障害とともに，酸化ストレスの亢進により肝炎が生じる．

症状・診断：　無症状で，ドックなどで指摘されることが多い．血液検査，画像診断（US，CT），肝生検で診断する．

治　療：　減量，薬物療法（ポリエンフォスファチジルコリン）．
脂質異常症や糖尿病などの合併症の治療を行う．

栄養ケアマネジメント：

① 栄養スクリーニング・アセスメント：内臓脂肪蓄積を認める症例が多いので，身体計測（身長・体重・上腕筋囲・上腕三頭筋部皮下脂肪厚）を実施，血中脂質や血糖値，HbA1c，腎機能などを評価する．貧血，低たんぱく血症の有無を確認する．

② 栄養ケア計画：脂肪性肝疾患は以前，アルコールによる肝障害が多かったが，糖尿病や肥満によっても同様な肝疾患が生じることがわかってきた．体重管理がポイントとなる．

エネルギー必要量は 25～35 kcal/kg/日（標準体重当たり），たんぱく質必要量は 1.0～1.5 g/kg/日（標準体重当たり），脂肪エネルギー比は過栄養性の場合 15～20％，アルコール性の場合 20～25％ とする．

③ 実施：規則正しいバランスのよい食事を摂取，夕食は就寝 2 時間前に済ませる．また，朝食抜き，まとめ食いはやめる．

単純糖質は控えめにし，複合糖質を摂取．主食は食物繊維の多い未精製のものを摂取することが望ましい．食物繊維と，不足しやすいビタミン類を十分にとる．n-3 系脂肪酸 EPA，DHA を豊富に含有する魚油は積極的に摂取する．

糖尿病があるときは，糖尿病の食事療法を行う．

NASH で，フェリチン値が高い場合は鉄制限（1 日 6 mg 未満）を行う．

アルコール性，非アルコール性とも，禁酒する．アルコール性の場合，アルコール摂取量の適正化は欠かせないので，認知行動療法が必要となることもある．また，嗜好品（清涼飲料水など）の摂取状況を調査し，過剰な場合は適切な指導を行う．

11）胆石症，胆嚢炎

胆石とは，胆汁の成分が析出・凝固して胆嚢内や胆管内に形成される固形物であり，その発生する部位により，胆嚢結石，胆管結石，肝内結石がある．胆嚢炎とは，胆嚢粘膜の細菌感染による炎症で，急性胆嚢炎と炎症性変化が陳旧化した慢性胆嚢炎がある．

病　態：　コレステロール結石（70％），ビリルビンカルシウム石（15％），黒色石（15％）である．コレステロール結石は，肥満者，中年女性に好発する．ビリルビンカルシウム石は胆管内に発生しやすい．黒色石は胆嚢内でビリルビンが重合して形成される．日本人の食生活の変化により，コレステロール結石が増えている．

急性胆嚢炎の大部分は胆嚢結石を合併しており，胆石が胆嚢管を塞ぎ胆汁が胆嚢内に充満したところに，腸内細菌が感染して炎症が起こる．

慢性胆嚢炎では胆嚢結石を合併していることが多く，長期間の炎症の反復の結果，

胆嚢壁が肥厚し胆嚢腔はつぶれて機能不全になる．

症状・診断：　急性胆嚢炎は，胆石発作（突然の激烈な右季肋部痛，嘔気，嘔吐）を伴うことが多く，発熱をきたす．慢性胆嚢炎は，右季肋部の鈍痛もあるが，無症状のことも多い．

血液検査，画像診断（US，CT）で診断する．

治　療：　非薬物療法では経皮経肝ドレナージ，外科手術，腹腔鏡下胆嚢摘出術，体外衝撃波結石破砕術（ESWL）を行う．

薬物療法では抗コリン薬，ウルソデオキシコール酸，急性胆嚢炎では抗菌薬を用いる．

栄養ケアマネジメント：

①　急性期：

・栄養スクリーニング・アセスメント：身体計測（身長・体重），血液検査・血液生化学検査などから，栄養状態を判断し，適正な栄養評価を行う．

・栄養ケア計画・実施：疼痛や黄疸，炎症が強いときは末梢静脈栄養（糖質中心：400〜600 kcal）．症状軽減後，流動食から開始するが，この場合，糖質を主体とした，重湯，果汁，葛湯，野菜スープなど消化吸収のよい食事を与える．白身魚や鶏ささみなど脂肪の少ないたんぱく質を与える．脂肪制限（脂肪エネルギー比：〜10％程度）．

②　回復期：

・栄養スクリーニング・アセスメント：身体計測（身長・体重），血液検査・血液生化学検査などから，栄養状態を判断し，適正な栄養評価を行う．

・栄養ケア計画：疝痛発作を誘発させないように注意する．

　　　エネルギー必要量　25〜30 kcal/kg/日（標準体重当たり）
　　　たんぱく質必要量　1.0〜1.2 g/kg/日（標準体重当たり）
　　　脂肪エネルギー比　10〜15％

・実施：動物性脂肪の多い食品を控える，揚げ物など脂肪の多い料理も避ける．消化吸収のよい食事を摂取，香辛料やアルコールなどの刺激物も避け，ゴボウやタケノコ，海藻，こんにゃく等の食物繊維の多い食品も控えめにする．

③　無症状期：

・栄養ケア計画：肥満を予防し，適正体重を維持すること．

　　　エネルギー必要量　30〜35 kcal/kg/日（標準体重当たり）
　　　たんぱく質必要量　1.2〜1.3 g/kg/日（標準体重当たり）
　　　脂肪エネルギー比　15〜25％

・実施：暴飲暴食を避けて，栄養のバランスに注意し，規則正しい食生活をする．高脂肪食や高コレステロール食にならないよう脂質やコレステロールを控えめにする（コレステロールは，200〜500 mg/日ぐらいに抑える）．アルコール，カフェインなどの刺激物は避ける．過食や高脂肪食は，胆石発作を誘発しやすい．コレステロール値の上昇を予防するためにも，食物繊維は積極的に摂取する．

12）膵　　炎

定　義：　急性膵炎とは，何らかの原因で活性化された膵酵素による膵臓組織の

自己消化を本態とする激しい炎症が進展する疾患である．一方，慢性膵炎とは，膵臓の持続あるいは反復する炎症の結果，内部に不規則な線維化などの慢性変化が生じ，膵外分泌・内分泌機能の低下をきたす疾患である．

病　態：　急性膵炎の明らかな原因はアルコールと胆石であるが，不明なことも多い．何らかの原因による膵管への十二指腸液の逆流は，膵組織内での膵液の活性化を惹起し，この活性化膵液は，組織内に滲出し，自己消化による組織炎症と壊死が拡大して起こる．

慢性膵炎の原因の大部分はアルコールである．持続的な炎症や急性増悪の反復によって，膵組織の線維化，石灰化が進行し，外分泌機能や内分泌機能が廃絶していく．

症状・診断：　急性膵炎では上腹部痛，背部痛，嘔気，嘔吐，発熱．血清膵酵素，画像診断（US，CT）により診断する．

慢性膵炎では，病気により症状が変化する．前期では上腹部痛，背部痛，食欲低下，全身倦怠感，体重減少，下痢，軟便．後期では脂肪便，耐糖能異常．

画像診断（US，CT），BT-PABA 試験（PFD 試験）などにより診断する．

治　療：　非薬物療法として，急性膵炎の重症例には緊急外科手術による壊死組織除去，慢性膵炎には規則正しい生活でストレス，疲労をためないよう指導する．また膵石に対して体外衝撃波結石破砕術（ESWL）を行う．

薬物療法として，急性膵炎には非麻薬性鎮痛薬，たんぱく分解酵素阻害薬，抗菌薬，非吸収性抗菌薬，酸分泌抑制薬を投与する．慢性膵炎では消化酵素薬，パンクレリパーゼ，たんぱく分解酵素阻害薬，インスリンによる血糖コントロールを行う．

栄養ケアマネジメント：

① 急性膵炎：

・栄養ケア計画：発症時は絶飲食として，十分量の補液（重症例では 60～160 mL/kg）で循環動態を安定させ尿量を確保する．

重症急性膵炎で，高度の腸管麻痺，腸管壊死があるときは中心静脈栄養（TPN）が，必要となる．膵炎ではたんぱく質の消耗が激しいので，アミノ酸輸液 BCAA（分岐鎖アミノ酸）が豊富なものを選択する．アミノ酸 40 g/日まで漸次増量．

エネルギーは，30 kcal/kg/日まで漸次増量．ブドウ糖中心で，5 kcal/kg/日より開始し 25 kcal/kg/日まで漸次増量する．

血糖をモニターしながらインスリンを使用する．

Bacterial Translocation（BT）を抑制するために，重症例でも可能な限り，TPN よりも，経鼻腸チューブによる経腸栄養（EN）を選択する．

脂質は膵外分泌を刺激するので，0～1 g/日より漸次増量する．初期は脂肪が少ない成分栄養（ED）が適当である．

病状改善とともに，消化態または半消化態栄養剤に切り替える．

たんぱく質は 5 g/日より開始し 25 g/日まで漸次増量する．

シンビオティクスとは腸内の善玉菌を増やすこと（プロビオティクス）と，その環境を整える難消化性食物成分を与えること（プレビオティクス）を同時に行う治療である．

感染予防の一環として使用される免疫賦活栄養剤はアルギニン，グルタミン，

> **プレビオティクス**
> プレビオティクスとして，グルタミン・ファイバー・オリゴ糖を含有する粉末清涼飲料（GFO）などを使用する．

n-3系脂肪酸，核酸，抗酸化ビタミンなどが強化されているので使用を勧める．

・実施：炎症所見の消退を確認して経口摂取（脂肪をほとんど含まない流動食から）を開始．エネルギー，たんぱく質，脂質は漸次増量する．食事による膵外分泌に対する刺激作用の強さは，糖質を1とすると，たんぱく質が4，脂肪が9に相当するため，糖質中心の食事から始めるとよい．

  エネルギー必要量　25〜30 kcal/kg/日（標準体重当たり）
  たんぱく質　　　　30 g → 55 g → 60 g（標準体重当たり）
  脂肪　　　　　　　5 g → 15 g → 30 g（標準体重当たり）

膵刺激を増強するようなカフェインや炭酸飲料，香辛料の摂取は控える．食品は消化吸収のよいものを使用し，食物繊維の多い食品などは控える．アルコールは禁酒とする．

② 慢性膵炎：

・栄養スクリーニング・アセスメント：膵炎発作を繰り返し，低栄養状態の場合も多いので，身体計測や血液検査，食事摂取状況や内容等から栄養評価を行い，適正なエネルギーや栄養量の投与が必要となる．

・栄養ケア計画：急性増悪期は急性膵炎に準じる．代償期では，脂肪摂取が膵炎発作の引き金となることが多いので，脂肪の摂り過ぎに注意を払う．非代償期は低栄養状態の進行を避けるためにも摂取量は緩和してもよい．

  エネルギー必要量　25〜35kcal/kg/日（標準体重当たり）
  たんぱく質　　　　1.0〜1.5g/kg/日（標準体重当たり）
  脂肪　代償期　　　20〜30g/日，非代償期 20〜25%（脂肪エネルギー比）

・実施：アルコールは禁酒とする．不規則な食事や過食を避ける．カフェインや炭酸飲料，香辛料などの刺激物は避ける．脂質は，動物性脂質より，消化吸収のよい植物性脂質を中心に使用し，乳化された脂質であるマヨネーズ，マーガリンの使用も勧める．消化機能が低下しているため，1回の食事量を減らし，1日4〜5回の分食を勧める（食事：朝・昼・夕，間食・10時・15時頃）．外分泌機能が低下し，脂肪吸収が障害されるため，消化酵素，脂溶性ビタミンを補充する．脂溶性ビタミン（ビタミンA，D，E，K）の不足がみられ，また，ミネラルでは，鉄，カルシウム，亜鉛，マグネシウム等の不足もみられるので，補充が必要である．内分泌機能の低下に伴い，糖尿病のコントロールが必要となる．特にインスリン導入の場合は，低血糖発作等にも注意する．

13）栄養介入のながれ

栄養管理は，「栄養スクリーニング→栄養アセスメント→栄養ケア計画→栄養介入（実施）→モニタリング→再評価・フィードバック」の手順が繰り返され（図9-3-1），過栄養や低栄養に関わらず，栄養状態に問題がある患者すべてが適応となる．

栄養補給の方法は，疾患・疾病によって一律ではなく，経口摂取や消化管の使用が可能など，総合的に決定され，また，再評価により，栄養管理の修正を行うことが重要である．

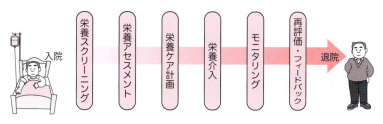

●図9-3-1● 栄養管理の手順

栄養スクリーニング： 栄養スクリーニングとは，栄養障害，あるいはそのリスクを有する患者を特定することであり，「体重減少」「食事摂取量の低下」「極端なやせ」が最も信頼性のある指標となるが，低栄養の診断には単一で簡単な指標は存在しない．たとえば，血清アルブミン値は，栄養状態だけでなく種々の疾病においても疾病に大きく影響されるので，検査値のみでなく，総合的に栄養不良を診断する必要がある．

栄養不良のスクリーニング法としては，栄養アセスメント指標である主観的包括的栄養評価SGA（Subjective Global Assessment）と，客観的データアセスメントODA（Objective Data Assessment）で行う（表9-3-3, 9-3-4）．SGAは，迅速に低栄養状態の患者を特定する方法として有効である（表9-3-3）．

●表9-3-3● SGAとOGA

SGA	患者の記録（問診・病歴） 身体症状
ODA	身体計測 血液・尿生化学的検査 免疫機能 機能検査

●表9-3-4● 身体計測による栄養評価

患者の記録（問診より）
　体重の変化，食物摂取状態の変化，消化器症状，
　機能状態（活動性），疾患及び疾患と栄養必要量の関係
身体症状（簡単な診察より）
　皮下脂肪の減少，筋肉量減少，下腿浮腫，
　仙骨部浮腫，腹水

SGAやODAから総合評価を行い介入の有無を決定しているが，簡易な方法として，日本静脈経腸栄養学会の提唱している栄養療法の適応基準MST（Malnutrition Screening Tool, 表9-3-5），身体計測による栄養評価（表9-3-6）などもあり，これらを参照に各病院のNSTでは，スクリーニングの基準を設定している．

●表9-3-5● 栄養療法の適応基準

N（窒素）-balance	負の値が1週間以上継続
%標準体重	80%以下
アルブミン	3.0 g/dL 以下
トランスフェリン	200 mg/dL 以下
総リンパ球数	1,000 /μl 以下
PPD 皮内反応（ツ反）	直径5 mm 以下

いずれか1つを満たせば栄養障害ありと診断，栄養療法の適応となる．

●表9-3-6● MST身体計測による栄養評価

最近の体重減少率
□いいえ　　　　　　　　　　　　　　0
□わからない　　　　　　　　　　　　1
□はい　　□0.5〜5.0%　　　　　　　1
　　　　　□5.0〜10.0%　　　　　　 2
　　　　　□10.0〜15.0%　　　　　　3
　　　　　□>15.0%　　　　　　　　 4
　　　　　□わからない　　　　　　　2
食事が十分摂れているか
□はい　　　　　　　　　　　　　　　0
□いいえ　　　　　　　　　　　　　　1

2点以上ある場合は，低栄養のリスクがある．

栄養アセスメント： 年齢，性別，性格，病状，合併症の有無，身体計測や各種生化学検査値を指標として喫食状況も加味し栄養状態の判定．栄養アセスメントを正しく行ってこそ栄養療法の方針が立てられるので，総合評価が必要となる．

●表9-3-7● 身体計測
(体重に関する指標の判定)

(1) %LBW（体重減少率）の判定基準

期間	有意な減少	高度な減少
1週間	1～2%	2%≦
1ヵ月	5%	5%≦
3ヵ月	7.50%	7.5%≦
6ヵ月	10%	10%≦

(2) %UBW（健常時体重比）の判定基準

%UBW	栄養障害の程度
<75%	高度の栄養障害
75%≦　<80%	中等度の栄養障害
85%≦　<95%	軽度の栄養障害

(3) %IBW（理想体重比）の判定基準

%IBW	栄養障害の程度
<70%	高度の栄養障害
70%≦　<80%	中等度の栄養障害
80%≦　<90%	軽度の栄養障害
90%≦	健常域

- 問診・病歴：主訴，現病歴，既往歴，家族歴を問診する．
- 身体計測：身長，体重（表9-3-7），上腕周囲長（AC），上腕三頭筋皮下脂肪厚（TSF），肩甲骨下部皮下脂肪厚などを測定．
- 臨床検査：血清アルブミン，RTP，尿中クレアチニン排泄量，総リンパ球数等から評価を行う．

栄養ケア計画： 栄養補給方法の確認，適正なエネルギー量ならびに栄養素の提供量，補給方法（食事・食事＋栄養補助食品・経腸栄養・静脈栄養）を策定して，必要栄養量の決定，変更などの目標を計画する．

栄養状態には，身体的，精神的，経済的，社会的などさまざまな問題が関与するので，医師，看護師，栄養士，薬剤師，理学療法士，ソーシャルワーカー等さまざまな職種で協議を行う．

モニタリング： 栄養ケア計画に基づき提供された栄養量や補給方法が適切であったか，治療経過を観察し，身体計測などは定期的に行う．

再評価： 目標の栄養状態や体重などへ改善がみられているか再評価を行い，必要があれば，栄養治療の計画を再検討する．

9.4　循環器疾患

循環器とは血液を全身に循環させる器官で，心臓と血管（動脈-毛細血管-静脈）で構成される．心臓がポンプで血液は心臓から大動脈，動脈を経て全身に送られ，そこで毛細血管を介して酸素-炭酸ガスの交換，栄養素と老廃物の交換が行われ，静脈，大静脈を経て心臓に帰ってくる．この循環を大循環という．心臓に帰ってきた血液は肺動脈を経て肺に送られ，肺の酸素と血中の炭酸ガスが交換され，肺静脈を経て心臓に帰る．この循環を肺循環という．心臓は冠動脈により酸素，栄養を供給されている．おもな循環器疾患を表9-4-1に示した．そのうち，特におもな疾患でその予防，治療に栄養学的アプローチが重要である疾患につき詳述する．

●表9-4-1● 主な循環器疾患

1. 血圧異常（高血圧，低血圧，ショック）	9. 心内膜炎
2. 動脈硬化	10. 心膜炎
3. 虚血性心疾患（狭心症，心筋梗塞）	11. 先天性心疾患
4. 心不全	12. 動脈瘤
5. 不整脈	13. 閉塞性動脈硬化症
6. 弁膜症	14. 動脈炎
7. 心筋症	15. 静脈炎
8. 心筋炎	

1）高血圧

血圧とは動脈内圧力のことで，水銀柱を何ミリメートル押し上げるかで表す（単位 mmHg）．血圧を決定するおもな因子は ① 心臓より送りだされる血液量（心拍出量），② 血液量，③ 動脈の抵抗である．心臓が最も収縮するときが最高となり（最高血圧または収縮期血圧），心臓が最も拡張するときが最低（最低血圧または拡張期血圧）となる．血圧が高いと動脈が障害され，動脈硬化，脳血管障害，虚血性心臓病，腎障害などの原因となる．

日本高血圧学会の高血圧治療ガイドライン（2014）に基づき，以下に高血圧診断，治療につき示す．

分　類：　高血圧の基準を 表9-4-2 に示した．正常高値高血圧はメタボリックシンドロームの診断基準では，高血圧として分類される．

高血圧も心臓，血管病になりやすい因子の寡多により，管理上，生命に対する危険度が異なる．まず，心血管病になりやすい因子の合併を把握する必要があり，その危険因子を 表9-4-3 に示した．

● 表9-4-2 ● 成人における血圧分類

	収縮期血圧（mmHg）		拡張期血圧（mmHg）
至適血圧	<120	かつ	<80
正常血圧	<130	かつ	<85
正常高値血圧	130〜139	または	85〜89
Ⅰ度高血圧（軽症高血圧）	140〜159	または	90〜99
Ⅱ度高血圧（中等症高血圧）	160〜179	または	100〜109
Ⅲ度高血圧（重症高血圧）	180〜	または	110〜
（孤立性）収縮期高血圧	140〜	かつ	<90

● 表9-4-3 ● 高血圧管理計画のためのリスク層別化に用いる予後影響因子

心血管病の血圧値以外の危険因子	
・高齢（65歳以上） ・喫煙 ・脂質異常 ・肥満 ・メタボリックシンドローム ・若年（50歳未満）発症の心血管病の家族歴 ・糖尿病	
臓器障害／心血管病	
脳	脳梗塞，脳出血，無症候性脳血管障害，一過性脳虚血発作
心臓	左室肥大，狭心症，心筋梗塞，冠動脈再建手術，術後心不全
腎臓	たんぱく尿，低推定GFR（e-GFR）（<60mL／分／1.73m²） 慢性腎臓病，確立された腎疾患（糖尿病性腎症，腎不全など）
血管	動脈硬化性プラーク，頸動脈内膜・中膜壁肥厚≧1.1mm 大血管疾患，末梢動脈疾患
眼底	高血圧性網膜症

● 表9-4-4 ● 主な二次性高血圧

1. 腎実質性高血圧
2. 腎血管性高血圧
3. 原発性アルドステロン症
4. クッシング症候群
5. 褐色細胞腫
6. 甲状腺機能亢進症
7. 副甲状腺機能亢進症
8. 大動脈弁閉鎖不全症
9. 動脈硬化
10. 大動脈縮窄症
11. 貧血
12. 脳幹部血管圧迫
13. 睡眠時無呼吸症候群
14. 妊娠
15. 薬物誘発性高血圧

高血圧発症の原因から，本態性高血圧と二次性高血圧に分類される．原因が不明な高血圧を本態性高血圧と呼び，高血圧の90％以上を占める．何か他の原因がもとで高血圧をきたす場合を二次性高血圧といい，その代表的なものを 表9-4-4 に示した．

● 表9-4-5 ● 血圧に基づいた脳心血管リスク層別化

		正常高値血圧	Ⅰ度高血圧（軽症高血圧）	Ⅱ度高血圧（中等症高血圧）	Ⅲ度高血圧（重症高血圧）
リスク層	リスク第一層（リスク因子なし）	付加リスクなし	低リスク	中等度リスク	高リスク
	リスク第二層（糖尿病以外の1～2つのリスク，または，メタボリックシンドローム）	中等度リスク	中等度リスク	高リスク	高リスク
	リスク第三層（糖尿病，慢性腎臓病，臓器障害/心血管病，3個以上の危険因子のいずれか）	高リスク	高リスク	高リスク	高リスク

　その心臓，血管病の危険因子の合併に基づき，高血圧の心臓，血管病のリスクを示したのが 表9-4-5 である．
　高血圧の管理計画と降圧目標を 表9-4-6 に示した．管理計画は心臓，血管病リスクの寡多により異なり，降圧目標も患者のバックグラウンドにより異なる．

● 表9-4-6 ● 高血圧管理計画と降圧目標

高血圧管理計画	
低リスク群	3ヵ月の生活指導で血圧 140・90 mmHg 以上なら降圧薬治療
中等度リスク群	1ヵ月の生活指導で血圧 140・90 mmHg 以上なら降圧薬治療
高リスク群	直ちに降圧薬治療
降圧目標	
若年者・中年者	130/85 mmHg 未満
高齢者	140/90 mmHg 未満
糖尿病，慢性腎臓病，心筋梗塞後	130/80 mmHg 未満
脳血管障害	140/90 mmHg 未満

治　療：
　①高血圧患者の生活習慣修正（表9-4-7）：味付けを薄味にし，漬物，味噌汁，干物，練り製品を減らすだけでも食塩摂取量はかなり減るが，食事指導により，食塩摂取は6g未満とする．野菜や果物を多く摂取すると血圧の低下が報告されているが，果物は果糖が多いので摂りすぎには注意する．

● 表9-4-7 ● 高血圧の生活習慣修正治療

1. 食塩制限　1日食塩摂取を6g未満に
2. 野菜，果物，魚油の積極的摂取と飽和脂肪摂取の抑制
3. 減量　BMI 25 未満に
4. 心血管病のない患者に毎日30分以上の有酸素運動を
5. アルコール摂取の制限
（男性 20～30 mL/日，女性 10～20 mL/日以下に）
6. 禁煙（受動喫煙を含む）

　②おもな降圧剤の種類と禁忌，慎重投与（表9-4-8）：おもな降圧剤投与と禁忌を示したが，最適の薬剤を選択し，つねにその副作用に注意する．

● 表9-4-8 ● 降圧薬の種類と禁忌と慎重投与例

降圧薬の種類	禁忌	慎重投与例
カルシウム阻害薬	徐脈（ジヒドロピリジン系以外）	心不全
ARB（アンギオテンシンⅡレセプター阻害薬）	妊娠，高カリウム血症	腎動脈狭窄症
ACE（アンギオテンシン変換酵素阻害薬）	妊娠，血管神経性浮腫，高カリウム血症	腎動脈狭窄症
利尿剤（サイアザイド系）	低カリウム血症	妊娠，耐糖能異常，痛風
β-遮断薬	喘息，高度徐脈	耐糖能異常，末梢動脈疾患

[栄養ケア]

食事療法の基本： 食事療法は薬物療法以前に行われる最初の基本的な治療手段であり，生活習慣の改善が高血圧治療には必要である．

生活習慣の改善には，食事中の食塩・飽和脂肪酸・コレステロールや飲酒・喫煙・有酸素運動などの生活習慣を問診して高血圧となるリスクを評価する．

本態性高血圧のなかには血圧が食塩摂取量の変化に鋭敏に反応する食塩感受性の高い人と，そうでない人がいるが，食塩の摂取量が多いと循環血液量を増やし血圧を高める要因となるので，食塩制限はどちらも必要である．

栄養アセスメント： 栄養評価として，血圧測定とその推移を記録し血圧に影響する身体状況や食生活習慣・肥満などの高血圧に関連する病態などの指標を評価する（表9-4-9）．

● 表9-4-9 ● 高血圧治療における栄養評価項目

血圧	収縮期血圧，拡張期血圧
身体状況	身長，体重，BMI，体脂肪量，体脂肪率
合併する疾患の検査指標	糖尿病，脂質異常症，脳・腎臓・心臓疾患など
	尿たんぱく，尿沈渣，微量アルブミン尿
	血清脂質，血清カリウム
	血清クレアチニン，尿素窒素，血糖，尿酸
	頭部MRI，心臓エコー，頸動脈エコー，足関節上腕圧比（ABI），脈波伝播速度（PWV）
食生活習慣	食事内容，食塩摂取量，運動不足，アルコール，喫煙
性格・精神心理状態	ストレスの有無，不眠の有無
受け入れ状況	健康意識，生活での治療の優先順位

高血圧治療ガイドライン2014より

栄養ケア計画： 生活習慣の改善が重要であるため，日本高血圧治療ガイドライン2014における「第4章 生活習慣修正治療」を参照のこと．

WHOや米国高血圧合同委員会の第6次報告のガイドラインが1日6g未満を推奨していることからも，食塩の目標とする摂取量は6g/日とされた．

カリウムの摂取量を増やすことは，ナトリウムの体外排泄の促進により血圧を下げる効果があるといわれている．厚生労働省による日本人の食事摂取基準（2015年版）では高血圧の予防を目的としたカリウムの望ましい摂取量を成人（18歳以上）では，2856 mg/日を目標量算出のための参考値とした．

肥満者では，エネルギー制限を行うことにより減量につながり，体表面積が小さくなることで血圧が低下する．

栄養ケアマネジメント： 食塩制限を行う．1日の食塩摂取を6g未満に制限するため，食塩含有量の多い調味料・漬物・加工食品・汁物料理などを控えること．食塩を多く含む食品を表9-4-10に，薄味でもおいしく食べる工夫を表9-4-11に示す．

カリウム含有量の多い野菜類・海藻類などの積極的な摂取や果物の適正摂取を推奨する．

飽和脂肪酸とコレステロールが少ないDASH食による降圧効果が示されていることから，飽和脂肪酸とコレステロールの摂取量を把握する．また，降圧作用があるn-3系多価不飽和脂肪酸やこれを多く含有する青魚などの摂取量を確認する．

慢性的な飲酒習慣は血圧を上昇させるため，飲酒回数や量を減らすことが必要で，エタノール量で男性は20〜30 mL/日，女性で10〜20 mL/日以下にすることを推奨している．

喫煙習慣がある場合，たばこに含まれるニコチンは血管を収縮させ脈拍を上げ心臓の負担になり，また動脈硬化を進めるため禁煙とする．

運動療法： 循環血液量の低下のほか持続的な運動による交感神経活動の抑制や血管拡張あるいは血液粘度の低下などがいわれており，長期に行うと血圧がおよそ10/5 mmHg低下するといわれている．

薬物療法： 高血圧に使用するカルシウム拮抗薬は，グレープフルーツにより降圧効果が増強されるので注意が必要である（7章参照）．

●表9-4-10● 食塩を多く含む食品

品目	摂取量	食塩量
しょうゆ（小さじ1）	6 g	0.9 g
明太子	80 g	4.5 g
はんぺん	100 g	1.5 g
梅干し	10 g	2.2 g
たくわん	20 g	0.9 g
甘塩シャケ	80 g	1.4 g
アジ干物	60 g	1.0 g
さつま揚げ	50 g	1.0 g
インスタントラーメン	1食	6.4 g
ハム	15 g	0.4 g

●表9-4-11● 薄味でもおいしく食べる工夫

- 味付けに酸味や香りを利用して
- 味付けに酸味や香りを利用して「だし」がポイント
- 加工食品の塩分に注意
- 香辛料を上手に利用

2）動脈硬化

[病態]

動脈硬化とは動脈が硬くなり，弾力性がなくなり脆くなることであるが，以下の3種類に分類される．

① 粥状動脈硬化（アテローマ性動脈硬化，Atherosclerosis）： 一般に動脈硬化と言えばこれを指す．動脈にコレステロールの蓄積したマクロファージが集まり，瘤（粥腫，アテローマ）を形成し，その周囲が繊維化し硬くなり，アテローマが血管内に突出し血流を妨げる．虚血性心臓病，脳血管障害，動脈硬化症の原因となる．アテローマが炎症などが原因で破れるとそこに血小板が凝集し，血小板の塊になり動脈を閉塞する（図9-4-1）．

② 細動脈硬化（Arteriolosclerosis）： ごく細い動脈が高血圧などにより変性し硬くなり弾力を失い，もろくなる．腎臓の細動脈，眼底の動脈，多くの脳出血の原因血管である中大脳動脈の穿通枝などの動脈硬化である．

③ 中膜硬化症（Medial Sclerosis）： 下肢の動脈などの中程度の太さの血管の中膜の平滑筋，コラーゲンが増殖し，そこに石灰が付着し動脈が硬くなり，脆くなる．透析患者などに多い．

動脈硬化の危険因子： 日本動脈硬化学会では脂質異常症管理のためのガイドラインを作成している．脂質異常症スクリーニングのための基準値は 9.2 節（p.66）を参照．表9-4-12 が血清脂質管理目標値である．

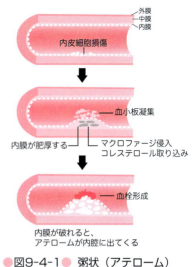

● 図9-4-1 ● 粥状（アテローム）動脈硬化形成

● 表9-4-12 ● 血清脂質管理目標値

(1) 冠動脈疾患の一次予防のための絶対リスクに基づく管理区分

NIPPON DATA 80 による10年間の冠動脈疾患による死亡確率（絶対リスク）	追加リスクの有無	
	追加リスクなし	以下のうちいずれかあり 1) 低 HDL-C 血症（HDL-C＜40 mg/dL） 2) 早発性冠動脈疾患家族歴 　第1度近親者 かつ 男性 55 歳未満，女性 65 歳未満 3) 耐糖能異常
0.5% 未満	カテゴリーⅠ	カテゴリーⅡ
0.5 以上 2.0% 未満	カテゴリーⅡ	カテゴリーⅢ
2.0% 以上	カテゴリーⅢ	カテゴリーⅢ

＊家族性高コレステロール血症（FH）については本フローチャートを適用しない．
（動脈硬化性疾患予防ガイドライン 2012 年版）

(2) リスク区分別脂質管理目標値

治療の原則	管理区分	脂質管理目標値（mg/dL）			
		LDL-C	HDL-C	TG	non-HDL-C
一次予防 まず生活習慣の改善を行った後薬物療法運用を考慮	カテゴリーⅠ	＜160	≧40	＜150	＜190
	カテゴリーⅡ	＜140	≧40	＜150	＜170
	カテゴリーⅢ	＜120	≧40	＜150	＜150
二次予防 生活習慣の改善とともに薬物療法を考慮	冠動脈疾患の既往	＜100	≧40	＜150	＜130

診　断： 動脈硬化危険因子の把握（BMI, 腹囲，血圧，血糖，血清脂質など）．動脈硬化の画像診断．① 胸部 X 線単純撮影：大動脈石灰化．② 超音波検査：頸動脈，腹部大動脈などの動脈検査．③ CT 検査：大動脈硬化，CT 冠動脈造影検査，脳血管障害の有無．④ MRI, MRA 検査：脳血管障害の有無，脳血管の動脈硬化．

治　療： 生活習慣の改善および薬物治療を行う．

a. 生活習慣の改善

① **高血圧治療**：食塩制限（食塩1日摂取量6g以下），摂取エネルギー制限による肥満の解消，野菜・果物の摂取の増加，適度な有酸素運動．

② **脂質異常の是正**：

- 高LDL血症：摂取エネルギー制限（肝臓でのコレステロール合成抑制），摂取コレステロール制限（1日200 mg以下），多価不飽和脂肪酸（P）/飽和脂肪酸（S）比：1〜2（肝臓でのコレステロール合成抑制），食物繊維・植物ステロール摂取の増加．

- 高トリグリセライド血症：摂取エネルギー制限（肝臓でのトリグリセライド合成の抑制），糖質摂取制限（トリグリセライド合成の材料の減少），脂質摂取制限（カイロミクロンの減少）．

- 低HDL血症：適度な有酸素運動，禁煙，血清トリグリセライドの低下．

③ **糖尿病の治療**：摂取エネルギーの適正化，食物繊維の摂取増加，適度な有酸素運動．

④ **メタボリックシンドロームの治療**：①〜③までを組み合わせて行う．

⑤ **禁煙**

b. 薬物治療

① **高血圧**：カルシウム拮抗薬，ARB（アンギオテンシンⅡレセプター拮抗薬），ACE阻害薬（アンギオテンシン変換酵素阻害薬），利尿剤，β遮断薬．

② **脂質異常症**：

- 高LDL血症：スタチン，コレステロール吸収阻害薬，陰イオン交換薬，抗PCSK9阻害薬．

- 高トリグリセライド血症：フィブレート，ニコチン製剤，EPA．

③ **糖尿病**：糖吸収抑制剤（α-グリコシダーゼ阻害薬），インスリン分泌促進薬（SU薬），インスリン感受性改善薬（ビグアナイド薬，チアゾリジン誘導体），SGLT2阻害薬，インクレチン関連薬（GLP-1アナログ，DPP-4阻害薬），インスリン製剤．

c. その他

血栓溶解療法（t-PAなど血栓溶解剤の点滴投与），PCI（percutaneous transluminal coronary intervention，経皮経管的冠動脈インターベンション），冠動脈バイパス術．

[栄養ケア]

食事療法の基本：　動脈硬化を引き起こすリスクファクターである高血圧，高コレステロール血症，糖尿病，肥満，高尿酸血症など，特に食生活を中心とした生活習慣に由来している．

生活習慣の改善には，① 高血圧には食事中の食塩を減らす，② 高コレステロール血症には飽和脂肪酸やコレステロールの多い食品を控える，③ 糖尿病には1日の決められた食事量をバランスよく摂る，④ 肥満には糖尿病に準じた食事に加え運動による活動量を増やして減量すること，⑤ 高尿酸血症にはプリン体の多い食品やアルコールを控える．ただし水分は十分に補給するなどのそれぞれのリスクファクターに応じて対処する．

栄養アセスメント： 身長，体重，BMIなどから肥満の有無を判定する．身体組成として体脂肪量，体脂肪率，除脂肪量を求め評価する．

動脈硬化のリスクファクターに関わる検査結果を確認する．

食事摂取量など食生活状況から推定エネルギー摂取やコレステロール，食塩を把握する．

栄養ケア計画： ①決められた時間に規則正しく食事を摂る．②1回に食べる時間は20分程度とし，よく噛んでゆっくりと食べる．③主食・主菜からではなく野菜から食べるよう心がける．④エネルギー量は原則医師の指示に従い，おおむね25 kcal/kg（標準体重）とする．⑤脂肪エネルギーを全体の25%以下に抑える．⑥脂質異常症があれば食事中のコレステロールを1日200 mg以内に抑える．⑦食物繊維の多い食品を積極的に摂る．

栄養ケアマネジメント： 動脈硬化の危険因子別栄養ケア

①高血圧がある場合：血圧をコントロールするため肥満があれば減量し，1日の食塩を6 g未満に抑える．またカリウムの多い野菜類・果物類・海藻類などを適量摂取すること．

②脂質異常症がある場合：動物性食品（肉類・卵類）の摂取量を抑え，植物性食品を多く摂り，飽和脂肪酸やコレステロールの多い食品を控える．

中性脂肪が高い場合，砂糖や砂糖を使った菓子類や果物，アルコールが肝臓で中性脂肪の合成を亢進させることから，これらの食品の摂り過ぎには注意をすること．

③糖尿病がある場合：血糖をコントロールするため，1日の決められた食事量をバランスよく，そして規則正しい時間に摂る．野菜・海藻・きのこ類などの食物繊維の豊富な食材を使用した料理を増やし，食事を食べる順番もこれらの野菜類からよく噛んでゆっくり食べるよう心がける．

④肥満がある場合：体脂肪率が高い肥満では，インスリン抵抗性の状態が見受けられることから糖尿病に準じた食事療法を行い1日の決められた食事量をバランスよく摂ることが重要である．さらに食後に有酸素運動による活動量を増やすことが減量につながる．

運動療法： 動脈硬化の危険因子で特に肥満があるとインスリン抵抗性の状態であるため，運動療法を取り入れることはインスリンの節約効果にもつながり，有酸素運動を毎日30分以上行うことで体脂肪を燃焼させることが重要である．運動の種類としては速歩，社交ダンス，スロージョギング，水泳，サイクリング，ベンチステップ運動など．1日30分以上（できれば毎日）週180分以上で，運動強度としては最大酸素摂取量の約50%とする．

薬物療法： 動脈硬化予防の基本は，食事や運動などを見直して，毎日の生活習慣を改善することであるが，それでも効果がなくLDLコレステロール管理目標値が達成できない場合には医師の指示のもとで薬物療法を行う．

3）狭心症，心筋梗塞

［病態］

病　態： 狭心症と心筋梗塞は心筋の虚血により起こる疾患（虚血性心疾患）である．心筋への酸素供給が酸素需要を下回った場合に起こり，一過性の虚血の場合

は狭心症，一定時間以上の虚血が続いて心筋壊死が起きた場合は心筋梗塞という．狭心症はいくつかに分類されるが，そのうち労作性狭心症は坂道歩行や重いものを持つなどの労作，興奮などによって心筋の酸素需要量が増加し，心筋の酸素供給を上回った場合に一過性に虚血をきたして起こる．冠動脈の動脈硬化による狭窄がおもな原因である．それに対し冠動脈内皮の機能障害があり，喫煙などに誘発されて冠動脈に一過性の攣縮が起こり，虚血が生じるのは冠動脈攣縮（スパズム）と呼ばれる．急性心筋梗塞は冠動脈の動脈硬化病変のプラークが何らかの誘因で破綻し，その部分に血栓ができ，冠動脈が閉塞されて血流が突然に途絶え，心筋壊死が生じるものである．突然死の原因となる．急性心筋梗塞，不安定狭心症，突然死はプラーク破綻が共通の発症機序となっているので，急性冠症候群と呼ばれる．

症　状：狭心症では胸部の締め付けられる感じ（絞扼感），圧迫感などの胸部症状，左肩への放散痛，喉の痛みなどが認められる．安定型労作性狭心症では安静にすると5～10分程度で症状は消失する．胸痛発作が消失せず，頻度や強さが増悪し，安静時にも起こるようになるものを不安定狭心症と呼び，心筋梗塞を起こす可能性が強い状態である．① 初めての狭心症，② 増悪する労作性狭心症，③ 安静時狭心症，が不安定狭心症である．無痛性心筋虚血は必ずしも胸痛が起こらない一過性虚血である．心筋梗塞も胸痛がおもな症状であるが，その痛みは激しいことが多く，20分以上続くのが狭心症と異なる．ニトログリセリンの効果がみられない．無痛性心筋虚血や無痛性心筋梗塞は高齢者や透析患者，糖尿病患者でみられることがある．

診　断：狭心症では発作時に心電図をとれると診断は容易である．典型的にはST低下が認められるが，冠動脈攣縮の場合にはST上昇が認められる．しかし非発作時に検査した場合は心電図に異常所見が認められないので，24時間連続記録（ホルター心電図）をとったり，運動負荷前後の心電図変化をみる．心エコー検査，心臓核医学検査，CTやMRIによる冠動脈の検査も行われる．PTCA（経皮的冠動脈形成術）や外科的手術の適応について検討する．狭心症では通常，血液検査で心筋由来の酵素（CK, AST, LDH, CK-MB, トロポニンTなど）の異常は認められない．心筋梗塞の心電図ではST上昇，異常Q波，T波の陰性化などが出現し，心筋壊死が起こるので心筋由来の酵素の上昇，CRP陽性などが認められる．

治　療：狭心症では亜硝酸薬，β-遮断薬，カルシウム拮抗薬，抗血小板薬などが使われる．冠動脈狭窄が著しい場合，A-CバイパスやPTCA，ステント挿入などの冠動脈インターベンション（PCI, percutaneous coronary intervention）が行われる．心筋梗塞，不安定狭心症ではすぐに冠動脈疾患集中治療室（CCU, coronary care unit）に移送する．狭心症の場合のように胸痛，不整脈，心不全に対する治療のほか，血管形成術も行われる．急性期を過ぎても再発予防のため，生活習慣の改善，動脈硬化のリスク改善のための薬物療法が必要である．スタチンはLDLコレステロール値に関係なく，虚血性心疾患の1次・2次予防に有用である．

[栄養ケア]

食事療法の基本：狭心症や心筋梗塞などのいわゆる虚血性心疾患は危険因子となる高血圧・脂質異常症・糖尿病などの基礎疾患が合併していることが多い．

狭心症は冠動脈硬化が原因となっていることが多いため，食事療法は予防的な内

容になることから動脈硬化症の項（p.92）を参照のこと．

心筋梗塞の食事療法では，病態や重症度にもより異なるが，大きく急性期と安定期に分けて考えるのが一般的である．

栄養アセスメント：身長，体重，BMIを評価する．循環動態が安定したら身体組成（体脂肪率・体脂肪量・除脂肪量）などを計測する．

栄養状態はヘマトクリット（Ht），アルブミン（Alb），C反応性たんぱく（CRP），コリンエステラーゼ（ChE）などを用いて評価する．腎機能においてはクレアチニン（Cr），血中尿素窒素（BUN）を確認しておく．

食事摂取量など食生活状況から推定エネルギー摂取やコレステロール，食塩を把握する．使用薬剤と食品との相互作用についても確認する．

栄養ケア計画：

① 急性期：急性期では循環動態が安定するまでは絶食とし，水分・電解質管理は補給法として経静脈的に行われる．

心不全，不整脈など合併症の防止と心筋保護を目的に再灌流療法が実施される．循環動態が安定すれば，2日目から経口摂取の開始を検討する．耐糖能などの代謝低下や心筋酸素消費量を増大させないためにも食事開始時は消化のよい軟菜食とし，急性期では食事に費やす労力を抑える．

重症で長期化する場合は中心静脈栄養法（TPN）や経腸栄養法（EN）が必要となる．

② 安定期：循環動態が安定したら積極的な心臓リハビリテーションを勧める．

食事は心臓への負荷をかけないためにも1日6g未満の減塩食とする．利尿薬を使用している場合，低カリウム血症に注意する．低カリウム血症は心室性不整脈を誘発するため，腎不全を合併していなければ1日約3000mg程度は摂取したい．

野菜類・海藻類はカリウムも多く含まれるのと同時に食物繊維も豊富なため，積極的に摂取する．食物繊維は便秘を予防し，排便コントロールを可能とすることで心負荷を防ぐことにも役立つ．

栄養ケアマネジメント（安定期）：心筋梗塞は冠動脈硬化がもとになっているため，栄養ケアマネジメントは再発防止のための二次予防的な内容になることから動脈硬化症の項（p.92）を参照のこと．

運動療法：社会復帰のために心臓リハビリテーション（略して心臓リハビリ）が必要となる．心臓リハビリは心臓病患者が1日も早く快適な社会生活や家庭生活に戻り，更に再発を予防することをめざして，運動療法・食事療法などの活動を行うことである．

薬物療法：ワルファリン服用時は納豆や緑黄色野菜，栄養補助食品（青汁・クロレラ）などビタミンKを多く含む食品を多量に摂取すると，抗凝固薬の効果を減弱するため注意が必要である．

4）心不全

[病態]

心不全とは心臓のポンプ機能が低下した状態である．左心室のポンプ機能の低下により，左心室から全身に血液を十分送れない状態を左心不全，右心室のポンプ機

能が低下し，全身から帰ってきた血液を十分肺に送れない状態を右心不全という．両室不全をうっ血性心不全という．その原因は心筋梗塞などで心室の筋肉の障害，心弁膜症のように血液の流れの異常である．心不全の診断治療は心不全状態の診断治療と心不全の原因の診断と治療の2本立てである．

症　状：
- 左室不全：肺うっ血による呼吸困難，血圧低下，チアノーゼ
- 右心不全：浮腫，肺でのガス交換低下による呼吸困難，肺から心臓に帰る血液量の低下により血圧低下，チアノーゼ

診　断：
- 胸部単純XP撮影：心陰拡大，右心不全では肺血管陰の減少（左心不全では肺血管陰の増強）
- 心臓超音波検査による心筋，弁の状態と心機能の把握
- ナトリウム利尿ペプチド（心房由来ANP，心室由来BNP）の測定
- スワン-ガンツカテーテルによる中心静脈圧，肺動脈圧，肺動脈きつ入圧（左心房圧の測定（重症例で）

治　療：
① 一般療法
- 食事療法：食塩摂取制限が最も重要で，重症例では3g/日以下とするが，一般には高血圧の場合と同様6g/日以下に制限する．軽症の心不全では水分摂取制限は必要ない．重症例で希釈により低ナトリウム血症を呈する場合は，水分摂取制限が必要である．肥満は心臓に負担となるため，肥満者では減食が必要である．
- 運動：重症心不全では安静と運動制限が必要であるが，軽症例ではむしろ適当な運動は必要である．

② 薬物療法
- 利尿薬：うっ血による呼吸困難や浮腫の治療に使用．
- アンギオテンシン変換酵素（ACE）阻害薬：左心機能不全において，左心機能の改善，予後の改善が大規模研究で証明されている．
- アンギオテンシンⅡ受容体拮抗薬（ARB）：ACE阻害薬を使用できない場合はもとより，ACE阻害薬との併用でもより優れた予後改善効果が認められている．
- β-遮断薬：心筋の収縮力，脈拍数を減らす薬剤であるが，少量の投与が心不全の改善をもたらすことが証明されている．
- ジギタリス：ジギタリスは心臓の収縮力を強めるため，心不全の治療薬として広く使われてきたが，副作用が多く，大規模研究で心不全の予後改善がはっきりしないことより，その使用が減っている．

［栄養ケア］

食事療法の基本：　食事療法の基本は食塩制限である．食塩過剰摂取は循環血液量を増加させ心不全を悪化させるため，原則として食塩は制限する．

重篤な心不全や浮腫を伴う希釈性低ナトリウム血症では1日の水分制限を1000mL以下とする．しかし利尿薬を使用している軽度な心不全の場合は過度の水分制限による脱水に気をつける．

虚血性心疾患などの基礎心疾患では，冠危険因子の脂質異常症や高血圧，糖尿病

などの病態への配慮が不可欠である．

栄養アセスメント：栄養評価として，身長，体重，BMI，%IBW，%UBWなどから体重の経過を評価する．

身体組成として体脂肪量，体脂肪率，除脂肪量を求め脂質の蓄積や骨格筋のたんぱく栄養状態評価する．

生体インピーダンスは電解質バランスの乱れにより精度を欠くがECW/TBW（細胞外水分率）などから浮腫の度合いを評価できる．

栄養ケア計画：心不全が軽度の場合，エネルギー量は標準体重維持を目標とするが，重症の心不全では心臓への負担を減らしつつ低栄養状態の改善を図るため，1日1000～1200 kcal程度で回復するにしたがってエネルギー量は徐々に増やす．

心不全の急性増悪期や周術期には静脈栄養や経腸栄養療法を行う．

ナトリウムや水分の管理により心臓への負荷を減らし，浮腫を防ぐことが重要である．

栄養ケアマネジメント：

① 食塩制限：食塩過剰摂取は水分とナトリウムが体内に貯留し，循環血液量を増加させ心不全を悪化させるため，原則として食塩は制限する．食塩含有量の多い調味料・漬物・加工食品・汁物料理などを控えること．高血圧の項（p.89）を参照のこと．

② 水分管理：厳格な食塩制限が必要な場合は，水分摂取も制限される．重症の心不全などでは，前日の尿量に相当する水分のみで調整するなど水分出納が保たれているかが重要である．

③ カリウム調整：カリウム含有量の多い野菜類・海藻類などの積極的な摂取や果物の適正摂取は，体内のナトリウムを尿中から排泄する役割がある．しかし，利尿薬が使用されている場合，低カリウム血症になる場合があるため，モニタリングしながら調整する必要がある．

運動療法：社会復帰のために心臓リハビリテーションが必要となる．心臓リハビリは心臓病の患者さんが1日も早く快適な社会生活や家庭生活に戻り，さらに再発を予防することをめざして，運動療法・食事療法などの活動を行うことである．

薬物療法：降圧剤服用の場合，高血圧に使用するカルシウム拮抗薬はグレープフルーツに含まれている物質により降圧効果が増強されるので注意する（7章参照）．

抗凝固薬服用の場合，ワルファリン服用時は納豆や緑黄色野菜，栄養補助食品（青汁・クロレラ）などビタミンKを多く含む食品を多量に摂取すると抗凝固薬の効果を減弱するため，注意が必要である．

利尿剤服用の場合，低カリウム血症になる場合があるため，モニタリングしながら調整する必要がある．カリウム含有量の多い野菜類・海藻類などの積極的な摂取や果物の適正摂取が必要となる．

9.5　腎・尿路疾患

1）糸球体腎炎

糸球体腎炎とは，病理組織学的に糸球体に炎症を認めるものである．

a. 急性糸球体腎炎

病　態：　A群溶連菌感染が契機となり，たんぱく尿・顕微鏡的血尿に乏尿，高血圧，浮腫などの症状が急激な経過（日の単位）で出現し一過性の腎機能障害を伴う．

症　状：　上気道炎軽快後に突然の血尿，乏尿，浮腫，一過性の高血圧を認める．通常，発症後1週～10日後には尿量が確保され，浮腫や高血圧は消失する．

診　断：　咽頭・皮膚培養によりβ溶連菌を検出する．確定診断には，腎生検による糸球体の観察が必要である．血液検査では溶連菌に対する抗体価である抗ストレプトリジンO（ASO）値と抗ストレプトキナーゼ（ASK）値の上昇および補体価（CH_{50}），C_3の低下がみられる．

治　療：　急性糸球体腎炎の治療は対症療法が基本である．通常，自然軽快する例が多く，高度な浮腫や腎機能障害がなければ自宅で経過観察も可能である．腎血流を維持するための安静臥床と減塩による食事療法が中心となるが，病状にあわせて薬物療法を検討する．

① 薬物療法：感染病巣への治療および再燃を防ぐために抗菌薬が病初期に10日間投与される．浮腫に対しては利尿薬，高血圧に対しては降圧薬が用いられる．

② 栄養食事療法：急性糸球体腎炎の食事療法は病期と状態に合わせて細やかに調節を行う（表9-5-1）．

● 表9-5-1 ● 急性糸球体腎炎の栄養食事療法

	総エネルギー (kcal/kg体重/日)	たんぱく質 (g/kg体重/日)	食塩 (g/日)	カリウム (g/日)	水分
急性期	35	0.5	0～3	5.5 mEq/L以上のときは制限	前日尿量＋不感蒸泄
回復期	35	1	3～5	制限なし	制限なし

急性期では十分量のエネルギーを摂取する（35 kcal/kg体重/日）必要があるが，溶質の排泄が不十分になるため，たんぱく質は0.5 g/kg体重/日まで制限する．食塩制限は必須で，0～3 g/日で調整する．水分は前日尿量＋不感蒸泄量（体重kg×15 mLが目安）とする．

回復期では体液貯留が改善に向かえば食事制限は緩和し，たんぱく質は1.0 g/kg（体重）/日とし，食塩は3～5 g/日で調整する．

b. 慢性糸球体腎炎

病　態：　多彩な原因によりたんぱく尿や顕微鏡的血尿を呈し，緩徐に腎機能障害が進行する．成人の慢性糸球体腎炎では，IgA腎症の頻度が最も多い．

症　状：　一般的に自覚症状は乏しく，健診などで尿異常により発見されることも多い．病期により多彩な症状を呈する．

診　断：　確定診断には，腎生検による糸球体の観察が必要である．

治　療：　食事療法（慢性腎不全，慢性腎臓病の項参照）と薬物療法が行われる．糸球体の炎症に対しては副腎皮質ステロイドや免疫抑制剤，高血圧に対しては尿たんぱく減少効果が期待できるアンジオテンシン変換酵素阻害薬（ACEI）やアンジオテンシンⅡ受容体拮抗薬（ARB）が用いられる．

2）ネフローゼ症候群

　糸球体の異常によりアルブミンを主体とする血漿たんぱくの透過性が亢進し，尿中に大量のたんぱく尿が出現する．その結果として低たんぱく血症，脂質異常症，浮腫を呈する症候群である．

　病　態：　ネフローゼ症候群は，原発性の糸球体疾患に起因する一次性（原発性）と，他疾患による二次性（続発性）に分類される．一次性のネフローゼ症候群を引き起こす代表的な疾患としては，微小変化群，膜性腎症，巣状糸球体硬化症などが挙げられる．二次性のネフローゼ症候群を引き起こす疾患には，糖尿病などの代謝性疾患，全身性エリテマトーデスなどの膠原病などがあり，多彩な原因で発症する．

　症　状：　浮腫および体重増加を呈する．進行すると全身性の浮腫および胸水や腹水が貯留する．これらに伴い，全身倦怠感や食欲不振，息切れなどの自覚症状を呈する．高度なたんぱく尿のために，患者自身が尿の泡立ちを自覚することがある．

　診　断：　尿たんぱくを 3.5 g/日以上認める．血液生化学検査で低たんぱく血症（総たんぱく 6.0 g/dL 以下，アルブミン 3.0 g/dL 以下），脂質異常症（総コレステロール 250 mg/dL 以上）を認める．

　治　療：　臨床経過は原疾患によって大きく異なるため，症状や病期に応じた生活や食事，薬物治療が必要である．

　①栄養食事療法：食事療法は，浮腫・たんぱく尿・脂質異常症の改善を念頭に行う．浮腫は消化管にまで及ぶことがあり，吸収障害による低栄養状態が進行しないようにエネルギーは十分投与する．

　②食塩制限：通常 3～5 g の食塩制限を行う．浮腫の改善が期待される．

　③たんぱく質制限：以前は補充という意味で極端な高たんぱく食負荷が行われていたが，糸球体高血圧を引き起こすことが報告されたため，現在は腎機能に合わせたたんぱく摂取が推奨されている．糖尿病や肥満がなければ微小変化型ネフローゼ症候群以外のネフローゼ症候群患者に関しては 0.8 g/kg 体重/日のたんぱく質制限と 35 kcal/kg 体重/日のエネルギー摂取が推奨されている．微小変化型ネフローゼ症候群患者については，厳格な制限は不要であるが，1.0～1.1 g/kg 体重/日のたんぱく制限と 35 kcal/kg 体重/日のエネルギー摂取が推奨される．

3）急性・慢性腎不全

　腎不全とは腎臓の機能すなわち糸球体濾過量が高度に低下した状態である．何らかの原因により腎機能が低下すると，体内代謝産物や不要物の排泄が困難となり，体液バランスが崩れる．

　病　態：　腎不全には急性腎不全と慢性腎不全が存在する．

　①急性腎不全：急激な経過で腎機能の低下が起こり，腎不全状態が出現し進行する病態である（多くは一過性）．腎機能が急激に低下する原因疾患の存在部位により，腎前性，腎性，腎後性に分類される．腎前性は，腎血流量の低下（脱水，出血，心不全，薬剤），腎性は腎実質の障害，腎後性は尿路の閉塞（尿管・膀胱腫瘍，前立腺肥大症など）が原因となり急性腎不全となる．

　②慢性腎不全：各種の基礎疾患により腎機能が障害された状態が長期間継続し，

体内の恒常性が維持できなくなった状態である．慢性腎不全の基礎疾患として，原発性の糸球体疾患である慢性糸球体腎炎（IgA 腎症など），血管病変による腎硬化症，二次性の糸球体障害である糖尿病性腎症や膠原病性腎症などがある．

急性腎不全と慢性腎不全の違い：急性腎不全の多くは可逆的であるが，慢性腎不全は不可逆的な状態である．急性腎不全ではすべての糸球体で一斉に糸球体の濾過が低下する一方，慢性腎不全では硬化して（潰れてしまい）濾過機能を失った糸球体と代償的に濾過機能が亢進し肥大した糸球体が混在する．

症　状： 体内代謝産物や不要物が蓄積し体内の恒常性が維持できなくなることで，全身性に多彩な症状を呈する．腎不全により重篤な臓器障害が出ている状態を尿毒症（uremia）と呼ぶ．吐き気・嘔吐などの消化器症状，知覚異常，意識障害，けいれんなどの神経障害，出血傾向などを認める．また，水・電解質の排泄障害から，体液貯留による全身性浮腫，肺水腫，高血圧および心不全や電解質異常を呈する．

診　断： 血清クレアチニンが上昇する．体内代謝産物や不要物が蓄積することで，尿素窒素（BUN），血清カリウムや尿酸値も上昇する．

治　療：

① 急性腎不全：適切な治療を行うためには腎機能の急激な低下を引き起こした原因疾患を診断する必要がある．その際，原因疾患の存在部位が重要であり，腎後性，腎前性，腎性の順に原因疾患を検討していく（図9-5-1）．第一に腹部超音波で水腎症の有無を調べ，腎後性の原因により急性腎不全を呈していないかを検討する．水腎症を認めれば，閉塞機転が存在すると考えられるため閉塞している部位の解除を行う．続いて腎前性の原因を除外する．腎前性急性腎不全では，体重の変化や症状，バイタルサイン，問診などから診断し，補液などにより腎血流量の維持をはかる．腎後性，腎前性の可能性が排除されれば，腎性急性腎不全ということになる．腎性急性腎不全の治療は，原疾患に対する治療および腎機能回復までの管理が中心となる．

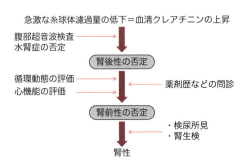

●図9-5-1● 急性腎不全の診断手順
（下条文武：専門医のための腎臓病学 第2版，p.196（表Ⅲ-3），医学書院より改変）

急性腎不全の栄養食事療法は，透析療法の実施の有無によって異なる．

透析療法を行っていない場合ではエネルギー量として 35 kcal/kg 体重/日以上を確保するが，たんぱく質摂取量は腎機能を勘案し 0.3〜0.6 g/kg 体重/日前後と非常に厳しく制限する．食塩は 3〜5 g とし，カリウム摂取量も 1.0 g 前後（25 mEq）と厳密に制限する．透析療法を行っている場合，エネルギー量は 35 kcal/kg 体重/

日以上を確保しつつ，良質のたんぱく質を中心に 0.8～1.0 g/kg 体重/日程度を目安とする．食塩は 5～8 g とし，カリウム摂取量も 1.0～1.6 g（25～40 mEq）程度にまで制限する．

②慢性腎不全：慢性腎不全では基礎疾患の治療を継続して行う．薬物療法では高血圧の管理が重要である．腎性貧血に対しては遺伝子組み換えによるリコンビナントエリスロポエチンを使用する．

慢性腎不全の栄養食事療法は食塩制限とたんぱく質制限を行ったうえで必要エネルギーの摂取を行うことが重要である．これらを通して，腎機能低下の進行を抑制すること，終末代謝産物の産生を抑制すること，水・電解質の摂取を調整して生体内部の恒常性を維持すること，栄養状態を改善することが目的である．

- 食塩制限：食塩は 3 g 以上 6 g 未満を基本とする．食塩の過剰摂取により，高血圧，心不全，肺水腫を引き起こす．
- たんぱく質制限：たんぱく質制限により残存糸球体の過剰濾過が軽減され，尿毒症物質の産生・貯留が抑制される．摂取たんぱく質量に関しては慢性腎臓病の項参照を参照されたい．
- エネルギー摂取量：エネルギー摂取量が必要量を満たしていなければ栄養障害に陥る．特に，低たんぱく食事療法施行時には，体たんぱく質の異化を抑制し低栄養状態に陥るのを防ぐために，十分なエネルギー摂取が必要である．エネルギー必要量は健常者と同様でよいと考えられる．通常 25～35 kcal/kg 体重/日が推奨され，適宜調整を行う．

4）糖尿病性腎症

糖尿病患者にみられる腎障害の総称で，網膜症，神経障害とともに，3 大合併症の 1 つである．現在，透析導入の原因疾患の第 1 位である．

病　態：　たんぱく尿と腎機能の低下は慢性的な経過をたどり進行性である．病期は，尿たんぱく（アルブミン尿），糸球体濾過量（GFR），腎糸球体病理組織像から，腎症前期（第 1 期），早期腎症期（第 2 期），顕性腎症前期（第 3 期 A），顕性腎症後期（第 3 期 B），腎不全期（第 4 期），透析療法期（第 5 期）に分類される

● 表9-5-2 ● 糖尿病腎症病期分類

病期	臨床的特徴 尿たんぱく（アルブミン）	臨床的特徴 GFR（Ccr）	病理学的特徴（糸球体病変）	備考（主な治療法）
第 1 期（腎症前期）	正常	正常時に高値	びまん性病変：ない～軽度	血糖コントロール
第 2 期（早期腎症期）	微量アルブミン尿	正常時に高値	びまん性病変：軽度～中等度 結節性病変：ときに存在	厳格な血糖コントロール 降圧治療
第 3 期 A（顕性腎症前期）	持続性たんぱく尿	ほぼ正常	びまん性病変：中等度 結節性病変：多くは存在	厳格な血糖コントロール 降圧治療・たんぱく制限食
第 3 期 B（顕性腎症後期）	持続性たんぱく尿	低下	びまん性病変：高度 結節性病変：多くは存在	厳格な降圧治療 たんぱく制限食
第 4 期（腎不全期）	持続性たんぱく尿	著明低下（血清Cr上昇）	荒廃糸球体	厳格な降圧治療 低たんぱく食・透析治療導入
第 5 期（透析療法期）	透析療法中	移植		

糖尿病性腎症に関する合同委員会報告．日腎会誌 44（1），2002 より

（表9-5-2）．

症　状：　進行例では，たんぱく尿が増加しネフローゼ症候群を呈し，浮腫が出現する．

血圧は早期腎症期から上昇し始め，進行とともに高血圧症の頻度が高くなる．腎症の病期の進行とともに心不全，脳血管障害，感染症などの合併のため死亡率が上昇する．

診　断：　糖尿病の存在診断が重要である（9.2節 p.63参照）．糖尿病と診断されれば，3大合併症の1つである腎症を早期に認識する必要がある．糖尿病性腎症早期診断基準が示されており，微量アルブミン尿を検出することが重要となる（表9-5-3）．

●表9-5-3● 糖尿病腎症の早期診断基準

測定対象	尿たんぱく陰性か，軽度陽性（+1程度）の糖尿病患者	
必須事項	尿中アルブミン値	30〜299 mg/gCr（3回測定中2回以上）
	●採尿条件：なるべく午前中の随時尿を用いる．通院条件によっては，来院後一定の時間を経て採尿する．もしくは早朝尿を用いる．	
	●測定方法：アルブミンを免疫測定法で測定し，同時に尿中クレアチニン（Cr）値も測定する．	
参考事項	尿中アルブミン排泄率	24時間尿 30〜299 mg/24hr 時間尿 20〜199 μg/min
	尿中IV型コラーゲン値	7〜8 μg/gCr 以上
	腎サイズ	腎肥大

（日本糖尿病学会・日本腎臓学会糖尿病性腎症合同委員会：糖尿病，48(10):757-759, 2005; 日腎会誌，47(7) 767-769, 2005）

治　療：　高血糖と高血圧の是正，および栄養療法が重要である．第1期と第2期では，血糖コントロールが重要で，第2期以降は血圧管理を行う．第3期ではたんぱく質制限食を開始，さらに第3期Bではエネルギー量を一定量確保する．

栄養食事療法：　糖尿病性腎症では，血糖コントロール，低たんぱく食，血圧コントロール（食塩制限）が食事療法の基本となる．食塩摂取量は第3期では7〜8 g，第4期では5〜7 gが推奨されている（表9-5-4）．

●表9-5-4● 糖尿病性腎症の食事量法

病期	総エネルギー（kcal/kg/日）*	たんぱく質（g/kg/日）*	食塩（g/日）	カリウム（g/日）	備考
第1期（腎症前期）	25〜30		制限せず**	制限せず	糖尿病食を基本とし，血糖コントロールに務める．たんぱく過剰摂取は避ける．
第2期（早期腎症期）	25〜30	1.0〜1.2	制限せず**	制限せず	
第3期A（顕性腎症前期）	25〜30	0.8〜1.0	7〜8	制限せず	
第3期B（顕性腎症後期）	30〜35	0.8〜1.0	7〜8	軽度制限	浮腫の程度，心不全の有無により水分を適宜制限する．
第4期（腎不全期）	30〜35	0.6〜0.8	5〜7	<1.5	
第5期（透析療法期）	維持透析患者の食事療法に準じる．				

＊標準体重，＊＊高血圧合併例では7〜8 gに制限する．
（厚生省糖尿病調査研究班報告書1992年）

第1期〜第3期Aにおいては，血糖コントロールを行うためのエネルギー制限が主である．25 kcal/kg/日が推奨されている．第3期Aから軽度のたんぱく質制限を開始する．

第3期B以降ではたんぱく質制限に合わせ，30〜35 kcal/kg/日とエネルギー摂取を増加し，たんぱく質の異化を防止する．

たんぱく質制限の程度は病期により異なる．病期分類3期（顕性腎症期）に至れば，不可逆的な腎機能低下を逃れられないと考えられていることから，3A期（顕性腎症前期）からたんぱく質を0.8〜1.0 g/kgへ制限し，3B期（顕性腎症後期）以降は0.6〜1.0 g/kgと厳しいたんぱく質制限が行われている．良質たんぱく質の平均必要量は0.6 g/kg程度と考えられており，理論的には制限できるぎりぎりのラインである．

5）慢性腎臓病（CKD）

慢性腎臓病（CKD：chronic kidney disease）は原因疾患にかかわらず，3ヵ月以上にわたりたんぱく尿などの腎障害の存在を示す所見があるか，腎機能（糸球体濾過量：GFR）の低下が慢性的に続く状態を広く定義する（表9-5-5）．

●表9-5-5● CKDの定義，診断，重症度分類

- CKDの定義は以下の通りである．
  ① 尿異常，画像診断，血液，病理で腎障害の存在が明らか．
    特にたんぱく尿の存在が重要．
  ② 糸球体濾過量（glomerular filtration rate: GFR）<60 mL/分/1.73m^2
    ①，②のいずれか，または両方が3ヵ月以上持続する．
- CKDの重症度は原因（Cause: C），腎機能（GFR: G），たんぱく尿（アルブミン尿：A）によるCGA分類で評価する．
- CKDは原因（C）と，その腎機能障害の区分（G1〜G5）とたんぱく尿区分（A1〜A3を組み合わせたステージの重症度に応じ，適切な治療を行うべきである．

（日本腎臓学会編：CKD診療ガイド2012, p.1, 東京医学社）

病　態：　CKD発症のリスクファクターとして，次に述べる多彩な病態がある．高齢，CKDの家族歴，過去の健診における尿異常や腎機能異常および形態異常，高血圧，糖尿病，メタボリックシンドローム，脂質代謝異常症，高尿酸血症，NSAIDs（非ステロイド性抗炎症薬）などの薬剤，膠原病などである．

症　状：　CKDは一般に自覚症状に乏しく，微量アルブミン尿，たんぱく尿などの尿異常から始まり，徐々に腎障害が進行し最終的に末期腎不全へと進展する．

診　断：　CKDは腎機能（糸球体濾過量：GFR）の低下があるか，もしくは腎臓の障害を示唆する所見（たんぱく尿などの尿異常，片腎や多発性嚢胞腎などの画像異常，病理所見などの存在）が慢性的に持続するものを広く含んでいる．日常臨床における診断ではおもに尿たんぱくの存在とGFRの低下（<60 mL/分/1.73m^2）で診断する．また，CKDは原因（C）と，その腎機能障害の区分（G1〜G5）とたんぱく尿区分（A1〜A3）を組み合わせて重症度を評価する（表9-5-6）．

治　療：　末期腎不全および心血管系疾患発症の抑制のために，原因疾患の治療とともに，生活習慣の改善や栄養療法が必須である．

CKDの栄養食事療法は，その時々の残存腎機能のレベル（病期）に応じて調節する必要がある．たんぱく質制限と水分電解質管理が基本となる（表9-5-7）．

たんぱく質制限とエネルギーの関係について

たんぱく質の体内利用は，摂取するエネルギー量によって影響を受ける．すなわち，たんぱく質制限をする際には同時にエネルギー摂取量を十分に確保する必要がある．たんぱく質制限を行っている際に十分なエネルギーを摂取しないと，体たんぱくがエネルギー源として使われてしまい低栄養状態に陥る危険性がある．たんぱく質制限によりたんぱく質含有量の多い植物性食品や大豆食品を制限する際には，不足したエネルギーを炭水化物や脂質で補うことになる．エネルギーの補充には甘い菓子類や食品の使用を控えめにして，でんぷん製品など高分子の炭水化物を使用する．これらの食事により血糖値が上昇するようなことがある場合にはインスリン療法が検討される．

● 表9-5-6 ● CKDの重症度分類

原疾患	たんぱく尿区分		A1	A2	A3
糖尿病	尿アルブミン定量 (mg/日) 尿アルブミン/Cr 比 (mg/gCr)		正常 30 未満	微量アルブミン尿 30〜299	顕性アルブミン尿 300 以上
高血圧 腎炎 多発性嚢胞腎 腎移植 不明 その他	尿たんぱく定量 (g/日) 尿たんぱく/Cr 比 (g/gCr)		正常 0.15 未満	軽度たんぱく尿 0.15〜0.49	高度たんぱく尿 0.50 以上
GFR 区分 (mL/分 /1.73m²)	G1	正常または高値	≧90		
	G2	正常または軽度低下	60〜89		
	G3a	軽度〜中等度低下	45〜59		
	G3b	中等度〜高度低下	30〜44		
	G4	高度低下	15〜29		
	G5	末期腎不全 (ESKD)	<15		

重症度は原疾患・GFR区分・たんぱく尿区分を合わせたステージにより評価する．CKDの重症度は死亡，末期腎不全，心血管死亡発症のリスクを緑■のステージを基準に，黄□，オレンジ■，赤■の順にステージが上昇するほどリスクは上昇する．
(日本腎臓学会編：CKD診療ガイド 2012, p.3, (表2), 東京医学社)

● 表9-5-7 ● CKDにおける生活指導・食事指導

- 水分の過剰摂取や極端な制限は有害である．
- 食塩摂取量の基本は3g/日以上6g/日未満である．
- 摂取エネルギー量は，性別，年齢，身体活動レベルで調整するが25〜35 kcal/kg体重/日が推奨される．一方，肥満症例では体重に応じて20〜25 kcal/kg体重/日を指導してもよい．
- 摂取たんぱく質は，CKDステージG1〜G2は，過剰にならないように注意する
- ステージG3では0.8〜1.0 g/kg体重/日のたんぱく質摂取を推奨する．
- ステージG4〜G5ではたんぱく質摂取を0.6〜0.8 g/kg体重/日に制限することにより，腎代替療法（透析，腎移植）の導入が延長できる可能性があるが，実施にあたっては十分なエネルギー摂取量確保と，医師および管理栄養士による管理が不可欠である．
- 24時間蓄尿による食塩摂取量，たんぱく質摂取量の評価を定期的に実施することが望ましい．
- 肥満の是正に努める（BMI<25を目指す）．
- 禁煙はCKDの進行抑制とCVDの発症抑制のために必須である．

① たんぱく質制限：CKDではたんぱくの異化が亢進し，さらに，たんぱく代謝産物が尿中に排泄されにくくなるため，血中にBUNで代表される窒素化合物が蓄積するようになる．そのため，たんぱく質摂取の制限を要する．腎機能の予備力が残っているステージG1〜G2は過剰摂取にならないように注意する．ステージG3では腎臓への負担軽減のため0.8〜1.0 g/kg体重/日，ステージG4〜G5では0.6〜0.8 g/kg体重/日に制限する．0.6〜0.8 g/kg体重/日の制限により，腎代替療法の導入が延長できる可能性がある．1日たんぱく質摂取量は24時間蓄尿検査を用いて以下の式から予測可能である．

1日のたんぱく質摂取量(g/日)＝[24時間尿中尿素窒素排泄量(g) ＋ 0.031×体重(kg)]×6.25

② 食塩制限：病期に関わらず1日3〜6gの範囲で制限する．ネフローゼ症候群を伴い浮腫を呈する場合には，3g/日以下の厳格な制限が求められることがある．

③ カリウム制限：腎機能低下が高度になると高カリウム血症を呈するため，制

限を要する．カリウムは食品の細胞内に多く含まれるので，通常ほとんどの食品に含有している．特に豆類，種実類，いも類，生野菜，果物，海藻類および動物性食品などに多く含まれる．生野菜はゆでることにより細胞が破壊されてゆで汁の方へ漏出する．通常5〜6分で約50％，10分以上でおよそ65％減少するため，ゆで汁を捨てることが勧められる．水にさらすだけでも25％減少する．

④ リン制限：尿中のリン排泄が低下するため，リン摂取量の制限が必要である．低たんぱく食により，たんぱく質に含まれるリンの摂取量は減少するが，食品添加物中の無機リンに注意して加工食品などは控える．

6) 尿路結石症

腎臓や尿管などの尿路内に発生する結石を尿路結石という．

病　態：尿中のカルシウム，シュウ酸，尿酸，リン酸などの物質が種々の条件下で結晶化し，有機物が凝集して結石を形成する．尿の濃縮が誘因となる．

症　状：結石発作では背部や側腹部に痛みが出現し，尿管の狭小部位にはまり込むと（陥頓）疝痛発作と呼ばれる強い痛みを呈する．

診　断：検尿所見では血尿を認めることが多い．X線で確認が可能な結石もある．

治　療：飲水や補液による水分補給で自然排石を促す．疝痛発作による疼痛に対しては，鎮痛薬や抗コリン薬が用いられる．

栄養食事療法では水分摂取を十分に行い（2000 mL以上），規則正しいバランスのとれた食生活を送ることを基本とする．また，結石患者の多くに夕食偏重がみられる．朝食欠食，夕食過食を是正し，就寝後の結石促進物質の過剰排泄を防ぐため，夕食から就寝までの時間を4時間程度保つ．結石発生予防に有用な食物繊維の不足を避け，禁酒・減塩を行う．また，結石形成を阻止するマグネシウムを含む穀類摂取を主たるエネルギー源とし，脂質エネルギー比率は20〜25％に抑える．結石の発生頻度を減少させるカルシウムは1日600〜800 mgを目標とし摂取する．カルシウム排泄を増加させる砂糖の過剰摂取は避ける．

7) 血液透析，腹膜透析

腎不全の進行に伴い，老廃物が体内に蓄積し電解質異常や尿毒症を呈する場合や体液量のコントロールがつかなくなったときには透析療法を行う．

最近の透析導入の第1位の原因疾患は糖尿病性腎症である．

透析療法には血液（濾過）透析と腹膜透析がある．

栄養食事治療：透析療法を行う場合の栄養管理目標は，良好な栄養状態の維持，透析間の体重増加量の管理，適正なP/Ca管理である．

① エネルギー摂取量：消費エネルギーに見合う十分なエネルギー摂取を行う．腹膜透析では，水分除去のため透析液に高濃度のブドウ糖を使用するため，ブドウ糖が体内移行してエネルギー源となる．さらに，腹膜は高分子の物質も通すためたんぱくが一部透析液側に漏れてしまう．これらの点を考慮し，腹膜透析では血液透析と比べて食事からのエネルギー量を10〜20％程度減らし，たんぱく質をやや多めに摂取する必要がある．

②たんぱく質摂取量：保存期腎不全における高度のたんぱく質制限食に対して，透析に移行すれば良好な栄養状態の維持のためにたんぱく質摂取量を増やし，1.0〜1.2 g/kg 体重/日とする．

③食塩摂取量：食塩摂取量は 6 g/日を目安とする．

④カリウム摂取量：血液透析では，約 2 g/日（50 mEq/日）に制限する．一方腹膜透析では，低カリウム血症に注意する．

⑤カルシウム・リン：異所性石灰化を防止するため，カルシウムとリンのバランスに注意する．血中 P 濃度は 3.5〜6.0 mg/dL，アルブミンで補正した血中 Ca 濃度は 8.4〜10.0 mg/dL が目標となる．

⑥水分の出納（透析間の体重増加量の管理）：食塩摂取のコントロールにより水分摂取を抑えることが可能になる．透析-透析間の体重増加を中1日ではドライウェイトの 3 % 以内，中2日では 5 % 以内に抑えることを目標とする．ドライウェイトとは透析患者さんが身体に過剰な液体が存在しないように水分管理を行うときに目標とする体重である．①顔・手足の浮腫が無い，②心胸比が正常範囲内，③血圧が正常（140/90 mmHg 以下）であるといった条件を組み合わせて慎重に設定する．血液透析では透析のたびに透析前後の体重を測定し，こまめな血圧測定や定期的なレントゲン撮影による心胸比の測定を行う．これらの情報をもとに，ドライウェイトの微調整を行う．腹膜透析では，水分摂取量＝排出量になるように十分な注意を行う．1日のおよその可能な飲水量は以下の式から推測可能である．

飲水量＝［腹膜透析除水量＋尿量＋不感蒸泄約 800 mL＋便約 100 mL］
　　　－［食品に含まれる約 1000 mL 程度の水＋代謝水約 200 mL］

9.6　内分泌疾患

内分泌疾患ではホルモンの過剰ないしは不足により，全身にさまざまな症候をきたしうる．ホルモン異常をきたす原因は多様であるが（腫瘍，炎症，虚血，外傷，感染等が挙げられる），患者の症状はホルモンを正常化することにより改善できる．日常生活が困難なレベルまで重症化した患者であっても，ホルモンの過剰を抑える治療，ないしは足りないホルモンを補充する治療でホルモンプロファイルの正常化に成功すると，劇的な治療効果を期待できる．すなわち，副腎不全や甲状腺機能低下症の重症例で，食欲不振，倦怠感にて寝たきりに近い状態から，わずか数錠のホルモン製剤内服で，元通りの生活に復帰することも可能である．本節では内分泌疾患の病態，症候，治療を最新の情報に基づき update し，また，栄養学的観点からの介入ならびに食事指導について概説する[1〜3]．

1）甲状腺中毒症

甲状腺ホルモンは甲状腺から分泌され，全身の細胞で発現している甲状腺ホルモン受容体を介して，基礎代謝を亢進させる．基礎代謝の亢進は甲状腺ホルモンのミトコンドリアへの作用を介すると考えられており，ミトコンドリアでの糖燃焼，脂質燃焼の活性化が，その作用の本態である．ヨードは甲状腺ホルモンの原料の1つなので海藻，海産物からのヨード摂取はホルモン産生に影響を与え，それゆえ甲状腺疾患の病態にも関与する．

症　状：　甲状腺中毒症は血液中での甲状腺ホルモンが増加し，ホルモン過剰に基づく症状が顕在化した病態である．循環器系をはじめ，各臓器の活動亢進が自覚症状として現れる（表9-6-1）．

●表9-6-1● 甲状腺中毒症の症状

全身	発汗過多，体温上昇，活動性亢進，眼球突出，前脛骨粘液水腫
精神神経系	手指振戦，早口多弁で落ち着きのない行動パターン
循環器系	頻脈・動悸・息切れ，血圧上昇，心房細動，高拍出性心不全
消化器系	食欲亢進を伴う体重減少，軟便・下痢
筋骨格系	周期性四肢麻痺，骨粗鬆症
その他	女性では月経不順・無月経，不妊症・流産

診　断：　古くから知られている代表的徴候は，甲状腺腫大，眼球突出，頻脈（メルゼブルグ3徴）であるが，眼球突出に至るには長期の経過が必要であり，実臨床では，発汗過多，動悸，複視等の眼症状から診断されることが多い．加えて甲状腺腫，手指振戦，食欲亢進を伴う体重減少，早口多弁で落ち着きのない行動パターンがある例では甲状腺中毒症を疑い，甲状腺ホルモン値（fT3，fT4，TSH）をチェックする．甲状腺中毒症の原因は大きく2つに分かれる（表9-6-2）．1つは甲状腺受容体への刺激でホルモン産生が亢進した狭義の甲状腺機能亢進症，もう1つは甲状腺からホルモンが漏出する病態である破壊性甲状腺炎である．

●表9-6-2● 甲状腺中毒症の原因

甲状腺でのホルモン産生亢進（甲状腺機能亢進症）	バセドウ病，プランマー病
甲状腺からのホルモン漏出（破壊性甲状腺炎）	無痛性甲状腺炎，亜急性甲状腺炎
TSH高値による甲状腺ホルモン産生亢進	TSH産生下垂体腺腫
薬剤性甲状腺中毒症（ホルモン産生亢進，破壊性甲状腺炎どちらもありうる）	アミオダロン，インターフェロン，炭酸リチウム

治　療：　甲状腺中毒症の初期治療においては，動悸，発汗等の自覚症状を緩和することが重要であり，その目的でβ遮断薬が有用である．その後の治療で，増加したホルモンの正常化を目指すが，甲状腺機能亢進症と破壊性甲状腺炎ではその治療方針が違う．すなわち，甲状腺機能亢進症では無機ヨード製剤ならびに抗甲状腺薬を用いた薬物療法によるホルモン産生の抑制，さらには^{131}I内用による放射線療法，甲状腺亜全摘〜全摘術（全摘術の選択が主流）が治療の選択肢に挙がる．一方，ホルモン値高値であっても，産生亢進のない病態においては，これらの手法を用いることは有用ではない．破壊性甲状腺炎においてはその病態ならびに局所の疼痛に応じて，ステロイド製剤ないしはNSAIDにより消炎鎮痛を試みることもあるが，経過観察によりホルモン漏出が低下し，数週から数ヵ月の経過で自然治癒することが多い．

　甲状腺疾患の食事指導では，ヨード摂取に関する方針が重要である．ヨードは海藻，海産物に多く含まれているが，昆布に特に多く含まれており（可食部1gにつき昆布はヨード1 mg，その他海藻（海苔，わかめ）は0.05 mg，魚などの海産物は0.001 mg程度），日本では1人当たり平均1〜2 mg/日のヨードを摂取している．

一方，甲状腺ホルモンの産生に必要とされるヨードは0.1 mg/日程度であり，平均的な日本の食生活でヨード不足に陥ることはない．無機ヨードは甲状腺ホルモンの産生を抑制し，その活性型への変換を阻害することから，十分量のヨード摂取により，ホルモン値の低下が期待できる．一方，過剰のヨードは抗甲状腺薬の作用を減弱させ，破壊性甲状腺炎を誘発するなど，甲状腺ホルモン値を不安定にする要因となる．これらの背景より，甲状腺中毒症患者の食事指導では，無理にヨードを摂取させる必要も禁止する必要もなく，適量の摂取を推奨することが望ましいと考えられている．その一方で，海藻・海産物の極端な欠乏や明らかな過剰摂取は是正すべきである．また，甲状腺中毒症の治癒後は，エネルギー消費の亢進が改善するにもかかわらず，食欲亢進が継続することが多いので，カロリー摂取過多（目安として1日のカロリー摂取が標準体重（kg）×40 kcal/日以上ではカロリー過多）にならぬよう注意すべきである．

以上まとめると，甲状腺中毒症の食事指導では，ヨードの摂取量が適量であることに，留意することが要点となる．また，患者の摂取総カロリーをアセスメントし，特にホルモン正常化後は食欲亢進によるカロリー過多に陥らないこと，その一方で，たんぱく，脂肪を十分摂るよう指導することが重要であろう．

2）甲状腺機能低下症

甲状腺機能低下症は甲状腺ホルモンの作用不足により，全身のエネルギー代謝が低下した状態である．一般外来患者のうち，甲状腺ホルモン製剤の適応と考えられる機能低下症は0.5％と高頻度であり，内科診療において遭遇することの多いコモンディジーズである．

症　状：甲状腺機能低下症により全身の症候をきたしうるが（表9-6-3），患者の主訴は，冷え性，全身倦怠感，下腿のむくみであることが多い．

● 表9-6-3 ● 甲状腺機能低下症の症状

全身	全身倦怠感，冷え性・低体温，皮膚乾燥，むくみ（圧痕を伴わない浮腫），特有の顔貌（巨大舌，脱毛），嗄声
精神神経系	睡眠時間の延長，記銘力低下，アキレス腱反射低下
循環器系	徐脈，血圧低下，心肥大
消化器系	便秘，体重増加
その他	女性では過多月経・月経不順・無月経，TSH-プロラクチン上昇に伴う乳汁漏出

診　断：倦怠感，冷え性を訴える患者で，non-pitting edemaに加え甲状腺腫大，皮膚乾燥，徐脈，体重増加，独特の顔貌（眉毛外側の脱毛，眼瞼浮腫，巨大舌），嗄声を認める例では甲状腺機能低下症を疑い，ホルモン値をチェックする．成人の甲状腺機能低下の大半は，自己免疫性の慢性甲状腺炎（橋本病）にて生じる日本甲状腺学会の診断ガイドラインに準ずると，抗TG抗体（サイログロブリン抗体）または抗TPO抗体（サイロペロキシダーゼ抗体）の陽性例を慢性甲状腺炎疑いと診断し，加えて甲状腺腫大を認める例を慢性甲状腺炎と診断する．甲状腺機能低下症の原因には慢性甲状腺炎以外にも多くの疾患があるが（表9-6-4），甲状腺そのものに原因がある原発性と，視床下部ないしは下垂体に原因のある中枢性に

大別される.

●表9-6-4● 甲状腺機能低下症の原因

Ⅰ．原発性甲状腺機能低下症

1. 慢性甲状腺炎（橋本病）
2. 甲状腺術後・放射線治療後
3. 甲状腺浸潤性病変：悪性リンパ腫, アミロイドーシス, サルコイドーシス, ヘモクロマトーシス
4. 薬剤性：アミオダロン, 抗てんかん薬（カルバマゼピン, フェニトイン）, リチウム, ニボルマブ
5. その他：甲状腺低形成, 甲状腺ホルモン合成障害

Ⅱ．中枢性甲状腺機能低下症

1. 下垂体機能低下症
2. TSH単独欠損症
3. 間脳下垂体浸潤性病変：悪性リンパ腫, アミロイドーシス, サルコイドーシス, ヘモクロマトーシス

治　療：　甲状腺機能低下症の治療は, 不足した甲状腺ホルモンをホルモン製剤により補償し, fT4, TSH値を正常化することにある. 過剰な甲状腺ホルモンは, 動悸や高拍出性心不全等の循環不全をきたすため, 少量から開始し漸増するのが原則である. 甲状腺ホルモン製剤として, 活性型のT_3製剤とその前駆体であるT_4製剤が使用可能だが, 一般的にはT_4製剤が用いられる. 下垂体機能低下症に伴う甲状腺機能低下症では, 甲状腺機能低下症に加えて副腎不全を合併しうる. 副腎不全の状態で甲状腺ホルモン製剤を投与すると副腎クリーゼを惹起する可能性があるため, 甲状腺ホルモン製剤開始に先立ってステロイド製剤を1週間程度投与する.

　甲状腺機能低下症では食欲低下により患者の摂食量が低下し, それゆえ倦怠感が増悪する悪循環が成り立つ. したがって, 患者の摂取カロリーをアセスメントし, 適量のカロリー摂取（標準体重（kg）×25〜30 kcal/日）と, 適度な運動を促すことが望ましい. ヨード摂取については, 過剰のヨード摂取によるホルモン産生抑制を避けるべきであり, 実際, 軽度の甲状腺機能低下症患者においては, ヨード制限による甲状腺機能の正常化を, 日常診療においてよく経験する. ホルモン産生抑制剤であるヨウ化カリウム丸の甲状腺機能亢進症への標準的投与量（1日1錠＝無機ヨード38.5 mg）は, 昆布30 gに含まれるヨードに相当する. したがって, 佃煮やおやつ商品としての昆布の過剰摂取で, 知らず知らずのうちにホルモン産生を抑制している可能性もあるので, 患者の昆布摂取のアセスメントは十分に行う. また, 甲状腺機能低下症ではLDLコレステロール増加に伴い心血管イベントの発症率が増加するため, 検査結果次第では, コレステロール制限（200〜300 mg/日以下）が必要となる.

　これらのことから甲状腺機能低下症の食事指導では, 適量のカロリー摂取を促す一方でヨード制限を励行し, 平均的な摂取量の2〜4分の1である0.5 mg/日程度とすることが望ましい. ヨード制限の手法としては, 数ある食材, 海藻, 海産物の中で, ヨード含有量が圧倒的に多い, 昆布のみを禁止とすることが, 患者にはわかりやすい. また, 甲状腺機能低下症に伴うLDLコレステロールの上昇に留意すべきである.

3）下垂体機能低下症

　脳下垂体は複数のホルモンを分泌し, 全身のエネルギー代謝や成長・発育, 生殖

機能の調節を担う，生存に必須の内分泌器官である．

症　状：　下垂体機能低下症の症状は欠落するホルモンに応じてさまざまだが，易疲労感を中心に，糖脂質代謝や生殖機能にかかわる症状が出現する（表9-6-5）．

●表9-6-5● 下垂体機能低下症の症状

欠落するホルモン	出現する症状・所見
ACTH	食欲不振，全身倦怠感，低ナトリウム血症，好酸球増多，低血圧，低血糖
TSH	冷え性，皮膚乾燥，むくみ，徐脈，便秘，特有の顔貌，嗄声
GH（成人発症例）	体組成の変化（筋肉量減少），易疲労感，うつ徴候，LDLコレステロール上昇
LH, FSH	月経異常，不妊症，陰毛の脱落，嗅覚異常（Kallmann症候群）
PRL	月経異常，不妊症，産後の乳汁分泌低下
ADH	尿崩症

診　断：　全身倦怠や食欲不振を長期にわたり訴える患者など，症状・所見から下垂体機能低下症が疑われる症例では，下垂体ホルモンならびに，その標的ホルモンの基礎値を測定する．必要であれば下垂体ホルモン分泌刺激試験である三者負荷試験とGHRP-2負荷試験を実施し，分泌刺激に対する反応性の低下から下垂体機能低下症を確定診断し，不足したホルモンを同定する．下垂体機能低下症の原因として下垂体腫瘍に関連したもの，炎症性，虚血性の3つが重要である（表9-6-6）．

●表9-6-6● 下垂体機能低下症の原因

下垂体腫瘍とその術後	巨大な下垂体腺腫，頭蓋咽頭腫，悪性リンパ腫
炎症性疾患	リンパ球性下垂体炎，脳炎・髄膜炎
虚血性疾患	Sheehan症候群，下垂体卒中
その他	頭部外傷，先天性下垂体低形成，薬剤性（イピリムマブ）

治　療：　下垂体機能低下症の治療は，不足したホルモンをホルモン製剤により補償することで行う．その投与法は，ホルモンの種類によりさまざまである（表9-6-7）．視床下部・下垂体ホルモンの投与が標準的治療となる場合と，より分子量が大きく安定な，その標的ホルモンの投与が標準的治療となる場合がある．ACTHないしはTSH分泌の廃絶は，生命の危機に直結する重篤な状況であるが，適切なホルモン補償により健常人と変わらない日常生活への復帰が期待できる．

●表9-6-7● 下垂体機能低下症の治療

低下したホルモン	ホルモン補償に用いる薬剤と投与法
ACTH/副腎皮質ホルモン	副腎皮質ホルモン製剤（ヒドロコルチゾンなど）内服
TSH/甲状腺ホルモン	甲状腺ホルモン製剤（レボチロキシンなど）内服
GH/IGF-1	成長ホルモン製剤 皮下注射1日1回
ゴナドトロピン/性ホルモン	LH-RH療法 皮下注射ポンプを用いて間歇皮下注射 ないしは hCG/hMG療法 筋肉注射 週数回 ないしは 性ホルモン補充療法 男性 テストステロン製剤 筋肉注射 月1回 女性 カウフマン療法（エストロゲン20日間内服後にプロゲステロン10日間内服）
ADH	デスモプレシン製剤 舌下投与 ないしは 点鼻

下垂体機能低下症など，副腎皮質ホルモンを長期に内服する患者の食事指導においては，患者のカロリー摂取と，糖脂質代謝の採血結果をアセスメントすることが重要である．倦怠感を訴える場合でも，元気づける目的で過量のカロリー摂取を促すのは賢明ではない．体重が標準体重から大きく逸脱しないよう控えめのカロリー摂取（標準体重（kg）×25〜30 kcal/日）を指導するとともに，十分なたんぱく摂取を心がける．たんぱく摂取に伴うLDLコレステロールの上昇にも注意して，鶏卵・魚卵の過剰摂取にならぬよう指導する．

4）中枢性尿崩症

症 状： 腎集合管での水分再吸収を制御するホルモンであるバソプレッシン（AVP：arginine vasopressin ないし ADH：antidiuretic hormone）は，視床下部で産生され下垂体後葉から分泌される．中枢性尿崩症はバソプレッシンの分泌不全により発症し，患者は腎臓での水分再吸収を十分得られないため低浸透圧の多尿となり，昼夜問わず2時間おきの排尿を強いられる．中枢性尿崩症の原因も下垂体機能低下症と同様，腫瘍に関連したものと自己免疫性のリンパ球性下垂体後葉炎が重要である．

診 断： 多尿（尿量1日3L以上と定義される）を呈する患者の診断では，心因性多尿，腎性尿崩症，中枢性尿崩症の鑑別が必要であり，その鑑別のために高張（NaCl 5％）食塩水負荷とデスモプレシン負荷を行う．中枢性尿崩症の特徴は，尿浸透圧100 mOsm/kg以下の著明な希釈尿を呈し得ることと，高張食塩水負荷にて血中ナトリウムが上昇してもバソプレッシンが分泌されないことにある．患者のデスモプレシンに対する反応性は良好で，デスモプレシン製剤投与1時間以内に尿浸透圧が血清浸透圧レベルに達する．下垂体MRIが中枢性尿崩症の診断に有用であり，正常であれば下垂体後葉に相当する位置において認めるT_1強調画像での高信号域が，中枢性尿崩症では消失する．

治 療： 中枢性尿崩症は長時間作用型かつ血圧上昇作用を有さないバソプレッシン誘導体であるデスモプレシンを用いて治療する．デスモプレシン製剤はこれまで点鼻投与であったが，最近になり経口製剤が上市された．

尿崩症では，口渇に応じた飲水が重要である．口渇感そのものが血中ナトリウム濃度の上昇を意味するので，尿量抑制目的で飲水制限を過剰に強化すると，高ナトリウム血症に陥り容易に意識障害をきたす．その一方で，デスモプレシン製剤ないしは飲水の過多では，低ナトリウム血症に陥る（水中毒）．すなわち，中枢性尿崩症患者の血中ナトリウム濃度は不安定である．したがって，中枢性尿崩症患者では暴飲ならびに無意味な飲水制限を避けて，一日の飲水を規則正しくすることが重要である．血清ナトリウム値をアセスメントし，ナトリウム値が基準値内に収まるよう飲水量を指導する．

5）副腎不全

副腎は糖質コルチコイド（コルチゾール），鉱質コルチコイド（アルドステロン），アンドロゲン，カテコラミンの4種のホルモンを分泌する．狭義の副腎不全は，その欠損が生命の危機に直結する，コルチゾールの分泌低下を指す．

症　状：　コルチゾールは食欲を刺激し，また，体内の糖質，脂質，たんぱく質の異化を促進することで，グルコース，遊離脂肪酸，アミノ酸を栄養源として全身に供給する作用を有するので，副腎不全では食欲低下と全身倦怠感が生じる．コルチゾールはAVPの分泌を抑制することから，副腎不全では逆にAVPの分泌が亢進し，低ナトリウム血症が生じる．

診　断：　低ナトリウム血症を認める慢性の食欲不振では副腎不全も鑑別に挙げ，ACTH，コルチゾールの測定を行うことが望ましい（表9-6-8）．副腎不全は原発性（副腎原発）と二次性（視床下部・下垂体性）に大別される（表9-6-9）．

●表9-6-8● 副腎不全の症状

全身	全身倦怠感，微熱，関節痛，色素沈着（原発性副腎不全）
循環器系	低血圧
消化器系	食欲不振，悪心・嘔吐，体重減少
その他	低血糖，低ナトリウム，好酸球増加，リンパ球分画増加，白血球減少，貧血

●表9-6-9● 副腎不全の原因

二次性副腎不全	下垂体機能低下症，ACTH単独欠損症
原発性副腎不全	両側副腎占拠性病変（悪性腫瘍，副腎結核，副腎真菌症），アジソン病，両側副腎出血
先天性疾患	先天性副腎過形成（21-，17-，11-水酸化酵素欠損症），先天性副腎低形成
ステロイド離脱症候群	内服薬中止のみならず外用ステロイドの中止でも発症の可能性
その他	両側副腎摘除術後，薬剤性（リファンピシン，ケトコナゾール，ミトタン）

治　療：　副腎不全の治療は副腎皮質ホルモンの補充であるが，原発性の副腎不全では糖質コルチコイド作用を担うコルチゾールないしプレドニゾロンに加え，血圧を維持する目的で鉱質コルチコイド作用を担うフルドロコルチゾンの補充が必要となることもある．

　副腎不全で糖質コルチコイドの補償を行う患者では，下垂体機能低下症でのホルモン補償と同様に，体重を増やさないことが肝心である．カロリー摂取を控えめに（標準体重（kg）×25〜30 kcal/日）すると同時に，十分なたんぱく摂取を心がける．また血圧とLDLコレステロールに応じて，適切な塩分摂取とコレステロール制限を指導する．

6）クッシング症候群

症　状：　クッシング症候群は，副腎不全とは逆にコルチゾールの過剰にて生じる症候群であり，中心性肥満，皮膚菲薄化・腹部の赤色皮膚線条，筋量減少・筋力低下，骨量減少を特徴とする．これらの身体症候は，コルチゾールの食欲亢進作用ならびにたんぱく質，脂質の異化作用を背景としたものである．すなわち，中心性肥満はコルチゾールによる食欲亢進と四肢の脂肪組織の異化，皮膚菲薄化と筋力低下は皮膚と筋肉のたんぱく異化により生じる．

診　断：　クッシング症候群はその身体所見から疑われ，診断されることが多いが，疾患に気付かれずに見逃されることも少なくない．皮膚菲薄化，筋力低下等の

身体所見を認める患者では，ACTH，コルチゾールを積極的にチェックすべきである．コルチゾール過剰の原因の大半は，副腎皮質に発生したコルチゾール産生腺腫である．

治　療：　コルチゾール産生腺腫の治療は，同側の副腎摘除術が原則となる．腫瘍対側副腎からのコルチゾール分泌は抑制されており，術後コルチゾール分泌が回復するには数ヵ月〜数年の経過となる．その期間は副腎不全に準じた副腎皮質ホルモンの補充が必須である．

副腎皮質ホルモンを補充中の患者の食事指導は，下垂体機能低下症ならびに副腎不全の場合と同様である．副腎皮質癌によるクッシング症候群，AIMAH（ACTH非依存性大結節性副腎過形成）など，根治困難な病態で，慢性的なコルチゾール過剰が続く場合には，体重増加，たんぱく異化亢進，血圧，血糖，LDLコレステロールの上昇にいっそう留意が必要である．クッシング徴候を呈さないレベルの自律性コルチゾール分泌を示す副腎腺腫をサブクリニカルクッシング症候群と呼ぶが，この場合でも患者は体重増加，血圧上昇，糖脂質代謝異常を呈するので，肥満予防の目的で，カロリー摂取を適量に留めることが重要である．

7）原発性アルドステロン症

機能性副腎腫瘍で最も頻度が高いのはアルドステロン産生腺腫であり，また二次性高血圧症で最も頻度が多いのも原発性アルドステロン症（PA：primary aldosteronism）である．その定義にもよるが，高血圧症の5〜10％が原発性アルドステロン症とする報告もある．

症　状：　アルドステロンは高血圧，低カリウム血症をきたすのみならず，心臓，血管壁への直接作用で，動脈硬化を促進し心房細動などの不整脈を誘発する．同じレベルの高血圧でも，原発性アルドステロン症は本態性高血圧症よりも心血管イベントの発症率が高くなることから，危険な高血圧症と認識されている．

診　断：　原発性アルドステロン症のホルモンプロファイルの特徴は，アルドステロンによるネガティブフィードバックで低レニン，高アルドステロン血症を呈することである．採血のアルドステロン-レニン比（Aldosterone-renin ratio, ARR：アルドステロンをレニンで除した数値）が一定以上の値となる高血圧症例では，原発性アルドステロン症を疑う．

治　療：　アルドステロンが片側性の過剰分泌を示すアルドステロン産生腺腫では，副腎摘除術によりアルドステロン症の根治が期待できる．両側副腎球状層の過形成を病理学的特徴とする特発性アルドステロン症や，両側アルドステロン産生腺腫などの両側病変では，アルドステロン拮抗薬を用いた薬物療法が原則となる．

原発性アルドステロン症が疑われる高血圧患者ではカリウム値をアセスメントし，低カリウム血症をきたした患者では，カリウムを補う食事療法を計画する．また高血圧症の食事療法として，食塩6g/日程度の減塩食が基本となる．

8）褐色細胞腫

褐色細胞腫は副腎髄質から発生するカテコラミン産生腫瘍であり，カテコラミンが過剰であることから血圧と心拍数の上昇，発汗・体温上昇，頭痛，高血糖等の症

状をきたす疾患である（表9-6-10）．

●表9-6-10● 褐色細胞腫の症状

全身	体重減少，頭痛，顔面蒼白，体温上昇，発汗過多
循環器系	動悸・頻脈，血圧上昇，血管内脱水
消化器系	腸管蠕動低下，悪心・嘔吐，食欲不振，
特徴的病態	発作性の症状，進行の遅い悪性例，術後数十年後の再発，遺伝性褐色細胞腫

症　状：　症状の特徴は，腫瘍からの一過性のカテコラミン分泌で動悸・頭痛等の症状が発作性に生じ得ることであり，パニック障害と誤診されることもある．腫瘍への刺激（腹部マッサージ，運動，排便，過食等）が，発作を誘発することもある．カテコラミンによる腸管蠕動の抑制により食欲不振となり，さらには基礎代謝の亢進もあるので体重が減少する．発汗，頻脈，体重減少は甲状腺中毒症と共通するが，甲状腺中毒症では食欲が亢進するにもかかわらずやせるのに対し，褐色細胞腫では食思不振が認められる．

診　断：　診断では24時間蓄尿でのカテコラミン3分画（アドレナリン，ノルアドレナリン，ドーパミン）ならびにその代謝物であるメタネフリン2分画（メタネフリン，ノルメタネフリン）の測定が有用である．^{123}I-MIBGシンチにて腫瘍の局在を明らかにし，CT，MRIを用いて原発巣の画像評価を行う．カテコラミンクリーゼ（発作的なカテコラミン分泌による重篤な症状）を惹起する可能性があるので，いくつかの薬剤が褐色細胞腫疑いの患者で禁忌とされている（表9-6-11）．画像検査でのヨード造影剤，頻脈抑制目的でのβブロッカー単独投与（αブロッカーが投与されていない状態での投与），嘔気抑制目的のドパミンブロッカー，消化管検査の前処置として用いるグルカゴン注射がその代表であり，注意を要する．

●表9-6-11● 褐色細胞腫が疑われる患者で禁忌となる薬剤

禁忌となる薬剤	投与の動機
ヨード造影剤	CT等の画像検査
βブロッカー単独投与（αブロッカーのない状態での投与）	動悸の抑制
制吐剤（ドパミンブロッカー）	悪心・嘔吐の抑制
グルカゴン	消化管検査前処置（消化管蠕動抑制）

治　療：　褐色細胞腫の治療の原則は，手術による腫瘍の摘出である．褐色細胞腫では，甲状腺中毒症同様エネルギー消費が亢進し，体重が減少する．また，カテコラミンの作用により腸管蠕動が抑制されるため，食欲が低下する．悪性例など，手術による根治が困難な褐色細胞腫の食事療法では，十分なカロリー摂取をこころがける一方で，高血圧を増悪させないよう塩分制限を行うことが重要である．また，カテコラミンの血管収縮作用により患者は血管内脱水となるので，十分な水分摂取が望ましい．

9）副甲状腺機能亢進症

副甲状腺機能亢進症は，副甲状腺からPTH（parathyroid hormone）が過剰に分

泌されることにより，血中カルシウム濃度の上昇とリンの低下をきたす疾患である．PTHによるカルシウムの上昇は，破骨細胞の活性化による骨からのカルシウム動員と，腎近位尿細管ならびに腸管におけるカルシウム吸収の促進によりもたらされる．一方リンの低下は，腎におけるリン再吸収の抑制による．

症　状：　軽症の副甲状腺機能亢進症では，長期間自覚症状のないまま破骨が進行し，骨粗鬆症に至ることも多い．血中カルシウム濃度が12 mg/dLを超えると腎性尿崩症による夜間尿の増加ならびに，高ガストリン血症を介した悪心等の自覚症状が出現する（表9-6-12）．副甲状腺機能亢進症の原因の多くは，副甲状腺の腺腫ないしは過形成である（原発性副甲状腺機能亢進症）．

● 表9-6-12 ● 副甲状腺機能亢進症の症状

筋骨格系	骨粗鬆症・異骨折性
腎臓・循環器系	多尿傾向（高カルシウムによる腎性尿崩症），尿管結石，腎機能低下，血圧上昇
消化器系	胃酸分泌亢進，胃部不快感，悪心，便秘
特徴的病態	多発性内分泌腺腫症（MEN）の合併

診　断：　原発性副甲状腺機能亢進症の日本での疾患頻度は2000人に1人程度と，比較的高頻度に認められる．しかしながら自覚症状に乏しいため，人間ドックのカルシウム値等で偶然指摘される例が多い．

治　療：　副甲状腺腺腫を認める原発性副甲状腺機能亢進症の治療は，手術による腫瘍摘除術が原則となる．手術を望まない例での薬物療法では，ビスフォスフォネート製剤にて破骨を抑えるのに加え，PTH分泌を抑制する目的でビタミンD製剤を用いる．

副甲状腺機能亢進症の食事療法においては，血中のカルシウム，リン値をアセスメントし，低カルシウム，高リン食を患者に指導する．また，高カルシウム血症に伴う尿路結石防止のため十分な水分摂取を推奨する．

10）副甲状腺機能低下症

症　状：　副甲状腺機能低下症はPTH作用不足で低カルシウム・高リン血症をきたす疾患である．低カルシウムに基づく症状は，神経の易興奮性に基づいており，手のしびれ・拘縮（Trousseau sign）から全身性のけいれん発作まで，さまざまな症候をきたしうる．

診　断：　無症候性の副甲状腺機能低下症が，健診等の低カルシウム，高リン血症から診断されることが多い．副甲状腺機能低下症では，血中intact PTH低値（30 pg/mL以下）となるのが原則であるが，副甲状腺ホルモンレセプターの機能障害にてPTH作用が不十分となる偽性副甲状腺機能低下症では，PTHが高値となりうる．PTH高値の低カルシウム血症では，偽性副甲状腺機能低下症とビタミンD欠乏症の鑑別が重要であり，貯蔵型ビタミンDである25（OH）Dの測定が鑑別に有用である．

治　療：　副甲状腺機能低下症の治療は活性型ビタミンD製剤の単独投与で可能である．カルシウム製剤の併用は腎結石を誘発するので，避けるべきである．副

甲状腺機能低下症の食事療法では十分なカルシウム摂取が重要なので，小魚などカルシウムを豊富に含む食材を摂るよう患者に促す．

おわりに

エネルギー代謝の恒常性はホルモンにより維持されることから，ホルモン分泌の異常は代謝疾患，すなわち肥満・糖尿病・脂質異常症などの発症に直結する．また，血圧制御や動脈硬化巣の形成においてホルモンが重要な役割を担うため，心血管イベントの発症にもホルモンが密接に関与する．したがって，内分泌疾患における食事療法の基本は，ホルモン異常に伴う体重，血圧，糖脂質代謝の異常を是正し，心血管イベントを予防することにある．患者の病態と普段の食生活を理解したうえで1日の総カロリーを設定し，塩分制限，脂質制限，ヨード制限の必要性を判断することが，内分泌疾患の食事指導において重要であろう．なお，いずれの疾患においても，食事療法が病態に与える影響に関するエビデンスは乏しく，今後の研究成果が期待される．

9.7 神経疾患

神経系は中枢神経と脊髄，末梢神経よりなり，大脳からの指示が脊髄を通り（神経路）末梢神経を経て終末の器官に伝えられる．また，その終末器官よりの情報が逆の経路により中枢に伝えられる．中枢神経は大脳，中脳，小脳，延髄よりなり，大脳は知能，運動の指令（運動領域），感覚の中枢（知覚域），視覚，聴覚などの中枢，言語の中枢である．小脳は体のバランス，協調運動の中枢である．延髄は呼吸中枢などがあり，生命維持の中枢である．神経系の病気は多岐にわたっており（表9-7-1），脊髄以下はおもに整形外科の領域であり，中枢神経，すなわち，脳の病気に限定し，そのおもなものである脳血管障害，パーキンソン病（パーキンソン症候群），認知症につき述べる．

●表9-7-1● 主な中枢神経系の病気

脳血管障害	脳梗塞，脳出血，くも膜下出血，一過性脳虚血発作，硬膜下血腫など
脳腫瘍	グリオーマ，髄膜腫，下垂体腫瘍，転移性脳腫瘍など
炎症	脳炎，髄膜炎など
変性疾患	パーキンソン病，認知症，多発性硬化症など
精神疾患	統合失調症，うつ病など

1）脳血管障害

脳血管障害の治療ガイドラインは日本脳卒中学会の「脳卒中治療ガイドライン2015」を参照のこと．

① 脳梗塞

脳血管が閉塞して突発的に発症する．片麻痺，片側の知覚障害，言語障害，意識障害などが出現し，その症状が経時的に進行し，はっきりその病巣が画像診断で容易に診断できるもののほか，病巣が小さく（1.5cm以下），症状も限定的なラクナ梗塞，症状のない無症候性脳梗塞などがあり，これらは脳血管性認知症の原因とな

る．この原因は動脈硬化であり，その危険因子の有無を把握することが大切である．心房細動などで心臓内にできた血栓が脳血管に流れてきて脳血管が閉塞する場合があり，それを脳塞栓症という．

動脈硬化の危険因子の有無を知る．

病巣位置により片麻痺，片側性知覚障害，言語障害，協調運動の障害（小脳障害）などが出現し，病巣が大きいと意識障害が出現する．また脳幹部の脳梗塞は致命的なことが多い．

診　断：CT検査，MRI検査で病巣を確定する．

治　療：発作時には脳浮腫の予防，治療のためグリセロールなどの高張輸液を投与する．

出血傾向などの禁忌がなければ，t-PAなどで血栓の溶解を試みる．

急性期症状が安定したら，高血圧，糖尿病などの動脈硬化危険因子の除去治療を行う．

急性期から積極的にリハビリテーションを行う．

② **脳出血**

脳血管が破れるために引き起こされるが，中大脳動脈の細い血管枝が破れることが多く，症状は脳梗塞と同様であるが，症状は発作後徐々に進行することは少ない．脳幹部の脳出血は致命的である．

診　断：CT，MRIなどの画像診断で行う．

治　療：急性期治療は脳浮腫の治療が中心であり，脳外科的に血腫除去手術を行う場合もあり，生命予後は改善する．

脳梗塞の場合と同様，動脈硬化の危険因子除去と早期からのリハビリテーションを行う．

③ **くも膜下出血**

脳動脈にできた瘤状に拡張した動脈瘤の破裂により，脳を覆うくも膜下腔に出血する．強烈な発作的な頭痛が主症状で脳実質内に向け出血しなければ麻痺は通常ない．重症の場合は意識障害が出現する．診断は血性の脳脊髄液とCT，MRI検査で行い，MRA，脳血管造影検査でその位置，形状を把握し，手術可能であれば，ただちに手術する．手術は動脈瘤の根元をクリップで結紮する．近年，血管内治療（脳動脈瘤コイル塞栓術）も行われており，どちらを選ぶかは大きさ，場所などで決められる．最近は脳ドックで破裂していない脳動脈瘤が発見されることが多く，その処置については脳神経外科医に相談する．

④ **一過性脳虚血発作**

片麻痺などの脳梗塞の症状が出現するも，24時間以内にその症状が消失する病態である．抗凝固治療を行うが，画像診断により，脳血管の状態の把握と，その原因は動脈硬化なので，動脈硬化危険因子除去治療を行う．

⑤ **硬膜下血腫**

外傷，転倒などで頭を強く打つと脳硬膜の血管が損傷され，硬膜下に血腫ができる．強い頭痛が主症状で，重症であれば意識障害をきたす．CT，MRI検査で診断し手術で血腫を除去する．高齢者などで，知らないうちに転倒などで頭を打ったことがわからず，のちに血腫による脳圧迫で脳萎縮をきたし，痴呆になることもあり，

原因が硬膜下血腫でその除去により痴呆が改善される場合もあり，痴呆症ではCT，MRIなどの画像診断が必要である．

脳血管障害の食事治療は動脈硬化の治療であるから，その危険因子を除く食事治療である．それゆえ，高血圧，脂質異常，糖尿病などの食事治療が脳血管障害の食事治療であり，その方法はそれぞれの項を参照．

2）パーキンソン病（症候群）

原因・症状：パーキンソン病は45〜65歳に発症する病気で指の振戦（細かい震え），筋肉の強直（こわばり），動作の緩慢化，不安定な姿勢保持を症状とする病気である．進行すると起立性低血圧，便秘などの自律神経障害や精神障害も出現する．原因は中脳黒質ドパミン産生細胞の変性が原因であるとされる．そのためドパミンが減少しドパミンとアセチルコリンのアンバランス状態が引き起こされる．Hohen and Yahr の重症度分類を 表9-7-2 に示した．

●表9-7-2● Hohen and Yahrのパーキンソン病重症度分類

Stage I	症状は一側性で機能障害はあっても軽度．
Stage II	両側性の障害があるが姿勢保持の障害はない．日常生活，職業は多少の障害があるが行うことができる．
Stage III	姿勢保持反射に障害が見られ（突進現象陽性），活動は制限されるが自力での日常生活が可能．
Stage IV	重篤な機能障害を有し自力のみでは生活困難となるが支えられずに歩くことはどうにか可能．
Stage V	立つことが不可能となり，介助がない限りベッド車いすでの生活を余儀なくされる．

治療：リハビリテーションを行うが，おもに薬物治療を行う．アマンタジン，抗コリン薬（ドパミンとアセチルコリンのバランスを保つため），L-DOPA（ドパミンの前駆物質），ドパミン作動薬など．

薬物などによりパーキンソン病類似の症状が出現する病態をパーキンソン症候群という．パーキンソン症状の患者はまずその症状を引き起こす原因の有無を調べる．

3）認知症

老化とともに発症する，記憶障害，思考力の低下を主症状とする病態で，①アルツハイマー病，②血管性認知症，③レビー小体型認知症などのその他の認知症とに分類され，アルツハイマー病が最も多く，次に血管性認知症である．

①アルツハイマー病

壮年期から老年期に発症する認知症の第1の原因である．脳の海馬や大脳皮質の委縮がみられ，その部分の神経細胞の脱落，老人斑や神経原線維の変性が認められる．その部分にアミロイドβたんぱくやタウたんぱくの高度リン酸化が認められる．

症状：主要症状は皮質性認知症（健忘，見当識障害，思考や判断力障害，失語，失行，失認など）で，意欲の低下，幻想，幻覚などの心理症状，行動異常なども出現してくる．

診断：CT，MRIなど画像診断で初期は海馬を中心とした側頭葉内側の委縮が認められ，進行とともに大脳全般の委縮，脳室の拡大も目立ってくる．SPECT (single photon emission computerized tomography) で側頭葉，頭頂葉の血流低下，

PET でのその部位の代謝の低下が認められる．脳脊髄液アミロイドβ 48 の低下，タウたんぱくの上昇が認められる．

　治　療：　リハビリテーションおよび薬物療法（アリセプト，ドネペジルなどコリンエステラーゼ阻害薬，NMDA 受容体拮抗薬（メマンチン））を行う．

② 血管性認知症

　原因・症状：　血管性認知症は脳血管障害に起因して起こる認知症で，多発性脳梗塞性認知症，認知症を伴う脳小血管病，単一病変による血管性認知症に大別される．

　梗塞発作を繰り返すたびに症状は進行する．また，病巣部位に相当する神経学的症状が認められる．

　診　断：　CT，MRI などの画像診断，SPECT による血流の低下を検査する．
　治　療：　リハビリテーション，動脈硬化危険因子の除去，抗血小板療法．

③ レビー小体型認知症

　症　状：　中枢神経や自律神経にレビー小体の出現を特徴とする．アルツハイマー病，血管性認知症に次いで 3 番目に多い認知症である．

　原　因：　記憶障害はアルツハイマー病より軽い．注意や意識などの症状の変動が著明で，記憶の再生，遂行能力の障害，注意，構成能力，視空間障害が目立つ．幻視，パーキンソン症状，レム睡眠時行動障害や自律神経障害が認められる．

　検　査：　神経心理検査で認知症の存在を確認する．MRI では内側頭葉の委縮がアルツハイマー病より軽い．125 心筋シンチグラフィー，SPECT（後頭葉の血流低下），PET（後頭葉の代謝低下）などの検査を行う．

　治　療：　リハビリテーション，薬物治療を行う．パーキンソン症状に少量の L-DOPA を投与する．ドネペジル，リバスチグミンはアルツハイマー病より有効である．抗コリン薬，L-DOPA やアマンタジンで認知症や幻視が悪化することがあり，注意を要する．

4）摂食・嚥下障害患者の食事

　高齢者，脳血管障害後遺症の患者，パーキンソン病の患者，認知症の患者には摂食・嚥下障害や誤嚥を伴う場合も多い．このような場合，症状の程度により，食事の介護や患者に即した栄養バランスのとれた食事を摂取してもらう必要がある．具体的な対処法のあらまし（東海大学医学部付属病院栄養科）を表 9-7-3 に示した．

●表9-7-3● 摂食・嚥下機能に合わせた食事

機能障害の程度	軽度	中等度	高度
誤嚥の程度	軽度	中等度	高度
食事の種類	トロミ食	ペースト食	ゼリー食
調理のポイント	・やわらかい調理法 ・片栗粉や増粘材で適当な硬さに調整 ・ばさつく調理法は避ける	・トロミ食をミキサーなどでペースト状に ・片栗粉や増粘材で適当な硬さに調整	・ペースト食にだし汁，コンソメスープなどで薄めゼラチンや寒天で固める ・固定物が残らないよう丁寧にミキサーにかけ，同量の水分を加える

9.8 摂食障害

1）病　　態

摂食障害とは，摂食および，摂食に関連した行動の持続的な障害によって特徴づけられる（表9-8-1）．その障害の影響は，心理社会的な発達や機能の障害に留まらず，栄養面や身体的健康にまで及ぶ．したがって，その治療においては，医師や看護師に加えて，栄養士，理学療法士，作業療法士，さらに家族が1つのチームとなり，患者とともに治療を進めていくチーム医療が不可欠である．特に，栄養学の専門家として，栄養士は患者から特別な存在としてみられることが多く，治療において果たす役割は大きい．

●表9-8-1● 摂食障害の病型分類

	有意な低体重	過食エピソード	体重増加防止の代償行為
神経性食欲不振症　摂食制限型	○	×	×＊
過食・排出型	○	○	○
神経性大食症	×	○	○
過食性障害	×	○	×

＊過活動を除き，自己誘発性嘔吐や緩下剤等の乱用は原則ない．
（APA（米国精神医学会），2013，高橋他訳，2014 をもとに作成）

① 神経性食欲不振症

神経性やせ症あるいは神経性無食欲症と呼ばれることもある．この病態は青年期あるいは成人早期に始まる．思春期以前あるいは40歳以後に発症する例もまれではあるが，存在する．女性に多く，男性の有病率は女性の1/10程度であると推測される．基礎代謝の低下により低体温，低血圧，徐脈などを呈し，女性では無月経がみられる．

その経過は，1回のエピソードで完全に回復する場合もあるが，再発する場合や何年にもわたって慢性的に経過する場合もある．神経性食欲不振症の粗死亡率は10年間でおよそ5％である．死亡の原因は通常，この障害に関連した身体合併症か，自殺である．次の3つの特徴がある．

カロリー摂取の持続的制限：カロリー摂取を必要量を下回って制限するため，有意に低い体重（BMI 17 kg/m² 以下）となる．ただし，子どもおよび青年の場合は，体重減少ではなく期待される体重増加または正常な成長曲線を維持できないという形で表れることもある．したがって，この基準を満たすかどうかは，数値的指針だけでなく，体格，体重の経過，生理学的な障害を考慮して判断される．

体重増加への強い恐怖と，それを阻害する行動：典型的には，体重増加または肥満になることへの強い恐怖を示す．この恐怖は通常体重が減少しても緩和されることはない．ただ，この恐怖を否定したり，その恐怖に気づいていなかったりする非定型例も存在する．

体重または体型に関する自己認識の障害：有意に低い体重であるにもかかわらず，自分は太りすぎているという歪んだ認識を持つ．自らの体型や体重に価値をおいており，それによって自尊心が大きく左右される．体重減少は大きな達成とみな

される一方で，体重増加は受け入れがたい失敗と捉えられる．

診断にあたっては，過食または排出行動（自己誘発性嘔吐，または緩下剤・利尿剤，または浣腸の乱用）の有無により，摂食制限型と過食・排出型という下位分類に分かれる．

② **神経性大食症**

神経性過食症と呼ばれることもある．この病態は青年期あるいは成人早期に始まる．過食は，ダイエットの最中または後に始まることが多い．女性に多く，男性の有病率は女性の1/10程度であると推測される．

その経過は慢性的だったり，断続的（過食の再発と寛解の繰り返し）だったりする．神経性大食症の粗死亡率は2%である．本症には次の3つの特徴がある．

過食エピソードの反復： 過食エピソードとは，他とはっきり区別される時間帯に，ほとんどの人が同様の状況で同じ時間内に食べる量よりも明らかに多い食物を食べること，および食べることに対する制御不能の感覚が伴っていることで定義される．反復とは，3ヵ月間にわたって平均して，少なくとも週1回は起こっていることをいう．

対人的ストレス要因や食事制限などに関連した不快な感情をきっかけとして，過食エピソードが生じることが多い．体重は正常または過体重にある（BMI≧18.5および＜30）．

体重増加を防ぐための不適切な代償行為の反復： 排出行為あるいはパージングと呼ばれることもある．自己誘発性嘔吐，緩下剤や利尿剤の乱用，甲状腺ホルモンやインスリン（糖尿病合併例）などの医薬品の乱用の他に，絶食や過活動が含まれる．

体型および体重により自己評価が過度な影響を受けること： 自己評価の際に体型または体重を過度に重視する．体重は正常または過体重にある（BMI≧18.5および＜30）．

③ **過食性障害**

この病態の特徴は，過食エピソードの反復と，不適切な代償行為の不在である．

過食エピソードの反復： 過食エピソードおよび反復の定義は，神経性大食症と同じである．

過食エピソードには，次のことが関連している．通常よりずっと速く食べる，苦しいくらい満腹になるまで食べる，身体的には空腹を感じていないときに大量の食物を食べる，多く食べていることを恥ずかしく思うため人目を避ける，後になって自己嫌悪，抑うつ気分，または強い罪責感を抱く．

2）栄養ケアマネジメント

食事療法： 神経性無食欲症（神経性食欲不振症）の場合は体重増加および症状（無月経や貧血など）の改善，神経性大食症の場合は過食や嘔吐といった食行動異常の改善を治療のゴールとして設定する場合が多い．しかし，これはあくまで第1ステップでのゴールである．真のゴールは社会復帰であり，ストレスに「適切な方法で対処する行動パターン」の獲得であることを忘れてはならない．

経口栄養摂取： 「日本人の食事摂取基準」を参考にエネルギーおよび各栄養素の必要量を設定し，栄養ケア計画を立てる．経口栄養が望ましいが，著しい体重減

少や低たんぱく血症がある場合，消化機能が低下している場合がある．自力での体重増加が困難な場合には，入院による強制栄養法（経管・経腸栄養，静脈栄養）が必要になる．

減少した体重を増加させるには，摂取エネルギーと消費エネルギーのバランスを正にし，それを一定期間継続させなければならない．まずは患者の嗜好性を優先し，食べたいもの，食べられるものを自由に摂取することから始める．摂取量を増やすためには，胃液の分泌を促進し，食欲アップにつながりやすい塩味や酸味の効いた味付けにすること，適度な香辛料の使用などが効果的である．それでも摂取量が増えない場合には，高エネルギー成分を含む特定保健用食品やサプリメントを利用するという方法もある．

自由摂取ができるようになったら，1日3食の規則正しい「摂取リズム」の形成を目標とする．最終的には，自然な空腹感に基づいた1日3食の規則正しい食事が摂れるようにする．

栄養教育： 摂食障害患者への栄養教育には，一般的な指導法が適用しにくい．患者は，食事や栄養に対して膨大な知識を持っている場合が多く，それに基づいて形成された自分なりの信念を頑なに実行する．しかし，患者が持っている知識や信念には偏りや歪みがあり，これらを修正していくのは時間のかかる作業である．いきなり偏りや歪みを指摘し修正しようとすると，患者は心を閉ざしてしまう可能性が高い．まずは患者と信頼関係を築くことを優先し，ディスカッションをしながら問題点を共有していく．スタッフは患者の話に耳を傾け，カウンセリングの手法を用いて患者を受容することが重要である．

体重減少が著しい場合は栄養状態の回復を優先し，体重や栄養状態がある程度回復してから心理的な治療を開始する．心理療法では，自分の問題行動の原因やその背景にある考え方の歪みや行動パターンに気づき（自己客観視），それを修正したり断ち切ったりする（行動修正）作業を伴う．患者にとってこうした作業は大変辛いものであり，作業に取り組むためには，十分な体力と認知能力が必要である．飢餓状態の患者は思考や判断能力に欠け，物事の捉え方が偏り（認知機能障害），行動する体力も低下している．こうした状態で心理療法を開始しても，思ったような効果は期待できない．まずは体重や体力，認知機能の回復を目標とする（第1ステップ）．

第1ステップでは，一定の体重になるまで食べているものや食べ方に対し，干渉しすぎないことも重要である．歪んだ信念に基づいた食行動は簡単には変わらない．それよりも食事以外での患者の小さな変化を見つけて褒め，自己効力感や自信を回復させることが先である．また，十分な睡眠や適度な運動といった生活習慣全般の改善が摂取量の増加につながる可能性もある．指導者は長期的な展望を持ち，辛抱強く患者と向き合う必要がある．

一方，摂食障害は気分障害などの精神疾患や不眠症を伴っていることが多く，精神科領域の専門家との連携が効果的な場合もある．専門の治療施設には，同じ病気で苦しんでいる人々との交流の場などがあるので，孤独感の軽減にもつながる．

治療の終盤では，外食や会食といったさまざまなシーンでの食事に慣れるトレーニングも必要である．

評価のポイント：

① 身体の栄養状態：体重，体脂肪率，上腕筋囲，血清アルブミン，ヘマトクリットなど．

② 栄養摂取状況：エネルギー，たんぱく質，ビタミン，ミネラル摂取量など．

③ 食行動：(1) 身体，食事面では，正しく1日3食を摂取できる．特定の食品を極端に制限する，あるいは特定の食品ばかりを摂取するという食行動異常がない．正常な空腹感や満腹感を感じ，それに基づいた摂食ができる．(2) 感情面では体重や食事・食品に対する恐怖，および極端な執着がない．気分変調，抑うつ，不安，極端な自己否定感が緩和されている．安定した対人関係を構築できる．適切なストレス対処行動パターンの獲得．

9.9 呼吸器疾患

1) 慢性閉塞性肺疾患（COPD）

慢性閉塞性肺疾患（chronic obstructive pulmonary disease, COPD）は，タバコ煙を主とする有害物質を長期に吸入曝露することで生じた肺の炎症性疾患で，呼吸機能検査で正常に戻らない気流閉塞を示す．気流閉塞は，末梢気道病変と気腫性病変がさまざまな割合で複合的に作用することにより起こり，進行性である（図9-9-1）．臨床的には徐々に生じる体動時の呼吸困難や慢性の咳，痰を特徴とする．

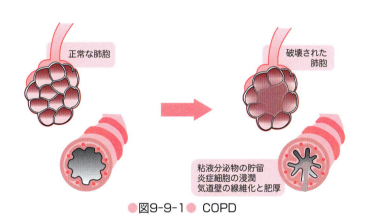

●図9-9-1● COPD

病　態： COPDは平成26年度以降，死因の10位に位置している．日本人の有病率は，大規模な疫学調査（NICE study, 2004）によれば，40歳以上の8.6%と推測されている．

COPD患者では，中枢気道，末梢気道，肺胞，肺血管に病変が認められ，この構築の変化により気流閉塞と肺過膨脹が生じる．これにより，体動時の呼吸困難が生じる．気道の過分泌は，慢性の咳や喀痰の原因になる．臨床の場では，慢性気管支炎や肺気腫などの疾患名が使われている．慢性気管支炎は，症候により定義され，喀痰症状が年に3ヵ月以上あり，それが2年以上連続して認められることが基本条件となる．肺気腫は，病理形態学的な定義をもとにした疾病で，終末細気管支より末梢の気腔が肺胞壁の破壊を伴いながら異常に拡大しており（気腫性病変），明らかな線維化が認められない病変をさす．

努力肺活量（FVC），1秒量（FEV₁），1秒率（FEV₁%）
最大吸気から，最大限の努力で早く呼出させたときの肺活量（最大吸気から最大呼気までに呼出されたガス量）を努力肺活量（FVC）という．この努力呼出において，1秒間に呼出されたガス量を1秒量（FEV₁），努力肺活量に対する1秒量の割合（FEV₁/FVC）を1秒率（FEV₁%）という．1秒率は，気道の通りやすさ，つまり気道抵抗を反映し70%以上が正常である．

低酸素血症
動脈血液中の酸素が示す圧を動脈血酸素分圧（PaO₂）といい，健常人では90～100 mmHgである．ガス交換が障害されると，PaO₂が低下する（低酸素血症）．PaO₂<60 mmHgに低下すると，呼吸不全といい，酸素投与の適応となる．

高二酸化炭素血症
動脈血液中の二酸化炭素の分圧を動脈血二酸化炭素分圧（PaCO₂）といい，健常人では40±5 mmHgに保たれている．PaCO₂がこの範囲より高くなった状態を高二酸化炭素血症といい，肺胞換気量が低下している状態を示す．

症　状：病変の原因はタバコ煙をはじめとする有害物質の吸入による炎症と考えられ，炎症は肺だけでなく，全身に波及して，骨格筋機能障害，骨粗鬆症，心血管系疾患（心筋梗塞，狭心症，脳血管障害），抑うつなどのさまざまな全身併存症をひき起こす．

　COPDに多い症状は，慢性の咳，痰と体動時の呼吸困難である．COPDの呼吸困難は，持続的で進行性であり，病初期には階段や坂を上るときに自覚される程度であるが，進行すると着替えや洗面といった日常生活動作で呼吸困難が生じる．また，COPDが進行すると体重減少や食欲不振が出現し，予後に影響する．

診　断：気管支拡張薬吸入後のスパイロメトリーで，1秒率（FEV₁%：1秒量/努力肺活量×100）<70%であり，他の気流閉塞をきたしうる疾患が除外できれば，COPDと診断する．COPDの病期分類は，予測1秒量に対する比率（対標準1秒量：%FEV₁＝FEV₁/FEV₁ pred×100）を用いる（表9-9-1）．COPDが重症になると，ガス交換が障害され，低酸素血症がみられる．病態が進行し，肺胞低換気が加わると高二酸化炭素血症も認められるようになる．

　COPDの治療・管理には，禁煙指導，薬物療法，呼吸リハビリテーション，酸素療法などがある．呼吸リハビリテーションは，患者の日常生活を心身ともに良好な状態に保つことを目的に，運動療法だけではなく，患者教育や栄養療法などを組み合わせて計画する．

●表9-9-1● COPDの病期分類

病期		特徴
Ⅰ期	軽度の気流閉塞	FEV₁/FVC<70% %FEV₁≧80%
Ⅱ期	中等度の気流閉塞	FEV₁/FVC<70% 50%≦%FEV₁<80%
Ⅲ期	高度の気流閉塞	FEV₁/FVC<70% 30%≦%FEV₁<50%
Ⅳ期	極めて高度の気流閉塞	FEV₁/FVC<70% %FEV₁<30% あるいは %FEV₁<50%かつ慢性呼吸不全合併

この分類は，気管支拡張薬吸入後のFEV₁値に基づく．
（日本呼吸器学会：COPD診断と治療のためのガイドライン第4版，2013より転載）

栄養ケアマネジメント：COPDの栄養障害に関する日本の調査では，気腫型COPD患者の約70%に%IBW<90%の体重減少が，約40%に%IBW<80%の中等症以上の体重減少が認められたと報告している．安定期のCOPDでは，軽度の体重減少は脂肪量の減少が，中等症以上の体重減少は，除脂肪体重の減少，特に筋たんぱく量の減少を伴うマラスムス型のたんぱく・エネルギー栄養障害である．

　COPDの体重減少には，安静時のエネルギー消費量の増加によるエネルギーインバランス，全身性炎症の存在，内分泌ホルモン異常などが関与している．安静時のエネルギー消費の増加は，おもに呼吸運動で消費されるエネルギーの増加による．

　COPD患者の栄養管理は，まず，患者の栄養評価を行う（表9-9-2）．%IBW<90%の場合，栄養障害があると推定される．栄養障害が高度となると栄養治療の効果がなかなか現れにくいので，早期の介入が望ましい．%IBW<90%では，摂取量を増やすよう食事指導を行う．%IBW<80%では，積極的な栄養補給が必要で

●表9-9-2● COPDの推奨される栄養評価項目

必須の評価項目	体重（%IBW，BMI） 食習慣 食事摂取時の臨床症状の有無
行うことが望ましい評価項目	食事調査（栄養摂取の解析） 安静時エネルギー消費量（REE） %上腕囲（%AC） %上腕三頭筋皮下脂肪厚（%TSF） %上腕筋囲（%AMC：AMC＝AC－π xTSF） 血清アルブミン
可能であれば行う評価項目	体成分分析（LBM，FM） RTP測定 血漿アミノ酸分析（BCAA/AAA） 握力 呼吸筋力 免疫能

LBM：除脂肪体重，FM：脂肪量，RTP：rapid turnover protein，BCAA：分枝鎖アミノ酸，AAA：芳香族アミノ酸
（日本呼吸器学会：COPD診断と治療のためのガイドライン第4版，2013より転載）

ある．体重を増加させるには，安静時エネルギー消費量の1.5倍のエネルギー摂取が必要で，高エネルギー，高たんぱく食の食事摂取を指導する．たんぱく源として，特にBCAAは異化の抑制やたんぱく質合成促進作用があるので，積極的な摂取が望ましい．食事による腹部膨満感がある場合は，消化管でガスを発生させる食品を避け，食事は分食（回数を4～6回）とし1回量を減らすように指導する．カリウム，カルシウム，マグネシウム，リン，鉄などの微量元素や電解質は，呼吸筋の働きに重要であり，欠乏に注意する必要がある．肺性心を合併する場合は，塩分制限（7～8g/日）が必要になる．食事摂取量を増やすことが困難な場合や，%IBW＜80%の場合は，経腸栄養剤による経口栄養補給を考慮する．

> **肺性心**
> 肺疾患により，肺動脈圧の上昇を起こし，右心不全を呈した状態．

2) 気管支喘息

気管支喘息は，症状としては，繰り返し起こる咳，喘鳴，呼吸困難が特徴で，生理学的には，種々の程度の可逆性の気道狭窄（自然経過または治療によりもとにもどる）と気道過敏性の亢進が認められる閉塞性呼吸器疾患である．組織学的には，気道の慢性炎症が特徴である．

病　態：　喘息の有病率は，近年の調査によると，小児で9～14%，成人で9～10%と報告されている．小児では低年齢（乳幼児）で，成人では高齢で有病率が高い傾向にある．小児喘息は，乳児期に発症することが多く，思春期になると寛解ないし"治癒"の状態になることがある．成人の喘息は，成人発症，特に中高年発症が多い．

喘息の病型には，環境アレルゲンに対する特異的IgE抗体が存在するアトピー型（外因型）と存在しない非アトピー型（内因型）がある．アトピー型喘息では，チリダニに対する特異的IgE抗体の存在する頻度が高い．小児期発症の喘息はアトピー型であることが多く，成人発症の喘息は，小児期発症の喘息に比べ，非アトピー型が増加する．

症　状：　呼吸困難，喘鳴，胸苦しさ，咳で，発作性に，特に夜間・早朝に出現することが多い．このような発作が，無症状期をはさんで反復すること，安静でも

> **喘鳴**
> 狭い気管を通る空気によって作られる「ゼイゼイ」「ヒュウヒュウ」というような音が聞こえる症状．

> **気道過敏性**
> 気管支の刺激に対する反応性．喘息患者の気道では，健常者では気道が全く反応しない程度の刺激によって，気道収縮反応が起こる（気道過敏性亢進）．

出現することが特徴である．この症状は気道狭窄によるもので，その程度により，喘鳴／胸苦しい，苦しいが横になれる（小発作）〜呼吸減弱や呼吸停止にいたる重篤な発作に分類される．

喘息の増悪因子には，アレルゲン，大気汚染（屋外，屋内），呼吸器感染症，喫煙，運動ならびに過換気，気象，刺激物質（煙など），薬物などがある．栄養や食品に関係するものとして，サリチル酸塩，食品保存料，グルタミン酸ナトリウムおよびある種の着色料などの食品添加物は，喘息症状を誘発することがある．ワインやビールなどに添加される防腐剤にはメタ重亜硫酸塩が含まれており，この物質は二酸化硫黄を発生する可能性があり，喘息患者に気管支収縮を誘発することもある．また，日本人の約半数でみられる，aldehyde dehydrogenase（ALDH）遺伝子変異がある場合，飲酒により血中アセトアルデヒド濃度が容易に上昇し，ヒスタミン遊離を介して喘息症状を悪化させる．

喘息患者の中には，アスピリンなどの非ステロイド性抗炎症薬（NSAIDs）により，強い気道症状（喘息発作，鼻閉，鼻汁）を呈する．このような喘息をアスピリン喘息（NSAIDs過敏喘息）といい，アスピリンに対するアレルギーではなく，プロスタグランディン合成酵素であるシクロオキシゲナーゼ1（COX1）阻害薬過敏によるものである．本症の10〜20％に香料（ミント）やそれを含んだ練り歯磨きに対する過敏症状を認める．また香辛料には，高濃度に天然サリチル酸が含まれるため，その摂取で症状悪化を認めることがある．

以前から，肥満と気管支喘息の関係が研究されており，肥満が喘息の有病率や発症率を増加させ，喘息の重症化にも関与していることが示されている．肥満合併喘息は，女性が多く，中年以降に発症する非アトピー型である．減量により肺機能の改善や症状の改善が認められることが示されている．

栄養ケアマネジメント：　喘息の増悪因子となる食品・食品添加物の摂取に注意する．病態で述べたサリチル酸塩，食品保存料，グルタミン酸ナトリウムおよびある種の着色料などの食品添加物，ワインやビールに含まれる防腐剤，飲酒などである．アスピリン喘息では，ミントやそれを含んだ練り歯磨きにも注意が必要である．

非アトピー型の肥満合併喘息の場合は，減量により，喘息症状を改善させることが可能である．アトピー型の肥満喘息では，減量は効果がないという報告がある．

3）肺　　炎

概　念：　肺炎とは，肺実質の，急性の，感染性の，炎症，すなわち何らかの病原微生物が肺に侵入して急性の炎症をきたした場合である．発熱，咳，痰，胸痛，呼吸困難などの症状を呈し，胸部X線写真上，異常陰影を認める．肺炎は，発症の場や宿主の状況により，市中肺炎，院内肺炎，医療・介護関連肺炎に分類される．また，原因病原体により，細菌性肺炎と非定型肺炎に分類される．

病　態：　日本の肺炎死亡率は2011年には人口10万人対98.8であり，死因別では，悪性新生物，心疾患について第3位である．肺炎死亡者の多くは65歳以上の高齢者である．

市中肺炎は，在宅で一般社会生活を営んでいる人に発症する肺炎で，健常者に起こることが多いが，種々の基礎疾患を有する人にも発症する．院内肺炎は，病院に

入院して48時間以上経過して発症した肺炎で，もともと基礎疾患を持ち，免疫能や全身状態が悪い患者に発症するため，治療抵抗性で重篤化しやすい．医療・介護関連肺炎は，市中肺炎と院内肺炎の間に位置する肺炎の概念で，日本の場合は，特に介護を受けている高齢者肺炎の要素が強い．

　高齢者の肺炎には，誤嚥によって，気道内に，病原体で汚染された口腔内容物が入ってくる誤嚥性肺炎が多い．誤嚥には，明らかに摂食中に誤嚥している場合と，夜間少量の唾液を誤嚥している場合がある．最近では，高齢者の肺炎は，不顕性誤嚥による肺炎と言い換えてもよいとしている．嚥下のしくみ，誤嚥を疑う症状，誤嚥が起こりやすい病態については他章を参照されたい．

　肺炎の起因菌は，市中肺炎では，肺炎球菌，インフルエンザ菌，マイコプラズマ・ニューモニエ，クラミジア・ニューモニエなどで，院内肺炎は，緑膿菌をはじめとするグラム陰性桿菌とメチシリン耐性黄色ブドウ球菌（MRSA）が多い．医療・介護関連肺炎では，患者の社会的環境や基礎疾患により，市中肺炎・院内肺炎両者の病原体が起因菌となりうる．また誤嚥性肺炎の場合は，口腔内嫌気性菌と黄色ブドウ球菌，これらの混合感染が多い．

　肺炎の症状は，発熱，咳，黄色調の痰，胸痛，呼吸困難である．ただし，高齢者の場合は，症状が軽いことがあり，必ずしも高熱や多量の痰の喀出がみられないこともある．

　肺炎の診断は，胸部単純レントゲン撮影で行われる．肺炎を起こしている部位に浸潤影が認められる．単純レントゲン撮影で診断がはっきりしないときにはCTが用いられることもある．

　血液検査では，炎症所見（白血球増加，赤沈亢進，CRP陽性）が認められる．肺でのガス交換の結果は，動脈血ガス分析で評価する．低酸素血症の有無，肺胞低換気の有無を評価する．動脈血酸素分圧（PaO_2）のかわりに，パルスオキシメーターで**酸素飽和度**（SpO_2）を測定し，低酸素血症の有無を知ることができる（PaO_2 60 mmHgは，SpO_2 89％くらいに相当する）．

　肺炎と診断したら，原因微生物を同定するため，喀痰の検査（塗抹鏡検検査，培養）が施行される．治療は，抗菌薬の投与をする．一般療法として，患者の全身状態を的確に把握し，感染防御に悪い影響を与える要因を改善することが大切である．

　栄養ケアマネジメント：　高齢者の肺炎では，全身管理（脱水の是正，栄養状態の改善，酸素療法，気道分泌物処理など）を必要とする場合が多くなる．また誤嚥に対する対策も必要となる．

　栄養管理：　低栄養状態は感染防御低下の大きな原因である．経口摂取による栄養補給に努めるべきであるが，摂食にともなう明らかな誤嚥のあるときには，一時的に禁食とし，静脈栄養，経腸栄養などを考慮する．また嚥下障害の評価をし，嚥下リハビリテーションを施行する．

　水，電解質管理：　肺炎罹患時には，発熱による発汗と過換気により，体液が失われるため，脱水に注意する．水分摂取を適切にさせる．しかし，意識障害などで経口摂取のできない場合には水分，電解質を輸液する．

酸素飽和度
赤血球中のヘモグロビンの酸素結合部位のうち，酸素と結合している割合のこと．酸素分圧が高いほど酸素飽和度は高くなるが，酸素分圧と酸素飽和度は直線関係にはない．

9.10 血液系の疾患

1) 貧　血

病　態：　貧血とは循環している末梢血中の赤血球成分が不足した状態を示すが，通常，血液単位容積内の赤血球数（RBC），ヘモグロビン（Hb）濃度，ヘマトクリット（Ht）の3つの指標の低下によって表現される．異常値は基準値（正常値）から標準偏差値の2倍以上の減少とされているが，診断には年齢，性別，生理的な状態を考慮しなければならない．

貧血の機序は，大きく赤血球の産生低下，赤血球寿命の短縮及び破壊の亢進，出血によるものに分けられる．さらに，産生低下は，鉄，ビタミンB_{12}，葉酸などの材料の不足によるもの，造血幹細胞の異常によるもの，赤血球産生を促すホルモン（エリスロポイエチン）の欠乏などに分けることができる．

また，貧血は「疾患名」ではなく「症状名」である．ゆえに基礎疾患が存在する．貧血の診断は，貧血の存在の確認と基礎疾患の確定によって決定される．

貧血の病因はきわめて多岐にわたり，貧血自体が主疾患である場合もあれば，他の疾患に続発もしくは併発して偶然に見つかることもある．特に悪性腫瘍などが原因となっている場合もあり，見落とさないことが大切である．

MCV（平均赤血球容積）をもとにする赤血球恒数による貧血の分類を示す（表9-10-1）．

● 表9-10-1 ● MCVによる貧血の分類

1) 小球性貧血（MCV＜80）
　1. 鉄欠乏性貧血：慢性の出血によることが多い．血性鉄↓，フェリチン↓
　2. サラセミア：グロビン合成能の先天的な低下による．
　3. 鉄芽球性貧血：ヘム合成の異常で，鉄芽球の増加が特徴的
　4. 慢性疾患に伴う貧血：慢性感染症・慢性炎症性疾患・悪性腫瘍に伴う貧血など
2) 正球性貧血（80＜MCV＜100）
　1. 急性出血による貧血：消化管出血など
　2. 溶血性貧血
　3. 再生不良性貧血
　4. 骨髄癆性貧血：癌の骨髄移転・白血病・骨髄繊維症など
　5. 続発性貧血：腎疾患・内分泌疾患・肝疾患・慢性感染症・悪性腫瘍
3) 大球性貧血（MCV＞100）
　1. 巨赤芽球性貧血
　　a）ビタミンB_{12}欠乏：悪性貧血・胃摘出後
　　b）葉酸欠乏症：吸収障害・菜食主義者・薬剤
　　c）赤白血球
　2. その他の大球性貧血：肝疾患・再生不良貧血・溶血性貧血の一部

症　状：　酸素欠乏による脳，筋肉，心臓などに対する症状（頭痛，めまい，立ちくらみ，易疲労感など）．これらを代償するために動悸や息切れなどの症状を認める．また，身体所見として眼瞼結膜，口腔粘膜，皮膚の色調から貧血を判断する．鉄欠乏性貧血ではさじ状爪を認め，ビタミンB_{12}欠乏性貧血ではハンター舌炎や若年性白髪などを認めることがある．

① **鉄欠乏性貧血**：　鉄欠乏性貧血は世界で最も頻度の高い貧血である．日本人女性では8〜10％程度の罹患率があると言われている．なかでも月経のある女性の頻度が高く，今日でも減少はしていない．年齢，性別によりそれぞれの原因疾患

が異なる．あくまでも貧血は症状で，背後にある重大な疾患を見落とさないことが大切である．診断は小球性低色素性貧血があり，血清鉄の減少，不飽和鉄結合能の上昇，血清フェリチン値の低下を認める．治療の原則は原因疾患に対する治療と鉄剤の投与である．鉄剤の服用に際してビタミンCは鉄を還元型にして鉄の吸収を増加させるため併用は有用である．時に，氷食症や土食症といった異食症を認めることがある．

　②**巨赤芽球性貧血**：　ビタミンB_{12}欠乏性貧血と葉酸欠乏性貧血を総称して巨赤芽球性貧血という．

　ビタミンB_{12}欠乏性貧血は高度の萎縮性胃炎による胃粘膜から内因子の分泌低下によるビタミンB_{12}の吸収障害により発症する．体内貯蔵ビタミンB_{12}は約5年で欠乏するため，胃全摘後5年程度で吸収不全による巨赤芽球性貧血が生じる．また，胃壁細胞抗体，抗内因子抗体によるビタミンB_{12}の吸収障害が生じたものを悪性貧血と呼ぶ．治療は，吸収不全が原因であるため注射によるビタミンB_{12}の非経口投与が原則である．

　③**溶血性貧血**：　何らかの原因で赤血球の破壊が起こり貧血をきたす．原因として大きく先天性（遺伝性）と後天性に分類される．また，溶血が起きる場所として血管内と血管外があり，血管内溶血としては発作性夜間血色素尿症，血栓性血小板減少性紫斑病などがある．血管外溶血としては鎌状赤血球症，サラセミア，遺伝性球状赤血球症，自己免疫性溶血性貧血などがある．症状は一般的な貧血症状と黄疸で，しばしば脾腫を認める．血管内溶血では尿中ヘモグロビンが出現し暗赤色の尿となる．

　④**再生不良性貧血**：　再生不良性貧血は汎血球減少と骨髄の低形成を特徴とする貧血である．本疾患は厚生労働省特定疾患の指定を受けており，原因不明の特発性と薬剤や放射線などによる二次性に分類される．女性が男性より約1.5倍多く，年齢別では男女とも20歳代と60歳代にピークを認める．原因は造血幹細胞自体に異常がある場合と免疫学的機序による造血幹細胞の障害によるものがある．

　以前は予後不良な血液疾患であったが，近年では支持療法（輸血療法，感染症に対する治療法，サイトカインなど）の進歩と免疫抑制剤や骨髄移植の導入により治療成績は大幅に改善されている．

2）出血性疾患

　血液の止血には，血小板粘着凝集による一次止血と血液凝固因子による二次止血が重要な役割を果たしている．出血傾向とは，この止血機構に何らかの異常があり止血しにくい状態をいう．原因としては血管壁の異常，血小板の異常，凝固・線溶系の異常が挙げられる．

　正常状態では，生体内で血液は流動性を保って血管内を流れている．血漿中では血液凝固を促進する因子とそれらの凝固活性を阻害する抗凝固因子やたんぱく分解酵素による線維素溶解が起こり，これらの作用が平衡状態を保っているために血液は血管内で凝固しない．凝固促進因子には，第Ⅰ～第ⅩⅢ因子（第Ⅵ因子は欠番）の因子のほか，いわゆる接触活性化補因子と呼ばれる物質がある．このバランスが崩れたときに出血傾向を認めたり血栓形成が認められる．

症　状：　点状出血，斑状出血，鼻出血，歯肉出血，筋肉内出血，関節内出血などがある．身体所見として血小板減少や血小板機能異常症では皮膚出血（点状出血や斑状出血），粘膜出血（鼻出血や歯肉出血）を認める．また，血友病などの凝固因子の異常では筋肉内出血や関節内出血などの深部出血を認める．

① 特発性血小板減少性紫斑病

　特発性血小板減少性紫斑病（ITP）は薬剤や明らかな基礎疾患がなく発症し，血小板の破壊が亢進して血小板減少をきたす後天性疾患である．そのため種々の出血症状をひき起こす．主体となる血小板破壊の機序は血小板に対する自己抗体を介した免疫反応によるところから，自己免疫疾患として捉えられている．

　最近ではヘリコバクター・ピロリ菌陽性例に対し標準的な除菌療法を行うことにより約半数の症例で血小板増加を認める．

② 血栓性血小板減少性紫斑病と溶血性尿毒症症候群

　血栓性血小板減少性紫斑病（TTP）は，典型的には血小板減少，溶血性貧血，腎障害，発熱，動揺性精神症状の「TTPの古典的5徴候」が認められる．これによく似た症状を示す溶血性尿毒症症候群（HUS）は血小板減少，溶血性貧血，腎障害の3徴候からなる．しばしば，TTPとHUSは症状からの鑑別困難な症例に遭遇する．HUSは腸管出血性大腸菌感染者の約1〜10%に発症する．日本では腸管出血性大腸菌O157による報告が全体の70%を占めている．

③ 血友病

　血友病は二次止血にかかわる凝固因子が先天的に欠乏する遺伝疾患で遺伝形式はX連鎖（伴性）劣性で，通常患者は男性である．第Ⅷ因子欠乏が血友病A，第Ⅸ因子欠乏が血友病Bである．血友病Aが80〜85%を占める．主症状は出血であり，重症度は凝固因子活性に相関する．活性が<1%を重症，1〜5%を中等症，>5%を軽症とする．関節内出血，筋肉内出血などの深部組織からの出血が特徴的である．治療は凝固因子製剤の補充を行う．

④ 播種性血管内凝固症候群

　基礎疾患の存在下に全身性で持続性の凝固活性化をきたし，細小血管内に微小血栓が多発する．基礎疾患により，その程度は異なる．高頻度に播種性血管内凝固症候群（DIC）を合併する基礎疾患としては，急性白血病，固形癌，敗血症が有名である．治療は，基礎疾患の治療が不可欠である．しかし基礎疾患の治療には時間を要するため，この間過剰な凝固活性を抑制する必要があり，抗凝固療法，補充療法，抗線溶療法を同時に行う．

3）白　血　病

　病　態：　白血病は白血球の腫瘍性疾患（白血球が不可逆的に無制限に増殖する）である．骨髄中で白血病細胞が増殖し，正常な造血（血液を造ること）機能が低下するために起こる．白血病は急速に増加する急性白血病と比較的緩慢に増殖する慢性白血病に大きく分類される．また，細胞由来で骨髄性，リンパ性にも分類できる．大きく4つのタイプに分けられる．

　原　因：　白血病発症のメカニズムは，現在世界中で研究されている．一部の白血病では，原因が特定できるようになってきたが，大部分は未だ不明である．いく

つかの遺伝子異常で白血病が発症すると考えられている．

　大部分は原因不明（白血病のきっかけとなる特定の原因がない）に相当する．そのほかの原因として放射線被爆（原子爆弾被爆者），特別な化学物質（ベンゼン，トルエンなどの薬品を使用する職業），抗癌剤投与後（以前に抗癌剤を投与された人から発生した白血病である治療関連白血病），ウイルス感染（HTLV-1 ウイルス感染者から発生した成人 T 細胞白血病・リンパ腫（ATLL））, などが挙げられる．

　症　状：　貧血，出血傾向，易感染（発熱）．これらは正常造血が抑制されるために起こる．

① 急性骨髄性白血病/急性リンパ性白血病

　急性白血病は増殖する細胞の分化方向によって急性骨髄性白血病と急性リンパ性白血病に分類される．さらに，急性白血病の分類には FAB 分類と WHO 分類とがある．臨床的には FAB 分類を使用している施設も多い．また FAB 分類では骨髄中に白血病細胞が 30% 以上認められたものを急性白血病と定義しているのに対して，WHO 分類では 20% 以上認められたものを急性白血病としている．診断には骨髄検査が必須で，形態学的検査，細胞組織学的検査，染色体検査，遺伝子検査，細胞表面抗原の解析などさまざまな検査を必要とする．

　症状は一般に急激な発症で，正常造血抑制に伴う貧血症状，感染による発熱，血小板減少により出血傾向を呈する．しばしば急性前骨髄性白血病では DIC を高頻度に合併し出血傾向はより高度である．単球系白血病では歯肉腫脹/出血を認める．また，リンパ系白血病では中枢神経浸潤に注意が必要である．

　治療は化学療法が主体で寛解導入療法と寛解後療法（地固め療法，維持療法，強化療法，造血幹細胞移植）に大別される．化学療法は作用機序の異なった抗癌剤を数種類組み合わせて行う多剤併用療法が中心である．また，化学療法を安全に遂行するためには輸血療法，感染治療など支持療法も重要である．治療が長期に及ぶため経済的サポートや精神的サポートも含めたトータルコーディネートが重要であることはいうまでもない．

② 慢性骨髄性白血病

　慢性骨髄性白血病（以下 CML）は多能性造血幹細胞レベルでの異常による白血病である．その増殖主体は顆粒球系にある．CML はその 90% 以上に相互転座 t(9;22) である Philadelphia（Ph）染色体を認める．さらに，この染色体上で BCR/ABL キメラ遺伝子が形成され，これが CML 病態の本質である．CML は，慢性期・移行期・急性転化期の 3 期に分類される．基本的に慢性期は，ほとんどの症例で自覚症状は認めない．大部分は健診等の血液検査で白血球

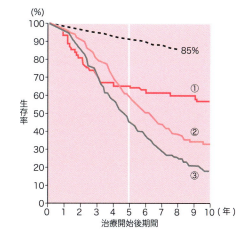

① 造血幹細胞移植 (慢性期) 　　　　　　　　　　120 名
② インターフェロン＋α　　　　　　　　　　　 322 名
③ 化学療法 (ハイドロキシウレア，ブスルファンなど) 337 名

● **図 9-10-1** ● イマチニブの CML 治療成績

増加を主訴に病院を受診し発見されることが多い．治療は 2001 年以降，第 1 選択はイマチニブ（チロシンキナーゼ阻害剤：TKI）で，その登場により CML の治療成績は大きく改善した（図 9-10-1）．

③ 慢性リンパ性白血病

慢性リンパ性白血病は，成熟した小型の B リンパ球が単クローン性に末梢血，骨髄，リンパ節，脾臓などで増殖する緩徐な経過をとる腫瘍性疾患である．欧米では全白血病の 30% を占める．対照的に我が国での罹患率は年間 0.5 人/10 万人で患者数は約 2,000 人と稀な疾患である．無症状であることが多く，健診等の血液検査で偶然に異常を指摘されるケースも多い．また悪性腫瘍の合併率も比較的高く注意を要する．

9.11 筋・骨格疾患

1) 骨粗鬆症

骨粗鬆症とは，骨の強度が低下して，骨折しやすくなる病気である．骨の強度は約 70% が「骨密度」（おもにカルシウムの量）で，残りの 30% が「骨質」（骨の微細構造や骨代謝状態）で決定されると考えられている．

病態・症状：骨粗鬆症は加齢とともに増加し，女性が男性の約 3 倍罹患しやすい．80 歳になると女性の約半数，男性の 2～3 割が骨粗鬆症となり，患者数は増加の一途をたどっている．

骨粗鬆症のおもな危険因子を表 9-11-1 に示す．

骨折の好発部位
① 大腿骨近位部（太ももの付け根），② 橈骨遠位端（手首）・上腕骨近位端（腕の付け根），③ 椎体（背骨）で，海綿骨（皮質骨の内側にあり，スポンジ状の構造）＞皮質骨（四肢の長い骨の中央部分に多く分布）で影響をうけやすい．いずれの骨折も疼痛や変形が問題となるが，特に ① や ③ は寝たきりの原因となりやすく注意が必要である．

● 表 9-11-1 ● 骨粗鬆症の主な危険因子

自己改善が望めない	自己改善が望める
加齢（50 歳以上）	過度のアルコール摂取（日本酒換算で 1 日 2 合以上）
性別（女性）	喫煙
低体重（やせ）	運動不足
脆弱性骨折の既往	カルシウム・ビタミン D・ビタミン K の摂取不足
大腿骨近位部（頸部）骨折の家族歴（両親のいずれか）	リンや食塩の過剰摂取
ステロイド薬使用	極端な食事制限によるダイエット
長期間寝たきり	コーヒー（カフェイン）の多飲
遅い初経・早い閉経・卵巣の摘出（エストロゲンの不足）	日光浴不足

骨は，つねに古い骨が壊され（骨吸収），新しい骨が作られ（骨生成），両者のバランス（骨代謝）が保たれることで，骨質が維持されている．しかし，加齢とともに骨吸収＞骨形成となることで骨量が減少する．骨吸収亢進の加齢以外のおもな原因は，① エストロゲンなどの性ホルモンの低下，② カルシウム・ビタミン D の欠乏である．

DXA：Dual X-ray Absorptiometry
2 重エネルギー X 線吸収測定法の略称．骨密度（正確には骨塩密度）を測定できる．同様に全身の体密度を測定することで脂肪量や除脂肪量（筋肉量）の測定も可能で，後述のサルコペニアの診断にも役立つ．

診　断：現在のところ，「骨質」を直接測定する方法はなく，「骨密度」を骨強度の代用として DXA（デキサ）などを用いて測定，診断する．若年成人平均値（YAM：20～44 歳の平均的な骨密度）の 70% 未満を骨粗鬆症と定義している．ただし，すでに軽度の外力による（脆弱性）骨折がある場合は，骨密度にかかわらず骨粗鬆症と診断する．そのため，椎体（胸椎と腰椎）の X 線写真を撮影して圧迫骨折の有無を確認する必要がある．

治　療：治療の目的は，骨折予防である．食事・運動・薬物・その他に分けて

概説する．

　①食事：骨代謝に重要な栄養素を十分に摂取することが基本になる．すなわち，カルシウム，ビタミンD，ビタミンK，たんぱく質である．それぞれの1日当たりの摂取目標量は，カルシウムが800 mg，ビタミンDが10〜20 μg（400〜800 IU），ビタミンKが250〜300 μg，たんぱく質は，〜1 g/kgである．なお，たんぱく質についてはとり過ぎもカルシウムの尿中排泄を増加させ，注意が必要であるが，特に日本人高齢者においては摂取不足となりやすいので記載しておく．

　カルシウムが多く含まれるのは乳製品であり，日本人では不足しやすい．その他大豆製品や小魚にも多く含まれる．一方で，アルコール，食塩，カフェインなどの過剰摂取はいずれも尿中カルシウム排泄を増加させるため注意が必要である．

　ビタミンDは，サケ，ウナギ，サンマなどの魚類，乾燥シイタケ，キクラゲなどのキノコ類，卵黄に多く含まれている．

　ビタミンKは納豆に多い．

　②運動：ウォーキング・ランニング・エアロビクスなどの荷重運動が腰椎の骨密度低下に対する予防効果がある．また，特に女性においては，初経前後の2年間，10〜14歳時の骨密度が最も増える時期に，十分なカルシウム摂取とともにジャンプ運動などの強度の高い垂直荷重系運動をできるだけ行い，骨量を増加させておくことが重要である．ただし，骨粗鬆症患者では，激しいスポーツや過度の負荷は，かえって骨折を高める危険性があることに注意すべきである．

　③薬物療法：表9-11-2にまとめて示す．

> **カルシウムを多く含む食品**
> 高齢者ではカルシウム摂取を目的に魚の丸干しなどを多く摂取する例があるが，塩分含量の高い食品をとり過ぎると，吸収された以上のカルシウムが尿中に排泄されてしまうこともある．

●表9-11-2● 骨粗鬆症の薬物療法

薬の種類	主な薬剤
骨吸収抑制	ビスホスホネート製剤，女性ホルモン製剤（子宮体癌の増加に注意），SERM（選択的エストロゲン受容体モデュレーター），カルシトニン製剤，デノスマブ
骨形成促進	副甲状腺ホルモン製剤，活性型ビタミンD_3製剤，ビタミンK_2製剤

　ステロイド（グルココルチコイド）はさまざまな疾患で治療に用いられるが，長期服用の際は，少量でもつねに骨粗鬆症に注意が必要で，ビスホスホネート製剤などの併用がすすめられている．関節リウマチ，糖尿病，慢性腎臓病も骨強度の低下をきたす．

続発性骨粗鬆症：　これまで述べてきた遺伝的素因と加齢に生活習慣が加わって発症する（原発性）骨粗鬆症に対して，原病や治療（薬）など特定の原因に続発する骨粗鬆症（続発性骨粗鬆症）もある．以下にその原因を示す．

●表9-11-3● 続発性骨粗鬆症の原因

内分泌性	クッシング病，副甲状腺機能亢進症，甲状腺機能亢進症，性腺機能不全など
栄養性	胃切除後，神経性食欲不振症など
薬物	ステロイド薬，抗けいれん薬，ワルファリンなど
その他	糖尿病，関節リウマチ，アルコール多飲，慢性腎臓病，慢性閉塞性肺疾患など

2）骨軟化症，くる病

骨軟化症，くる病は，骨塩（ハイドロキシアパタイト）の沈着の障害により，骨強度が低下し，骨が脆弱で曲がりやすくなった状態である．

小児期（成長期）に発症したものをくる病，骨端線閉鎖以降の成人にみられるものを骨軟化症という．

病態・症状：骨は，骨基質（コラーゲンなど）と骨塩からなる．骨形成は，骨基質である類骨の形成→骨塩の沈着（石灰化）の順で完成する．骨軟化症・くる病は，この石灰化が障害されて類骨が増加する病態である．原因としては，ビタミンDの作用不足による石灰化障害が最も多い．表9-11-3にビタミンD作用不足の原因を示す．

● 表9-11-3 ● ビタミンD作用不足（骨軟化症・くる病）の原因

ビタミンD欠乏症	摂取量の低下，日光浴不足，腸吸収障害
ビタミンD活性化障害	肝硬変などの肝疾患，慢性腎不全などの腎疾患，抗痙攣薬の長期服用

くる病は乳児に多く，頭がい骨，脊椎（後弯・側弯による円背，低身長），足の変形や彎曲，歯の発育不良を起こす．低カルシウム血症にともなうテタニー症状を起こすこともある．

骨軟化症の場合は，初期には無症状で，しだいに疼痛（胸郭，腰椎，骨盤，下肢骨），筋力低下を訴えることが多い．わずかな外力による脆弱性骨折・骨変形も起こりやすい．

診断：レントゲン所見（皮質骨のひ薄化や，骨端線の拡大，偽骨折など）や血液検査で25OHビタミンD濃度の低下および，ビタミンD欠乏に伴う血清アルカリフォスファターゼ値上昇，血清リン値や血清カルシウム値の低下などをみとめる．

治療：石灰化障害の原因によるが，ビタミンD不足であれば活性化ビタミンD製剤を用い，適宜カルシウム製剤を投与する．

3）変形性関節症

最も一般的な関節疾患で，おもに加齢による軟骨の摩耗，消失および，関節内の炎症と腫脹により痛み・こわばりを生じる慢性疾患である．

病態・症状：骨と骨の間には，軟骨が存在し，クッションの役割やなめらかな動きを可能にしている．しかし，加齢などで，徐々に軟骨がすり減ると，なめらかな動きができない→摩擦力↑→さらに軟骨摩耗↑の悪循環が起こる．そして壊れた軟骨により関節内に炎症が起こることで，痛みや腫れがでる．変形性関節症による膝や腰の痛みは，骨粗鬆症による骨折とともに加齢に伴う活動量の低下・移動能力の低下（ロコモティブシンドローム）のおもな原因となるため注意が必要である．変形性関節症の痛みは荷重時や運動時に起こるのが特徴で，特に運動開始時に強い．

全身のあらゆる関節に起こるが，通常は荷重関節である膝関節・股関節・腰椎に起こりやすい．変形性膝関節症は，特に中高年以降の肥満女性に多く発症する．スポーツ選手やピアニストなど職業上，特定の関節を長い間繰り返し使う場合もその

ハイドロキシアパタイト
カルシウムは，ハイドロキシアパタイトというリン酸カルシウムの形で，骨・歯に貯蔵されるとともに骨強度の維持に役立っている．

ビタミンD
紫外線により皮膚で合成されるビタミンD_3と食事由来のビタミンD_2，D_3がある．ともに，肝臓・腎臓で水酸化（活性化）を受けることで，活性型ビタミンDとなる．

ロコモティブシンドローム
おもに加齢による運動器の障害のため，移動能力の低下をきたして，要介護になる危険の高い状態をさす．

関節に発症しやすい．

診　断：　症状，身体所見に加えて，X線所見により関節軟骨の摩耗の程度（関節裂隙の狭小化・消失）や関節面の不整（骨棘形成，軟骨下骨の硬化像）により診断する

治　療：　基本的には症状に対する対症療法であるが，重症の場合，膝関節・股関節では人工関節置換術を行うこともある．

関節リウマチや痛風など原因が明らかな場合は，その除去が重要となる．

肥満は膝関節・股関節の負担を大きくし，変形性関節症が起こりやすくなる．そのため，適正体重を維持するための食生活と適度な運動が重要である．

特に膝関節の場合は，大腿四頭筋の強化により関節の安定性を高めることも有効である．

4）サルコペニア，廃用性筋萎縮

加齢に伴う骨格筋の筋肉量の減少とそれに伴う筋機能の低下をサルコペニアという．安静・臥床など筋肉を使わないことによる減少を廃用性筋萎縮という．

病態・症状：　骨格筋量は，たんぱく質合成（栄養摂取，筋収縮などによる同化作用）と分解（空腹，疾患，ストレスなどによる異化作用）のバランスで決まる．骨粗鬆症と同様に，加齢に伴い，合成＜分解となる結果，筋量の減少が起こる．

加齢と同様に活動量低下（廃用性筋萎縮），栄養障害（たんぱく・エネルギー摂取不足，神経性無食欲症など），消耗性疾患（癌，感染症，慢性呼吸不全など）も原因となりうる．

サルコペニアは，広背筋，腹筋，大腿四頭筋，臀筋などの抗重力筋で多くみられるため，立ち上がりや歩行がだんだんと億劫になり，放置すると歩行が困難となり，寝たきりにつながる．

診　断：　筋肉量の低下に加えて，歩行速度低下をはじめとした身体機能の低下もしくは，握力などの筋力の低下により診断する．

治　療：　筋たんぱく質の合成を直接刺激するレジスタンス運動を中心に身体活動性を高めること，たんぱく質やエネルギー摂取不足とならないような適切な栄養評価・管理が必要である．

9.12　免疫・アレルギー疾患

1）アレルギーとは

人体に入った病原菌などの異物を排除する際にヒトの免疫機能が働く．その際に人体の正常な組織や細胞も傷害してしまうこともある．その免疫が引き起こす組織，細胞への障害や疾病はアレルギーと総称されている．1963年，クームスとゲル（Coombs & Gell）は，Ⅰ型，Ⅱ型，Ⅲ型，Ⅳ型の4種類のアレルギー型を提示した（表9-12-1）．Ⅰ，Ⅱ，Ⅲ型のアレルギーは抗体を作るB細胞により引き起こされ，Ⅳ型アレルギーはT細胞によって引き起こされる．

● 表9-12-1 ● アレルギー反応の分類

	Ⅰ型アレルギー	Ⅱ型アレルギー	Ⅲ型アレルギー	Ⅳ型アレルギー
関係する抗体または細胞	IgE	IgG, IgM	IgG, IgM	感作T細胞
補体の関与	なし	あり	あり	なし
反応機構	マスト細胞，好塩基球に結合したIgEが抗原と結合し，メディエーターを遊離	細胞膜または細胞表面抗原が抗体と反応して，補体系を活性化し，細胞を溶解	免疫複合体の組織への沈着，補体系の活性化	抗原と感作リンパ球との反応により，サイトカインが放出されて生じる
主な疾患名	気管支喘息 じんましん アレルギー性鼻炎 アトピー性皮膚炎	溶血性貧血 血小板減少症 グッドパスチャー症候群	糸球体腎炎 血清病 過敏性肺臓炎 全身性エリテマトーデス	結核 移植後拒絶反応 接触皮膚炎 過敏性肺臓炎

① Ⅰ型アレルギー

即時型アレルギーまたはアナフィラキシー型ともいわれる（図 9-12-1）．この反応では，マスト細胞（肥満細胞）や好塩基球に結合したIgE抗体と対応するアレルゲンが反応してこれらの細胞を刺激する．その結果，ヒスタミン，ロイコトリエンなどの化学伝達物質（メディエーター）や腫瘍壊死因子（TNF）-α，インターロイキン（IL）-4やIL-5などのサイトカインの生成および反応亢進などが引き起こされ，Ⅰ型アレルギーが引き起こされる．

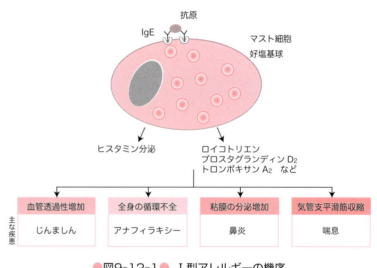

● 図9-12-1 ● Ⅰ型アレルギーの機序

代表疾患に気管支喘息，アレルギー性鼻炎，アトピー性皮膚炎，じんましん，アナフィラキシーショックなどがある．

② Ⅱ型アレルギー

免疫グロブリンが細胞表面の抗原と反応して起こる細胞障害型または細胞溶解型のアレルギーである．IgG抗体やIgM抗体が抗原を認識し，その後，補体による細胞障害作用，マクロファージ上への抗体結合と貪食作用などにより反応を引き起こす（図 9-12-2）．

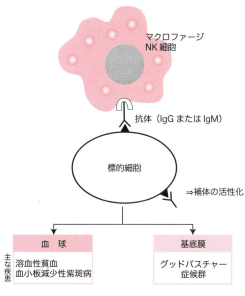

●図9-12-2● Ⅱ型アレルギーの機序

　代表疾患に，自己免疫性溶血性貧血，重症筋無力症，薬剤アレルギーによる血球減少，グッドパスチャー症候群などがある．

③ Ⅲ型アレルギー

　抗原と抗体が結合して形成される免疫複合体反応による障害である．アルサス型または免疫複合体型反応とも呼ばれている．不特定の抗原とIgG抗体が結合して作られる免疫複合体が形成され，これが血管に沈着することにより補体を活性化したり，好中球やマクロファージを遊走させて炎症細胞が活性化することにより，標的臓器に傷害を引き起こす．局所の反応がアルサス反応で全身反応が血清病と呼ばれている（図9-12-3）．

　代表疾患に，急性糸球体腎炎，ループス腎炎，過敏性肺臓炎，血管炎などがある．

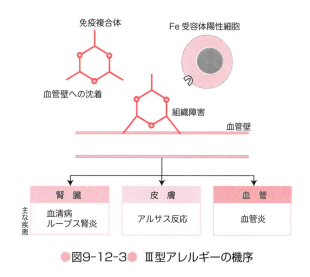

●図9-12-3● Ⅲ型アレルギーの機序

④ Ⅳ型アレルギー

Ⅰ～Ⅲ型とは異なり抗体の関与がなくT細胞による遅延型反応が引き金になる．抗原に感作されたT細胞が再度の抗原暴露により活性化し，その結果炎症反応が惹起され傷害を引き起こす（図9-12-4）．ツベルクリン反応は典型的なⅣ型アレルギー反応である．

代表疾患に，アレルギー性接触皮膚炎，同種移植片拒絶反応などがある．

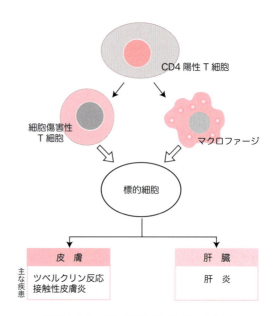

●図9-12-4● Ⅳ型アレルギーの機序

⑤ 食物アレルギー

食物アレルギーとは，アレルゲンとなる食物を摂取した後に，じんましんや口腔違和感，呼吸困難，嘔吐などの症状が出現し，時にはアナフィラキシーショックまで起こすことのある疾患である．我が国の食物アレルギー有病率は乳幼児が5～10%で年齢とともに減少するが，全年齢を通して1～2%程度の有病率があるとされている．食物アレルギーの多くはⅠ型アレルギー反応である．原因食物を摂取して2時間以内に発症することが多い．ほとんどの患者に皮膚症状が出現するが，他の臓器にさまざまな症状を起こしうる（表9-12-2）．

●表9-12-2● 食物アレルギーにより引き起こされる症状

部位	症状
眼	結膜充血，結膜浮腫，かゆみ，流涙，眼瞼浮腫
口腔・咽頭・喉頭	口腔，口唇，舌の違和感や腫れ，喉頭浮腫，嗄声，喉のかゆみ
皮膚・粘膜	かゆみ，発赤，発疹，じんましん，血管運動性浮腫
消化器	腹痛，悪心，嘔吐，下痢，血便
呼吸器	くしゃみ，鼻汁，鼻閉，呼吸困難，咳嗽，喘鳴
全身	頻脈，意識障害，血圧低下　など

食物アレルギーを起こすアレルゲン
卵白,卵黄,牛乳,大豆,米,小麦,そば,タラ,エビ,ピーナッツなどがある.

原　因：　経口摂取によって消化管に入った食べ物は通常さまざまな消化酵素によって分解されるが，分解されてもなお抗原性を持った物質が原因となる．すなわち，消化酵素に対して安定である食物たんぱく質を持った食物がアレルゲンとなりやすい．これらの原因物質は通常は加熱処理に対しても安定であることが多い．

治　療：　食物アレルギーに対する治療は原因療法として行う食事療法と，出現した症状に対する対症療法からなる．食事療法として重要なのは原因食品の除去，調理による低アレルゲン化，低アレルゲン化食品の利用である．対症療法は症状出現時の薬物療法が主体となる．特にアナフィラキシーの出現時には速やかで的確な処置が必要となる．

2) 膠原病，自己免疫疾患

　免疫のシステムはつねに自己と非自己を識別して自分に対して過剰な免疫応答が起こらないように調節している．本来は生体防御のために働いているそれらの免疫系が，自分の正常組織に対して反応し，生体にとって不利益な病態を引き起こす疾患を総称して自己免疫疾患と呼んでいる．特定の臓器や組織のみが傷害される臓器特異的自己免疫疾患と，病変が全身のあらゆる組織に及ぶ全身性自己免疫疾患に大別される．後述する膠原病も自己免疫疾患の範疇に入る．

　自己免疫疾患では種々の自己抗体の産生が認められ，それらの抗体が正常細胞や組織と反応する．疾患ごとに産生する抗体の種類は異なるため，自己抗体の検出が診断の有力な手がかりとなりうる（表9-12-3）．自己抗体による正常組織への傷害の機序としては，Ⅱ型アレルギーで直接的に細胞や組織を傷害するものや自己抗原と結合して免疫複合体を作りⅢ型アレルギーを引き起こすものがある．

●表9-12-3● 主な自己免疫疾患で検出される自己抗体

抗体	疾患名
抗アセチルコリンレセプター抗体	重症筋無力症
抗胃壁細胞抗体	悪性貧血
抗内因子抗体	
抗赤血球抗体	自己免疫性溶血性貧血
抗血小板抗体	突発性血小板減少性紫斑病
血小板結合 IgG	
抗ミトコンドリア抗体	原発性胆汁性肝硬変
抗平滑筋抗体	自己免疫性肝炎，慢性活動性肝炎
抗サイログロブリン抗体	慢性甲状腺炎，バセドウ病
抗ミクロソーム抗体	
抗甲状腺ペルオキシダーゼ抗体	
抗 TSH レセプター抗体	バセドウ病

　臓器特異的自己免疫疾患として，慢性甲状腺炎（橋本病）やバセドウ病，重症筋無力症，特発性血小板減少性紫斑病，自己免疫性肝炎などが知られている．また，全身性自己免疫疾患では，関節リウマチや全身性エリテマトーデス（SLE），強皮

症などの膠原病，血管炎症候群，グッドパスチャー症候群などがある（表9-12-4）．

●表9-12-4● 臓器特異的自己免疫疾患と全身性自己免疫疾患

I. 臓器特異的自己免疫疾患	
内分泌腺	自己免疫性甲状腺疾患（橋本病・バセドウ病），アジソン病，1型糖尿病，2型糖尿病，自己免疫性精巣炎，自己免疫性卵巣炎，自己免疫性卵巣炎
血液	自己免疫性溶血貧血，寒冷凝集素症，発作性寒冷血色素尿症，悪性貧血，突発性血小板減少性紫斑病
消化管	自尾免疫性萎縮性胃炎，潰瘍性大腸炎
肝臓	ルボイド肝炎，原発性胆汁性肝硬変
腎臓	グッドパスチャー症候群，尿細管間質性腎炎，膜性腎炎
神経・筋肉	重症筋無力症，多発硬化症
心筋	リウマチ熱，心筋梗塞後症候群
皮膚・眼球	尋常性天疱瘡，交感性眼炎，原田病，水晶体誘発性ぶどう膜炎
II. 全身性自己免疫疾患	
全身性エリテマトーデス，関節リウマチ，シェーグレン症候群，多発性筋炎，皮膚筋炎，強皮症，混合性結合組織病	

いくつかの疾患で，結合組織にコラーゲン線維の変化とフィブリノイド変性が病理学的に共通にみられることからこれらを膠原病と呼ぶ．

関節リウマチ： 寛解と再燃を繰り返しながら進行していく原因不明の多発性関節炎である．関節滑膜の炎症が軟骨や，骨の破壊，関節の変形・拘縮を引き起こし，著しく患者の日常生活動作（ADL）を低下させる．ときに，発熱や皮下結節，間質性肺炎，強膜炎などの関節外症状を伴うこともある．RFや抗CCP抗体が検出される．理学所見，画像所見，血液検査所見より関節リウマチの診断を行う．治療は，メトトレキサートなどの抗リウマチ薬，TNFやIL-6をターゲットにした生物学的製剤が使用されている．対症療法としてNSAIDsや副腎皮質ステロイド剤なども使用される．発症早期での積極的な治療が最も重要である．

全身性エリテマトーデス（SLE）： 若年女性に好発し，多彩な症状を認める疾患である．光線過敏症，発熱，脱毛，蝶形紅斑やディスコイド疹のような特徴的な皮疹，レイノー現象，関節痛などを認める．重症例では免疫複合体の沈着による糸球体腎炎（ループス腎炎），けいれんや意識障害を引き起こす神経精神SLE（NPSLE），ループス肺臓炎を引き起こす．dsDNA抗体や抗Sm抗体が検出される．血液検査所見としては溶血性貧血，血小板減少，リンパ球減少，補体の低下を認めることが多い．診断は身体所見と検査所見を総合的に判断してなされる．治療は，患者の病態により異なるが，重症例では副腎皮質ステロイド薬の大量投与や免疫抑制剤が使用される．

強皮症： 皮膚硬化の範囲により限局型と全身型に大別され，血管障害と全身の臓器に線維化を認める疾患である．手指の皮膚硬化やレイノー現象で発症することが多い．内臓病変として肺線維症や間質性肺炎，心筋の伝導障害，食道の拡張と蠕動運動低下，腎血管性高血圧を伴う強皮症腎がある．抗Scl-70抗体や抗セントロメア抗体が検出される．治療法は，血管拡張薬，胃酸分泌抑制薬投与などの対症療法を行うのみで，線維化抑制の根本的治療は確立されていない．

多発性筋炎/皮膚筋炎：　筋組織内の炎症による筋力低下を呈する疾患で眼瞼の皮疹（ヘリオトロープ疹）や手指，関節伸側の皮疹（ゴットロン徴候）を伴うものを皮膚筋炎と呼び，伴わないものを多発性筋炎と呼んでいる．四肢近位筋，頚筋の筋力低下，血液検査で筋原性酵素（CK，アルドラーゼ，LDH，AST など）の上昇が認められる．筋電図や MRI 検査，筋生検により確定診断を行う．筋肉以外では間質性肺炎，心筋の伝導障害，不整脈，皮膚の血管炎などの症状をきたす．抗 Jo-1 抗体などが検出される．治療にはしばしば副腎皮質ステロイド薬が使用され，治療反応性が悪い場合には免疫抑制剤も使用される．

結節性多発動脈炎（PN）：　血管炎症候群に分類される疾患の1つである．中高年の男性に多く，中動脈のフィブリノイド壊死性血管炎をきたす．発熱，体重減少，高血圧，関節痛，腎不全，脳梗塞，心筋梗塞，皮膚潰瘍などの症状をきたす．血液検査所見では CRP や血沈の亢進を認め，画像所見では腎実質内動脈や腸間膜動脈に動脈瘤も認めることがある．治療は病状により変わるが，副腎皮質ステロイド薬の投与や免疫抑制剤の投与を行う．

シェーグレン症候群：　全身の外分泌腺を標的とする自己免疫性疾患であり，おもに涙腺，唾液腺組織が傷害される．眼や口腔の乾燥症状をきたす．他の自己免疫疾患の合併がない一次性シェーグレン症候群と合併がある二次性シェーグレン症候群に大別される．腺外症状としては，発熱，リンパ節腫脹，関節炎，皮疹，肺や消化器，腎臓，神経病変を認めることがある．女性に多い疾患で，治療には人工涙液の点眼，人工唾液が使われ，腺外病変には，非ステロイド抗炎症薬やステロイド，免疫抑制薬が使用される．

3）免疫不全

　免疫とは細菌や真菌，ウイルスなどの病原体や異物，移植片，悪性腫瘍を排除するための機能である．免疫系に異常をきたし正常に免疫が働かない状態の疾患の事を免疫不全症と呼ぶ．免疫不全症は先天性免疫不全症と後天性免疫不全症に分類される（図 9-12-5）．

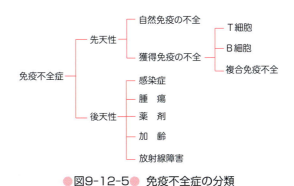

●図9-12-5● 免疫不全症の分類

先天性免疫不全症：　遺伝子異常によって生まれつき免疫系に異常のある状態を先天性免疫不全症または原発性免疫不全症と呼ばれている．本疾患では易感染性であると同時に悪性腫瘍を合併する頻度も高い上，自己免疫疾患も高頻度に合併する．

現在約300あまりの先天性免疫不全症が発見されているが今後も増加すると考えられている．

後天性免疫不全症：　後天性免疫不全症は，HIVウイルス感染によって引き起こされるAIDSに代表される感染症や腫瘍，免疫抑制薬投与などによる薬剤障害，放射線障害，栄養障害，加齢などで発症する．患者数は先天性よりもはるかに多い．

9.13 感　染　症

1）低栄養と感染症の社会的課題

一般的に低栄養状態では感染症を発症しやすい．この問題は高齢者だけでなく，どの年齢層でも留意すべきである．入院患者の30〜70％は低栄養状態にあり，栄養不良は，感染症をはじめ，縫合不全などの術後の合併症や褥瘡などの増加につながり，死亡率も上昇する．また在院日数が延長して再入院率が高くなり，ひいては医療費の増加を招く．

2）低栄養・栄養不良による易感染性病態

低たんぱく栄養状態（protein-energy malnutrition: PEM）では免疫機能の障害は好中球には少なく，主として細胞性免疫の機能低下が生じている．ヘルパーT細胞が顕著に減少し，サプレッサーT細胞は軽度から中等度に減少するが，B細胞に基づく体液性免疫は比較的減弱しない[1]．好中球やマクロファージは殺菌能や貪食能により数時間から数日以内に感染防御の機能を発揮するが，栄養低下による障害は比較的軽度であるが，不足する栄養素によってはリンパ球系と同様に免疫機能の低下が顕在化する．

高齢者では内臓機能の低下や食欲を含めた意欲の低下などにより，基本的に栄養摂取量が低下していることが多く，それに伴い赤血球系とともに白血球の減少が70歳代あたりからみられ，特にリンパ球数および細胞性免疫能の低下が認められる．加齢以外にも感染対策に栄養管理が必要な病態は多岐にわたっており，肺癌，肝癌や血液系悪性疾患を代表とする悪性腫瘍の場合，基礎疾患による身体・栄養状態の消耗のほかに，抗癌剤や放射線による治療などが影響し，いわゆるcompromised host（易感染性宿主）となるために日和見感染が問題となる．これらの病態ではリンパ球系の細胞性免疫のみならず，好中球の遊走能や殺菌能の低下がみられる．腎不全患者においてもリンパ球系細胞性免疫の低下がみられるが，その程度は血清アルブミンおよびトランスフェリンの低下など低栄養状態との関連性がある[4]．

また手術を受ける患者の場合，栄養不良は術後合併症のリスクを高める．術後の死亡率に影響を及ぼすこと[5]，また栄養不良では呼吸機能が悪く，肺炎にかかりやすいことが報告されている[6]．

3）栄養評価

栄養状態が手術を受けた患者の予後に影響することは今や周知の事実であり，各医療施設においてチーム医療の一環として栄養サポートチーム（NST）が術前から術後の栄養状態の評価とケアを実践している．NSTの活動の充実には患者の栄養状態を臨床的に簡易に行える客観的な評価法が役立っている（表9-13-1）．

2003年ESPENで発表があった栄養評価法CONUT（Controlling Nutritional Status）では，客観的栄養指標である血清アルブミン値，末梢血リンパ球数，総コレステロール値をスコア化し，それをもとに算出した値（CONUT値）で栄養状態を評価する[12]．たんぱく質，免疫，脂質という3つの生体指標を反映したもので，栄養不良レベルは正常，軽度，中等度，高度の4段階で評価される．まずは患者の診察を適切に行い，主観的包括的栄養評価（SGA：Subjective Global Assessment）によって血液検査データを入れずに簡略的に栄養状態をスクリーニングし，引き続きCONUTなど客観的な栄養評価を行うことが臨床的に有用である．SGAは，問診・身体計測・病歴を組み合わせた評価法である．高齢者には身長の代わりに膝高を計測し，血清アルブミン値を加えたGNRI（Geriatric Nutrition Risk Index）が新たな指標として運用されている[13]．GNRIは［1.489×血清アルブミン（g/L）＋41.7×（現体重/理想体重）］で算出され，82未満が重症，82～91が中等度，92～98が軽度リスク，99以上がリスクなしと判定される．

● 表9-13-1 ● 栄養状態の客観的評価法

PNI: Prognostic Nutritional Index（参考文献[7, 8]）
　評価式　PNI＝158－（16.6×Alb）－（0.78×TSF）－（0.22×TFN）－（5.8×DH）
　Alb, アルブミン（g/dL）；TSF, 上腕三頭筋部皮厚（mm）；TFN, 血清トランスフェリン（mg/dL）；DH, 遅延型皮膚過敏反応（0，1，2）
　（0　反応なし；1　＜0.5 mmの硬結；2　≧0.5 mmの硬結）
　評価基準
　　高リスク　≧50，中等度リスク　40～49，低リスク＜40
NRI: Nutritional Risk Index（胃癌患者の栄養学的手術危険指数）（参考文献[9]）
　評価式　NRI＝10.7×Alb＋0.0039×TLC＋0.11×Zn－0.044×Age
　Alb, アルブミン（g/dL）；TLC, 総リンパ球数 Total Lymphocyte Count（/μL）；Zn, 血清亜鉛濃度（μg/dL）；Age, 年齢

● 表9-13-2 ● CONUTスコアの算出と栄養評価

アルブミン（g/dL）	≧3.50	3.00～3.49	2.50～2.99	＜2.50
Alb スコア	0	2	4	6
総リンパ球（/μL）	≧1600	1200～1599	800～1199	＜800
TLC スコア	0	1	2	3
総コレステロール（mg/dL）	≧180	140～179	100～139	＜100
T-cho スコア	0	1	2	3
CONUT 値＝（Alb スコア）＋（TLC スコア）＋（T-cho スコア）				
CONUT 評価	正常	軽度	中等度	高度
CONUT 値	0～1	2～4	5～8	9～12

4）感染対策と栄養改善

重症外傷患者に対して受傷後18～24時間の早期から経腸栄養を開始すると感染症の発症率が低いとされ，TPNよりは経腸栄養の有用性が広く認識されるようになった[14]．しかしながら，重症感染症では消化管機能の障害あるいは人工呼吸器管理下における鎮静剤持続投与さらにはストレス性胃潰瘍対策のH_2ブロッカーなどによる胃排出能低下が起きやすく，経腸栄養は感染源の形成や誤嚥性肺炎の原因になる危険性もある．American Society for parenteral and enteral nutrition（ASPEN）のアルゴリズムでは経腸栄養の開始に先立って消化管機能の評価が必須

とされており，経腸栄養の選択は慎重に行うべきである[15]．

急性期医療や重症症例に対する栄養管理としては，エネルギーや窒素バランスの正常化が基本にあり，PEMを改善することはいうまでもない．最近では，生体防御能の賦活化による感染症合併の予防に立脚した治癒率の向上を目的とする免疫増強栄養剤（IED：Immune-enhancing diet）が運用されている．IEDの栄養素はアルギニン，グルタミン，n-3系脂肪酸，核酸成分や食物繊維などであり，それぞれの多彩な作用により創傷治癒の促進，構造と機能の維持，免疫機能の向上，腸管粘膜委縮の改善・下痢の防止などが期待される．1995年から経腸栄養剤とIEDの比較試験の成績が相次いで報告され，IEDの優れた感染予防効果がみられる[16]（9.15節も参照）．

医学の進歩や医療技術の向上により治療困難と思われていた重症例が治癒できるようになり，さらには社会情勢としては未曾有の高齢化状態にある現在，効果的かつ効率的な医療を展開するには感染症対策が重要であり，その方策として栄養管理は必須である．全身管理と集学的医療がチーム医療の中で推進されており，その一翼として栄養療法の果たす役割は大きい．

9.14 癌

細胞分裂が行われている過程において，分化しつつある細胞，または未分化細胞が，癌化する可能性があると考えられている．癌化するためには突然変異によることが多いが，それらはある特有の遺伝子に生じるため，癌は細胞遺伝子の疾患といわれる．

近年，我が国においては癌患者が著しく増加し，現在は脳血管障害を抜いて死因の第1位となった．その死因の内訳は，2014年の統計では，男性は，肺癌，胃癌，大腸癌，肝臓癌，膵臓癌，女性は，大腸癌，肺癌，胃癌，膵臓癌，乳癌の順である．

1）消化管の癌

消化管とは，口腔にはじまり肛門に終わる1本の管である．その内側より，粘膜，筋層，漿膜の3層から成り立っている．粘膜は，上皮細胞組織，粘膜固有層，粘膜筋板，粘膜下結合組織よりなり，筋層は，部位により特有の形態をとり，輪走筋または縦走筋よりなり，漿膜は，周囲の粘液により湿潤が保たれている．

癌の重症度は，その浸潤が及ぶ範囲により規定される（表9-14-1）．

●表9-14-1● 癌の重症度

Stage 0	粘膜層までの癌
Stage Ⅰ	粘膜固有層まで達していない癌．リンパ腺転移なし
Stage ⅡA	病巣が固有筋層に達しているが，リンパ腺転移なし
Stage ⅡB	リンパ腺転移あり
Stage Ⅲ	病巣が漿膜まで浸潤．リンパ腺または他臓器浸潤のあるもの
Stage Ⅳ	遠隔転移のあるもの

a. 食道癌

男性に多く，男女比は約5対1である．ほとんどの場合予後は良好である．危険

因子として，喫煙，飲酒，肥満，胃液逆流が挙げられている．

病態・症状：　初期癌であれば，無症状．重篤化すると，嚥下障害，通過障害などを生じる．嚥下障害による摂食量の低下，嗜好の変化，食欲の低下などにより，体重減少をきたす．

診　断：　バリウムによるX線食道造影検査または消化管内視鏡により病像を確認し，さらに内視鏡で組織生検を行い，組織型，病期を確定する．

治　療：　早期癌では，内視鏡手術を行い，予後良好．Stage ⅡB，Ⅲでは，外科的手術，リンパ節郭清手術，術後放射線照射または化学療法．Stage Ⅳでは，放射線照射，化学療法を試みるが，予後不良．緩和治療を考慮する．

b. 胃癌

胃粘膜上皮から発生する悪性新生物である．近年，死亡者数は減少傾向であるが，現在なお罹患患者数は男女あわせて最も多い癌である．

ピロリ菌は，胃癌の最も重要な危険因子である．ピロリ菌の存在で萎縮性胃炎を生じ，それが胃癌に進展することがある．その他，塩分，高塩分食品などが発癌に関係する因子として知られている．

病態・症状：　初期癌では全く無症状のことが多い．多くは，食欲不振，体重減少，胃部膨満感，悪心，嘔吐，ときに吐血などを認める．嗜好の変化，食欲の低下などにより，体重減少をきたす．

診　断：　現在，我が国における検診では，X線による胃透視検査，胃内視鏡検査，ペプシノーゲン法の3つが行われている．最終的には，胃内視鏡により病像を確認し，組織の生検を行い，組織型，病期を確定する．

治　療：　Stage ⅡAまでは原則として内視鏡手術を行い，予後良好．Stage ⅡB，Ⅲでは，外科的手術とリンパ節郭清，術後化学療法．Stage Ⅳでは，化学療法が試みられるが有効性が乏しく，予後不良．緩和治療を考慮する．

c. 大腸癌

直腸，S字状結腸，盲腸に好発する．罹患患者数は，男女あわせて胃癌に次いで第2位であり，死亡者数も，男性第3位，女性第1位である．

危険因子として，大腸腺腫（ポリープ），潰瘍性大腸炎など既往症が挙げられている．また，遺伝的因子も重要視されている．

病態・症状：　初発症状として，腹痛，便通異常，血便，貧血，体重減少，全身倦怠感などがある．

高齢者では，腸閉塞で受診し，大腸癌が発見されることが稀ではない．

診　断：　スクリーニング検査として便潜血反応（免疫法）を行い，陽性であれば大腸内視鏡検査を行う．X線によるバリウム注腸法もある．

治　療：　Stage ⅡAまでは，可能な限り内視鏡手術を行い，予後良好である．Stage ⅡB，Ⅲでは，外科的手術とリンパ節郭清手術のうえ，術後化学療法を行う．Stage Ⅳでは，化学療法を試みるが有効性は少ない．予後不良であり，緩和治療が必要となる．

2）消化管以外の癌

消化管以外の部位の癌で，頻度が高く，罹患患者が多いのは，男性では，前立腺

癌が第2位，女性では，乳癌が第1位，子宮癌が第4位である．また，死亡者数の多いのは，男性では肺癌が第1位，女性では乳癌が第4位である．この他，肝臓癌が男性では第4位を占める．

a. 肺　癌

近年，肺癌は急激に増加し，その死亡者数は，男性では胃癌を抜き第1位である．好発部位は，肺門型43％，肺野型39％である．

危険因子として喫煙が重要である．特に20～30年前の喫煙が癌の発生に関係があるといわれる．

病態・症状：　初発症状として，咳嗽，血痰，胸痛，呼吸困難，喘鳴などがあり，やや進行すると，病巣の圧迫による上大静脈症候群（上半身の浮腫など），反回神経麻痺による嗄声などがある．その他，転移部位の症状を呈する．

診　断：　胸部X写真，CTによる．確定診断のための組織検査は，気管支鏡による．喀痰による組織検査は，発見率に乏しい．

治　療：　Stage ⅡAまでであれば，内視鏡手術が主流であり，予後良好である．Stage ⅡB，Ⅲでは，外科的手術とリンパ節郭清を行い，放射線照射または術後化学療法を行う．Stage Ⅳでは，化学療法を試みるが有効性は乏しく，予後不良．緩和治療が必要．

b. 肝臓癌

肝臓癌の大部分は，肝細胞癌である．慢性B型肝炎，C型肝炎を基礎として発生することが多い．肝臓癌の約90％以上で肝硬変を伴う．

B型肝炎ウイルスのキャリア，特にHBe抗原陽性者では，肝臓癌発症のリスクが健常人の約200倍であるとされている．なお，B型肝炎は母子感染が多い．

C型肝炎では，ほとんどの症例で肝硬変を生じ，その後に肝臓癌を発症する．欧米に比して我が国の発症率が高く3～8％に達し，肝臓癌発症の最大の危険因子である．その他，アルコール性肝障害，非アルコール性脂肪肝に由来する症例も注目されている．

病態・症状：　肝臓癌は，比較的症状の発現が遅く，発見が遅れることも稀ではない．症状として，腹痛，腹部膨満感，全身倦怠感，食欲不振，体重減少などがある．

肝硬変を伴うと，腹水，下肢の浮腫，黄疸などが出現する．転移部位の症状で発見されることも稀ではない．

肝臓癌は，その形態から，結節型，塊状型，びまん型とがある．

診　断：　肝機能検査，肝炎ウイルス検査，腫瘍マーカーとしてAFPなどの検体検査および画像検査として，超音波検査，CT検査，MRI検査が有用である．

治　療：　腫瘍が5cm以下であれば，肝臓切除術が行われる．腫瘍が5cm以上，あるいは多発性であるときは，肝動脈塞栓療法が主流である．塞栓物質として主として抗癌剤が用いられ，塞栓により癌細胞の栄養血管を閉塞し，癌の縮小を目指す治療法である．また，高濃度エタノールを注入し，癌組織の壊死と線維化を図る治療法も広く行われている（Percutaneous Ethanol Injection, PEI）．

その他，全身的化学療法，ラジオ波による焼灼，放射線照射なども試みられている．末期患者では緩和治療が必要である．

c. 乳　癌

　女性の癌で患者数が最も多く，死亡者数も第5位を占める．その大部分は上皮性悪性腫瘍である．乳癌には浸潤型と非浸潤型があるが，95％以上が浸潤型である．

　危険因子として，未婚，閉経後肥満，授乳経験なし，良性乳腺腫瘍の既往，初産年齢が高齢，乳癌家族歴，閉経後ホルモン療法などが挙げられている．

　病態・症状：　自覚症状に乏しいが，自分で乳腺腫瘤に気付き，医療機関を受診し，発見されることが多い．検診などで，超音波検査，X線検査（マンモグラフィー）などの画像診断により発見されることも少なくない．

　診　断：　熟練した医師による触診が有用である．また画像診断により乳癌が疑われれば，組織生検を行い，診断を確定する．

　乳癌は体表にあるため，他の癌に比して早期発見が容易である．早期発見により予後が決定されるため，特に検診の重要性が指摘されている．海外に比べて我が国では現実に検診を受ける人数がきわめて少なく，2009年現在，50～69歳の23.8％が検診を受けたにすぎない．

　治　療：　外科的手術が可能な症例では積極的に手術を行う．手術は乳腺部分切除を行い，同時に下部腋下リンパ腺の郭清を加える方法が主流である．症状に応じて，術後，放射線照射，化学療法を行う．

　予後については早期ほど良好で，5年生存率は，StageⅠ 95％，StageⅡ 70～85％，StageⅢ 50％，StageⅣ 18％である．

d. 前立腺癌

　男性の癌で，罹患率がきわめて高く，胃癌に次いで第2位を占めるが，死亡者数は患者数に比して少なく，第6位である．

　これは，癌自身の発育が比較的緩やかで，また治療法が確立されているためである．

　危険因子として，年齢（高齢者），人種（黒人），家族歴が挙げられている．

　病態・臨床症状：　検診などでPSAの上昇を指摘され発見されることが多いが，ほとんど無症状である．比較的進行した状態では，頻尿，残尿感などの症状が認められる．血尿の頻度は少ない．病状と関係なく骨転移を生じることがあり，注意を要する．

　診　断：　直腸診で，前立腺癌では非対称性の腫瘍を触れる．前立腺肥大症では対称性である．PSA値がスクリーニング検査として広く用いられる．4 ng/mL以上であれば前立腺癌の可能性が疑われ，泌尿器科的精査が必要である．しかし，PSA値の検査が，必ずしも予後の改善とは結びつかないという批判もある．

　最終診断は，前立腺組織の生検を行い，腫瘍細胞を確認することである．

　治　療：　治療法として，手術療法，放射線療法，ホルモン療法がある．

　手術療法として，根治的前立腺全摘除術は，前立腺癌の根治療法として確立された治療法である．初期癌であれば予後はきわめて良好である．

　放射線療法も良好で，根治的手術との比較試験で有意差が無かったとする報告もある．

　ホルモン療法では，初回療法としては進行癌および転位を伴う症例が対象である．手術，放射線療法後に再発防止のため用いられることもある．

　治療後の経過観察に，PSA値は有用性が高い．

e. 子宮癌

　子宮癌は婦人科的疾患の中で最も多く，患者数は，乳癌，大腸癌，胃癌，肺癌に次いで第5位を占め，死亡者数は第6位である．

　子宮癌には子宮頸癌と子宮体癌とがあり，かなり病態が異なる．患者数はほぼ同数である．

　子宮頸癌はヒトパピローマウイルス感染によるとされ，性行為により感染される．このため発症年齢は低く，20歳代に若年者にも認められることも稀ではない．

　子宮体癌の危険因子は，肥満，妊娠回数の少なさ，不妊傾向，骨粗鬆症に対する女性ホルモン療法などが挙げられている．子宮頸癌と異なり，閉経後の高齢者に認められることが多い．

　病態・症状：　子宮頸癌はごく初期には無症状であり，婦人科検診で発見されることも多い．多くは，接触出血，不正出血を認める．

　子宮体癌では初発症状として，不正出血，黄色帯下，過多月経などがある．

　診　断：　婦人科的内診により子宮頸部または子宮体部の細胞診，コルポスコピー組織診の順で行われ，診断が確定される．

　治　療：　初期子宮頸癌であれば子宮頸部円錐切除術を行い，予後良好．進行癌であれば子宮全摘手術を行う．放射線療法も欧米では広く行われており，治療成績は手術療法と同等であるという．

　予防策としてヒトパピローマウイルスに対するワクチンが開発されているが，衆知のごとく，その副作用が社会問題となっている．

　子宮体癌では，ごく初期のStage 0では子宮内全掻爬，Stage I以上では子宮全摘出術および付属器全摘出を行う．初期では予後は良好であるが，進行癌では楽観できない．

3) 終末期医療（ターミナルケア）

　ターミナルケアのはっきりとした定義はないが，根治治療の不可能である癌患者（3～6ヵ月以内の死が予想される状態）に施す治療を終末期医療という．

　癌の告知：　終末期医療といっても，必ずしも自覚症状と病状が比例しないこともある．その原疾患により，一般状態がかなり異なるからである．

　終末期医療において最も問題となるのは，癌の告知の時期である．

　我が国においては，癌の告知は家族にのみ行い，患者本人には伏せておくことが多かった．しかし現在では，患者自身に対する告知が広く行われるようになった．ただ機械的に告知を行うのではなく，患者の背景を十分に考慮しつつ行う必要があり，いたずらに患者を不安に陥れることがないような十分な配慮が必要である．

　緩和ケア：　終末期医療においては，患者は多くの場合さまざまな苦痛を訴える．これをできるだけ緩和するための方策が次項に述べる「緩和ケア」である．

4) 緩和ケア

　緩和ケアの目指すことは，まず，癌に伴う苦痛の除去である．また，それらをどのような形で施行するのか，受け入れ態勢が重要である．

　緩和ケアを受ける専門施設として，ホスピスがある．ホスピスもかなり普及した

が，患者および家族の希望があれば，在宅で緩和ケアを受ける在宅ホスピスを考慮すべきである．

苦痛の除去： まず，できるだけ身体的苦痛を軽減するため，非ステロイド系鎮痛薬やモルヒネなどの麻薬を用いる．耐えがたい苦痛を我慢させ，わずかな延命を期待するよりも，生活の質（QOL）を保てるように努力する．

精神的苦痛の除去： 末期癌では死に対する恐怖心が強い．これをいかにして除去するかはきわめて重大な問題である．このために，医療関係者のみでなく宗教関係者にも加わってもらうこともある．

社会的苦痛の軽減： 患者の社会的な立場により，経済的，職場に対する心配など社会的な面での苦痛を伴うことが多い．このため，家族，会社の上司，ケース・ワーカーなどを含めて話し合いを密にし，苦痛を軽減するようにする．また，家族の立場も十分に勘案し，できる限りの援助を行う．

患者のQOLを損なうことなく，残された時間を有意義に過ごすような環境を整えることが，最終的に緩和ケアの目指すところである．

9.15 手術，周術期患者の管理

手術などの外科的侵襲（手術・外傷や出血などのストレス）は，患者の体に大きな負担をかける．侵襲のストレスは高血糖を引き起こし，代謝にも変化を及ぼす．術後の順調な回復には，このような変化を念頭に置き，各栄養素のバランスに配慮した適切な栄養管理を実施する必要がある．また，栄養不良があると外科手術後の合併症の発生率や死亡率が高くなることが知られている．特に消化器外科手術患者は，食欲不振や通過障害などが存在し，術前から栄養障害に陥っている患者が少なくない．術後も絶食を余儀なくされることが多い．食道癌切除や膵頭十二指腸切除は，消化器外科手術の中で侵襲が大きく，術後経口摂取不十分な期間が長い．周術期の栄養管理の重要性が高い．

1）術前，術後の栄養管理

術前，術中，術後のことを周術期といい，栄養管理上重要となるのは術前，術後である．低栄養（PEM）の患者を手術すると，筋肉の消耗，創傷治癒の遅延，浮腫の増強，免疫能低下，特に感染性合併症の増加などにより，術後合併症増加，入院期間の延長，死亡率が上昇するなどが挙げられる．つまり，低栄養状態を放置したままでは，いくら原疾患を治療しても治療成績は向上しない．

術後合併症や死亡率を増加させないためにも，術前には患者への充分なアセスメントを行い，栄養療法を含めた適切な術前処置，適切な術式や手術適応の決定が大切である．

重症度栄養リスク（欧州静脈経腸栄養学会：ESPEN 2009年）ガイドラインでは，この術前低栄養患者を次のように定義し，術前栄養療法の適応としている．①6ヵ月以内に体重の10〜15％が減少，②BMI＜18.5 kg/m^2，③SGA（主観的包括的アセスメント）でC評価（高度の栄養不良），④血清アルブミン濃度＜3.0 g/dL（肝機能障害や腎機能障害によるものではない），のいずれかに当てはまる場合は，術前栄養療法を必要とする．術前術後における栄養状態の低下の有無については，ア

> **ASPEN/SCCM**
> **（米国静脈経腸栄養学会/米国救命医療会議）**
> 2009年のガイドラインにおいても術前に低栄養状態がある場合には，5〜7日間の静脈栄養が推奨されている．術後急性期には，半減期が短く栄養状態を早く知ることができる，プレアルブミン，トランスフェリンなどが用いられる．また，術前術後の栄養アセスメントとして，予後栄養指数が用いられる場合もある．
> （9.13節も参照）

ルブミン，ヘモグロビン，総リンパ球数，総コレステロールなどを複数組み合わせて評価する．

① 術前の栄養療法： 栄養アセスメントには，主観的包括的栄養評価（SGA）と客観的栄養評価（ODA）がある．これらを総合的に判断し，中等度以上の栄養障害がある場合，手術を遅らせても問題がないときには，術前に7～14日の栄養療法を実施することが推奨されている．患者の食欲，入院前の食事摂取量，経口摂取の可否，消化吸収能の状態を考慮して栄養投与ルートを決定する．一般的に消化管の通過障害が存在する場合は，中心静脈栄養（TPN）を考慮する．

狭窄による通過障害のある場合には，経腸栄養法（EN）を施行することもある．また，経口摂取が可能であれば，食事に加え栄養剤を経口から摂取し，不足分を末梢静脈栄養（PPN）で補うこともある．入院前の食事摂取量が十分でなかった場合には，リフィーディングシンドローム（慢性的な栄養不良状態が続いている患者に，積極的な栄養補給を行うことにより発症する一連の代謝性合併症の総称）を予防するため目標栄養量に対し，ゆっくり段階的に増量するよう計画を立てる．投与カロリーの設定は厳密ではないが，おおむね20～30 kcal/kg/日を1つの目安とするか，ハリス-ベネディクトの式から求める．必要であれば，投与エネルギー量は30～50 kcal/kg/日に調整を行うが，術前1～2日には徐々に減少させる（リフィーディングシンドロームについては6章を参照）．

② 術後の栄養療法： 術後では，患者の病態，循環動態，腸管の機能などから適切な栄養補給法を選択することが最も大切である．術後の絶食あるいは摂取量不足期間がどの程度続くと合併症が発生してくるのかは不明であるが，1週間以上の絶食あるいは摂取量不足が予想される場合は栄養療法の適応となる．まずエネルギー必要量を求め，必要量に近づけるための栄養補給法（静脈栄養，経腸栄養，経口栄養から適切な選択，または併用）を決定する．

腸管が使用できれば早期からENを開始することがすすめられている．しかし，ENが行えない場合や投与目標量までの増量が行えない場合は，高血糖や感染性合併症に留意して経静脈栄養法（PN）を施行する．PNは必要量や期間に応じてTPNとPPNを使い分ける．

術後速やかに経口摂取が再開できる体表の手術（乳癌等）や，消化器外科手術でもERASプロトコル（Enhanced recovery after surgery: ERAS，イーラス，術後回復強化）等によって2～3日以内に十分な経口摂取が可能となることが予測される場合は，術後の人工栄養管理は通常不要である．絶食期間が1週間以内かつ術前からの栄養不足がない場合も，末梢静脈から水分・電解質を補給し，状況により末梢静脈栄養法を付加する程度でよいとされる．しかし，術後経口摂取が不十分となる期間が長くなることが予測される場合や，術前から栄養不良を有する患者では，術後早期からの積極的な栄養管理が望まれる．このような患者では術中に栄養投与目的の腸瘻チューブを留置し，術後は早期経腸栄養を行うことがすすめられる．高齢者などでは，術式によって術後長期間にわたり経口摂取が不十分となることも多くあり，その場合は在宅で経管栄養を継続するとよい．中心静脈栄養（TPN）は経腸栄養が何らかの理由により不能な場合に行う．また，栄養療法は入院期間に限られたものではなく，手術侵襲が大きい症例ほど，術後の栄養状態の回復が遅れる

---

immunonutrition：免疫賦活栄養法

侵襲の大きい手術前に免疫賦活作用のある成分（核酸，アルギニン，グルタミン，n-3系脂肪酸，抗酸化物質等）を強化した経腸栄養剤を投与し，感染症を予防，術後の回復促進をさせることを目的とした栄養法である．特に，広範囲熱傷，人工呼吸器管理下の栄養管理に有効とされている．immuno-nutrition目的の経腸栄養剤には組成の異なる複数のタイプがあり，病態に応じた効果的な使用方法について，今後研究が進むと思われる（9.13節も参照）．

ため，退院後も外来での栄養療法が必要である．

③ **栄養投与量**：　食道切除術や膵頭十二指腸切除術など，侵襲が大きい手術の術後は，エネルギー投与量がこれまで高く設定されがちであった．しかし，最近では術後のエネルギー消費量がそれほど高くないこと，overfeeding（栄養過剰）の弊害が予想以上に大きいことが明らかになるにつれて，目標投与カロリーは低く設定されることが多くなってきている．① 実際には 25 kcal/kg/日（30 kcal/kg/日以内）程度が現実的であり，最近のガイドラインでも推奨されている．② 肥満やるい痩が高度にある場合は理想体重を参考にする．たんぱくは 1.2〜1.5 g/日程度投与，ストレスの程度に応じてたんぱく質を補給し窒素平衡が負にならないようにする．脂肪の投与量は総エネルギーの 20〜30% 以内が安全とされる．

2）胃，食道の手術

術前の栄養食事管理：　原則的に高エネルギー・高たんぱく質食の経口摂取とする．経口摂取が不可能な場合は経静脈栄養法，経管・経腸栄養とする．術前に放射線療法を施行するときは，特に強制栄養法が必要となる．術前における，中心静脈栄養の投与量目安として，エネルギー 35〜40 kcal/kg/日，糖質 350〜500 g/日，kcal/N 比 150〜200 前後．

術後食の開始：　一般的に消化管機能や嚥下機能に問題がないことを確認して，水分が多くやわらかく調理した食事から開始する．意識が明瞭で食事摂取の意思があることを確認する．手術により安静度，消化管機能の回復が違うので食事開始のタイミングも異なる．

段階的に流動食➡三分粥食➡五分粥食➡全粥食➡普通食と柔らかい食事から，普通の食事に移行する．近年は，積極的な栄養補給が有効とされ，水分の多い流動食ではなく，固形食から開始する方法もあり，よく噛むことや量の調節など食べ方を指導する．侵襲の少ない手術でも体調の回復が遅い場合は，患者の食欲や消化機能を考慮して食事の種類を決める．

食道術後の栄養食事管理：　食道は頸部，胸部，腹部に位置する消化管であり，手術域が広範囲となることから十分な栄養が必要になる．食道狭窄による通過障害がある場合には静脈栄養法で栄養改善を図る．手術域に嚥下や発語に関する神経があり，術後に反回神経麻痺による嚥下障害を発症することが多いので，食事開始前には嚥下機能をアセスメントする．術後は静脈栄養法，経管栄養法とし，術後 7 日ごろより嚥下評価にて安全を確認後食事開始とする．

流動食よりも半固形とろみ食，ゼリー食が食べやすいので，摂食機能に合わせた形態を工夫する．経口訓練の進行に伴い，五分粥食，全粥食と段階を進め，静脈栄養，経管栄養を漸減する．侵襲が大きく食事だけで必要栄養量を充足しない場合には，経腸栄養剤を継続する．アイスクリームやプリン，経腸栄養剤をシャーベットなどにしたものなど口当たりがよく高栄養食品を間食とするとよい．さらに，食後に不快感（つかえ感など）が起こりやすく，この場合には少量頻回食とする．

胃切除術後の栄養食事管理：　術後の絶食期は亜全摘（幽門側胃切除，噴門側胃切除など）の場合は 3〜4 日，前摘出の場合は 5〜6 日，腹腔鏡下術（内視鏡的胃粘膜切除術など）の場合は，2〜3 日程度とする．術後は胃から分泌される食欲刺

激ホルモン（グレリン）の分泌低下，切除による胃容積の減少などの影響により食事量が減るので，消化の良い食品を分食して栄養を補う．食後の不快感や膨満感などを避けるために十分に咀嚼してゆっくり食事をして，調子が良くても食事量は控えめにする方がよい．また，水分の多い食事は腸への急速な流入の原因になりやすいため，食事中の水分摂取は控えめにするなどして食後の不快感を回避する．胃・十二指腸手術を必要とする疾患には，良性疾患では胃・十二指腸潰瘍，悪性疾患では胃癌がある．手術後の消化吸収に及ぼす影響には，脂質消化吸収障害，たんぱく質消化吸収障害，糖質消化吸収障害，ビタミン B_{12} 吸収障害などがある．術後は，評価指標を継続的に観察し，栄養状態の動向を判断する．特に，血液栄養指標や窒素平衡は体たんぱく質の異化・同化を判断する指標として重要となる．実際の食事では，手術後の残存臓器により消化吸収障害や合併症が異なって現れるので，残存臓器の確認は大切となる．最近では，侵襲後あるいは手術後早期からの（24時間以内）経腸栄養の施行が推奨されてきている．特に侵襲の大きい外傷患者や外科手術患者での早期経腸栄養の有用性が示唆されている．

① ダンピング症候群： 胃切除などを受けた患者の，食後に起こる消化器症状や循環失調症状を伴う一連の症状をいう．

- 早期ダンピング症候群：食後20～30分以内にめまい，嘔吐，下痢，腹痛など，また冷汗，動悸，頻脈，蒼白，全身倦怠感などの症状が出現する．これは，食物が食道から直接，上部空腸に送り込まれることにより，体液性因子，神経性因子などが複雑に関連しあい発症するとされる．

- 後期ダンピング症候群：食後2～3時間後の高インスリン血症（食後の急激な糖吸収による高血糖状態）により起こる低血糖症状．頭痛，全身倦怠感，脱力感などの症状を呈する．単純糖質の短時間での摂取を控え，たんぱく質，脂質を含む食品を時間をかけて摂取する．また，糖質を含む食品を少量頻回に分けて摂取すること（間食）も予防となる．低血糖症状を認めた場合は，グルコースや果糖，ショ糖など吸収のよい糖分を摂取する．

② 貧血対策： 胃切除後，特に胃全摘患者では胃酸が分泌されないため，鉄が3価から2価に変換できないことにより，鉄の吸収効率が低下し鉄欠乏貧血になりやすい．また，ビタミン B_{12} と結合して回腸末端部で吸収される内因子が減少し，吸収障害による巨赤芽球性貧血の症状を呈する．術後数年を経て，体内に蓄積されたビタミン B_{12} が枯渇した段階で発症する．栄養バランスの良い食事をするとともに，欠乏症ではビタミン B_{12} を原則として内服または注射で補う．

③ 骨粗鬆症対策： 胃切除後は胃酸の分泌低下，食物の消化管内通過時間の短縮などから，カルシウムやビタミンDの吸収が低下する．カルシウムの吸収が減少すると骨に蓄積されたカルシウムが溶出して骨粗鬆症の原因となる．食事を良く咀嚼して，易消化を心掛け，栄養素の吸収を相互的に高めるように栄養バランスの良い食事内容とする．

④ 下痢対策： 一般に胃切除後は脂肪の吸収が悪くなり下痢を生じやすい．比較的吸収しやすい乳化した油脂（バター，マヨネーズなど）を中心に使用する．

⑤ 逆流性食道炎： 酸性の胃内容物やアルカリ性の十二指腸内容物が食道に逆流することで胸やけや嚥下困難などの合併症を起こすことがある．胃内容物の逆流

を防ぐために，食事後横にならずに座位姿勢をとるとよい．

3）小腸，大腸の手術

小腸は栄養吸収の中心となる消化管であり，切除後は栄養素の吸収不良，低栄養をきたしやすい．

a. 小腸切除（短腸症候群）

短腸症候群とは，先天性小腸閉鎖症，腸間膜動脈血栓症，クローン病，腸回転異常症に伴う中腸軸捻転（小児の場合）などにより小腸広範囲切除が余儀なくされ，消化吸収障害を呈する症候群をいう．

小腸の消化吸収面積が減少し，各種栄養素（たんぱく質，糖質，脂質，鉄，各種ビタミン類など）の吸収能低下，腸管運動の変化，大量の消化液の貯留，嘔吐，下痢などによって，脱水，電解質，酸・塩基平衡の異常などを起こしやすい．同時に低栄養状態にも陥りやすい．

b. 術後の栄養食事管理

術後の臨床経過に応じた栄養食事管理を実施する．なお，術後の臨床経過については Pullan, Rickham，小川らによる分類がある（表9-15-1）．

●表9-15-1● Pullan による小腸広範囲切除後の臨床経過分類

病期	臨床経過分類	期間	術後各期の栄養食事管理の基本
第Ⅰ期	手術直後	術後3～4週間	頻回の下痢がみられる．水分，電解質の喪失が多い．低たんぱく質血症が著明である．絶食とし中心静脈栄養で管理．
第Ⅱ期	回復・適応期	Ⅰ期後3～6ヵ月（時には12ヵ月に及ぶ）	下痢は徐々に治まる．脂質を除く消化吸収機能が順応し回復を示す．栄養障害が著明，体重減少が著しい．中心静脈栄養および経腸・経口栄養剤の投与．栄養剤は成分栄養から開始し，種類を変えていく．
第Ⅲ期	安定期	Ⅱ期後数年に及ぶ	残存腸管機能のほとんどが回復．経口摂取，臨床経過により流動食，3分粥食→5分粥食→全粥食→常食へと移行．

高木洋治ほか：小腸大量切除症例（短腸症候群）．臨床栄養 83(4):498,1993 より一部改変

c. 大腸切除

外科手術が必要となる大腸疾患の多くは大腸癌である．その他に，潰瘍性大腸炎，クローン病，家族性ポリポージスなどがある．術後は程度の差があるが，腹部膨満感や嘔吐，ひどい場合は腸閉塞（イレウス）を起こすことがある．腸閉塞を認める場合は，食事を一時中止とする．縫合不全がなければ経口摂取が基本となるが，縫合不全を認める場合は輸液管理となる．

d. 大腸の手術術前の栄養食事管理

低栄養状態にある場合は，高エネルギー・高たんぱく質食とする．また，経静脈栄養や経腸栄養との併用を考慮する．

e. 大腸の術後の栄養食事管理の進め方

術後数日間は腸管蠕動運動が微弱となり，生理的麻痺性イレウスとなるため，この時期は絶飲食とし，栄養管理は中心静脈栄養法による．腸管蠕動運動は通常，術後3～4日で回復し，排ガスや排便がみられるようになる．術後3～4日目に水分摂取を開始する．水分摂取に問題がなければ，その翌日から流動食を開始して1日ごとに三分粥食，五分粥食，全粥食，常食へと進めていく．ただし，患者の食欲や

経口摂取時のポイント

① 消化・吸収のよい食品，調理法を選択する．② 適切なエネルギー量のもと，高たんぱく質，低脂質食とする，③ 腸内発酵するような食品（食物繊維など）を避ける，④ 食物繊維の多い食品は残渣も多くなるため，摂取量は最小限とし，繊維は細かく切る，⑤ 牛乳・乳製品は低脂質のものとし，摂取量も少量にとどめる，⑥ 食事は少量ずつ頻回食とする方が腸管への負担が少ないが個々の状態に合わせていく．

術後の栄養食事管理の原則

縫合不全の場合は，すみやかに絶飲食とし，栄養補給は中心静脈栄養法による．また，術後の臨床栄養的な問題として水分・電解質（Na,Kなど）の吸収能低下．大腸全摘，回盲部，回腸末端摘出の場合は，胆汁酸，ビタミンB_{12}，脂質などの吸収障害がある．術後数日間は，絶飲食とし，栄養補給は中心静脈栄養法による．術後3～4日は水分摂取を開始し，問題がなければその翌日から流動食を開始し，1日ごとに食上げして常食へと進める．食事は頻回食とし，消化・吸収のよいものとする．脂質は少量から試行し，水分の過剰摂取は控える．

食事摂取量により適宜変更する．低位前方切除を行った場合は，食事開始は術後1週間目頃とする．

術後の食事は，適切なエネルギー量のもと，たんぱく質，ビタミン，ミネラルを十分摂取させる．脂質は少量から試行し，徐々に量を増加させる．消化・吸収のよい食品・調理法とし，食物繊維の多い食品は避ける．刺激性の少ない食事とする．水分の過剰摂取は避ける．1日の摂取量を少なくし，1日5〜6回の頻回食とし，徐々に1日3回食に移行する．

f. 人工肛門（ストマ）造設後の栄養食事管理

人工肛門（ストマ）には括約筋がないために排便のコントロールができなくなり，開口部にはパウチ（採便袋）を装着して便を貯め排泄する．人工肛門造設後の栄養食事管理の留意点は，消化の良い食事，栄養バランスの良い食事，十分に咀嚼できる食事（食物繊維などを断ち切る）である．また，便通には個人差があることにも留意する必要がある．共通することは，よく咀嚼して，食事時間や量を規則的とし，便通のリズムをつけることである．

4）消化管以外の手術

a. 心臓の手術

① **術前の栄養食事管理**：心臓悪質液（長期の心不全により全身衰弱，栄養不良などを起こし，高度のやせを生じている状態）の患者には経腸栄養または静脈栄養による栄養管理を行う．一般の患者には特別な栄養管理は必要としないが，栄養状態が悪く，手術に耐えられない場合には強制的な栄養補給を行う．

② **術後の栄養食事管理**：心臓の手術では消化管を直接障害しないことから，術後，早期より食物の経口摂取が可能である．通常は，手術翌日より五分粥食から開始し，消化器症状を確認しながら，1日ごとに七分粥食，全粥食，常食へと進めていく．食塩制限（5〜7 g/日）とし，水分も1000 mL/日を目安に控えめとする．食塩，水分が多いと循環血液量が多くなり，心臓の負担が増す．高エネルギー・高たんぱく質食として，手術部のダメージの早期修復をはかる．必要に応じて，1回摂食量を少なくして1日4回食とし，1食の負担を軽くするジギタリス剤を服用している患者には必要に応じてカリウム補給を行う．必要に応じ積極的に栄養補給するために経腸栄養剤を用いる場合もある．

心臓の負担を軽くするため，消化・吸収のよい食品や調理法を選択し，術後侵襲が大きく，術後の処置などで食欲不振となる場合が多いので，見た目や香り，温度，盛り付け，舌触りなどについて，食欲の出る工夫をする．減塩食とする場合は，高血圧症の場合の減塩食に準じるとよい．

b. 脳外科の手術

① **術前の栄養食事管理**

・緊急手術の場合：くも膜下出血や頭部外傷など緊急手術の場合は，術中の栄養管理を行う．予定手術の場合：通常は経口食とし，前日の夕食は絶食とする．嚥下障害や栄養不良，食欲不振が強い場合などでは経腸栄養により栄養補給を行う．

② **術後の栄養食事管理**：意識障害の程度，嚥下障害や運動障害の有無・程度によって栄養法や食事形態を決定する．

意識障害のある場合，急性期では輸液管理，術後1週間程度で経口摂取を開始，流動食から始め7～10日で常食に移行する．中等度以上の意識障害では経腸栄養または経静脈栄養とする．

　嚥下障害がある場合は経腸栄養を原則とし，徐々に経口摂取訓練を行う．

　運動障害のある場合，片麻痺などの場合は，片手で食べやすい食事形態，食器などとする．

　脳血管障害の場合は原疾患の再発防止を考えた食事とする（脳血管障害）．嚥下障害のある場合は，経腸栄養後，誤嚥や窒息をしないよう，機能にあった食品や調理形態，軟度などを検討して次のように行う．

　経腸栄養後，徐々に経口摂取訓練を行う．半流動体を与え，誤嚥していないことを確認して少量ずつ与える．嚥下の状態に合わせて，三分粥食，五分粥食へと段階的に移行する．片麻痺などのある場合は，片手で食べやすい食事形態，食器などとする．また，患者の家庭などへの復帰支援では，訪問栄養指導へ移行し，作業療法士等と連携をとって継続管理を行う．

9.16　クリティカルケア

　クリティカルケアとは集中治療のことであり，内科系・外科系を問わず，呼吸や循環，代謝などの重篤な急性機能不全に陥った患者に対し，強力かつ集中的に治療・看護を行うことである．管理の上で，呼吸循環動態のモニターは必須である．集中治療の対象となる傷病には，① 意識障害あるいは昏睡，② 急性呼吸不全あるいは慢性呼吸不全の急性増悪（急激に悪化すること），③ 急性心不全（心筋梗塞を含む），④ 急性薬物中毒，⑤ ショック，⑥ 重篤な代謝障害（肝不全，腎不全，重症糖尿病など），⑦ 広範囲の熱傷，⑧ 大手術後，⑨ 救急蘇生後，⑩ その他，外傷や破傷風などの感染症で重篤な状態，などが含まれる．本節で扱う外傷，熱傷は，それぞれ集中治療を要する重症外傷，重症熱傷であり，栄養管理はこれらに対する集中治療の一部として非常に重要である．

　侵襲後の代謝変動は，干潮期（ebb phase）と満潮期（flow phase）に分けられる（図9-16-1）．

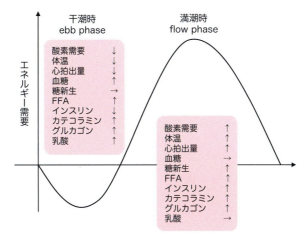

●図9-16-1● 侵襲後の代謝変動

干潮期には，心拍出量，体温，酸素消費量，エネルギー消費量ともに低下する．ショックを呈することもあるため，ショック期とも呼ばれる．侵襲に対して，カテコラミン，グルカゴンなどの分泌が増加し，血糖値は上昇するが，インスリンの分泌は低下するため，高血糖になりやすい．また，末梢組織の循環不全や低酸素血症のため嫌気性解糖から高乳酸血症を生じる．干潮期の持続期間は，侵襲の程度や持続期間にもよるが，侵襲後およそ12～24時間程度である．

その後，満潮期へと移行すると，心拍出量，酸素消費量，エネルギー消費量とも増加する．カテコラミン，グルカゴンの分泌は上昇したままだが，インスリンの分泌も増加するため，高血糖が改善する．

たんぱくの代謝については，エネルギー基質としてブドウ糖の利用が制限されるため，骨格筋のたんぱくが分解されエネルギー基質として利用される（たんぱく質異化亢進）．この結果，窒素バランスは負に傾く．アミノ酸のうち，特に分枝鎖アミノ酸（バリン，ロイシン，イソロイシン）がエネルギー源として消費されやすい．

このように侵襲に対する生体反応は，エネルギー・糖質・たんぱくなどの代謝の変化，そして神経-内分泌系の反応として捉えることができる．

1）外　　傷

外傷とは，外的要因による組織または臓器の損傷である．重症外傷患者に対しては，JATEC（Japan advanced trauma evaluation and care）に従って，適切な初期治療が行われる．生理学的重症度は意識レベル，収縮期血圧，呼吸数を用いたRTS（Revised Trauma Score）で，解剖学的重症度はISS（Injury Severity Score）などのスコアで評価される．

投与エネルギー量：　外傷に限らず，一般に必要カロリー量は1919年にHarrisとBenedictが発表したHarris-Benedict Basal Energy Expenditure（Harris-Benedict BEE）が汎用される．これは患者の年齢・身長・体重を基に基礎代謝量を算出し，さらに身体活動量・疾患/ストレス侵襲度を考慮して，全エネルギー消費量（TEE：Total Energy Expenditure）を導く式である（表9-16-1）．

●表9-16-1● 外傷時の栄養投与量

I. Harris-Benedict の式
　BEE＝男性：66.5＋(13.75×体重 kg)＋(5.003×身長 cm)－(6.775×年齢)
　　　　女性：655.1＋(9.563×体重 kg)＋(1.85×身長 cm)－(4.676×年齢)

II. Long の式
　TEE＝BEE×活動係数×ストレス係数
　活動係数：寝たきり：1.0, 歩行可：1.2, 労働：1.4～1.8
　ストレス係数：
　・術後3日間／軽　度：1.2→胆嚢・総胆管切除，乳房切除
　　　　　　　　中等度：1.4→胃亜全摘，大腸切除
　　　　　　　　高　度：1.6→胃全摘，胆管切除
　　　　　　　　超高度：1.8→膵頭十二指腸切除，肝切除，食道切除
　・臓器障害　→　1.2＋1臓器につき0.2ずつup（4臓器以上は2.0）
　・体　　温　→　1.0℃上昇→0.2ずつup（37℃：1.2, 38℃：1.4, 39℃：1.6, 40℃以上：1.8）
　外傷患者のストレス係数：
　・骨折：1.15～1.3
　・筋肉外傷：1.25～1.5
　・ステロイドを使用した頭部外傷：1.6
　・人工呼吸器を使用した複合外傷：1.5～1.7

①たんぱく質：外傷ではたんぱく質異化の亢進や創部からの喪失により，必要量は増加する．たんぱく質必要量は，エネルギー代謝亢進の程度によって，軽度では1.0〜1.2，中等度では1.2〜1.5，重度では1.5〜2.0 g/kg/日とする．ただし，高齢者や腎機能低下例では注意を要する．アミノ酸の組成について，分枝鎖アミノ酸（BCAA）含有率の多いものが用いられる．エネルギー（E）/窒素（N）比は150〜200を目安とする．

②脂肪：総投与エネルギーの20〜30％，最大投与量は1.0〜1.5 g/kg/日とする．n-3系脂肪酸には抗炎症作用，免疫能を高める作用がある．

③糖質：非たんぱくの60〜70％は糖質で補給する．静脈投与の場合，速度は5 mg/kg/分を超えないようにする．過剰なブドウ糖投与は，易感染性，創傷治癒遅延，脂肪肝などの危険がある．高血糖をきたす場合はインスリンを使用し積極的に血糖コントロールを行うが，低血糖に注意が必要である．

2）熱　　傷

熱傷とは火炎や熱湯，高温の油などに暴露されてきたす病態だが，広義の熱傷には，感電などの電気的障害による電撃傷，化学物質暴露による化学熱傷，有毒ガス吸入による気道熱傷などが含まれる．熱傷深度は浅い順にⅠ度からⅢ度に分類される（図9-16-2）．表皮内に限局した熱傷をⅠ度熱傷（epidermal burn），表皮を越えるが皮膚全層に及ばない熱傷をⅡ度熱傷，皮膚全層に及ぶ熱傷をⅢ度熱傷（deep burn：DB）と呼ぶ．Ⅱ度熱傷は，さらに，比較的浅いもの（浅達性Ⅱ度熱傷＝superficial dermal burn：SDB）と比較的深いもの（深達性Ⅱ度熱傷＝deep dermal burn：DDB）に分類される．熱傷の重症度は，深度と面積からArtzの基準（表9-16-2）やBurn Indexで評価し，予後はprognostic burn indexで算出される（表9-16-3）．

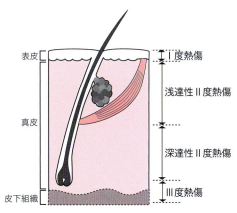

●図9-16-2● 日本熱傷学会熱傷深度分類

●表9-16-2● Artzの基準

重症熱傷（総合病院で入院加療を要する）	・Ⅱ度熱傷で体表面積30％以上のもの ・Ⅲ度熱傷で体表面積10％以上のもの ・顔面，手，足，会陰の熱傷 ・気道熱傷 ・軟部組織の著しい損傷や骨折を伴うもの ・電撃傷 ・深い酸損傷
中等症熱傷（入院施設のある病院で入院加療を要する）	・Ⅱ度熱傷で体表面積15〜30％のもの ・Ⅲ度熱傷で体表面積10％未満であり，顔面，手，足，会陰を含まないもの
軽症熱傷（外来通院で治療可能）	・Ⅱ度熱傷で体表面積15％未満のもの ・Ⅲ度熱傷で体表面積2％未満のもの

● 表9-16-3 ● burn indexとprognostic burn index

burn index (BI)	BI＝Ⅲ度熱傷面積（%TBSA）＋Ⅱ度熱傷面積（%TBSA）×0.5 BI10〜15で重症
prognostic burn index (PBI)	PBI＝BI＋年齢 PBI≦70で予後良好 PBI≧100で予後不良

熱傷初期のショック期では大量の輸液を必要とする（表9-16-4）．

投与エネルギー量：外傷と同様にHarris-Benedictの式からBEEを計算し，これに活動係数とストレス係数を乗じて求める．ストレス係数は熱傷面積によって規定される（表9-16-5）が，深度も考慮する．

● 表9-16-4 ● 初期輸液に使用する輸液公式（ABLSコース）

	成人（体重30 kg以上）	小児（体重30 kg未満）
輸液公式（初期24時間の輸液量）	2〜4（mL）×体重（kg）×熱傷面積（% BSA）	3〜4（mL）×体重（kg）×熱傷面積（% BSA）＋維持輸液＊（乳幼児の場合）
輸液速度	最初の8時間で計算量の1/2，後の16時間で残りの1/2	
時間尿量	0.5 mL/kg/時（30〜50 ml/時）	1 mL/kg/時

維持輸液＊：体重≦10 kg：100 mL/kg/24時
　　　　　10 kg＜体重≦20 kg：1000 mL（上記の100×10）＋50 mL/kg/24時
　　　　　20 kg＜体重＜30 kg：1500 mL（上記の1000＋50×10）＋20 mL/kg/24時

● 表9-16-5 ● 熱傷時の栄養投与量

Longの式
　TEE＝BEE×活動係数×ストレス係数
　活動係数：寝たきり：1.0，歩行可：1.2，労働：1.4〜1.8
　ストレス係数：
　　熱傷面積　0〜20%　：1.0〜1.5
　　熱傷面積　20〜40%　：1.5〜1.85
　　熱傷面積　40〜100%　：1.85〜2.05

※BEEは表9-16-1のHarris-Benedictの式により求める．

たんぱく質必要量は，成人の中等度熱傷では1.5 g/kg/日程度，重症熱傷では1.5〜2.0 g/kg/日とする．非たんぱく質カロリー対窒素比（NPC/N比）は100〜120とする．

脂肪および糖質は，外傷と同様である．

3）集中治療

投与経路と開始時期（「早期経腸栄養の有効性」p.69）：栄養管理は可能な限り腸管を使用し，可能な限り早い時期に開始することが重要である．

侵襲後の早い時期から積極的に経腸栄養を行うことを，特に早期経腸栄養（early enteral nutrition）という．開始時期に明確な定義はないが，一般に侵襲後24時間以内，遅くとも36〜48時間以内に開始することが多い．早期経腸栄養により，腸管粘膜の構造と機能，腸管バリア機能，腸管免疫機能の維持，Bacterial translocationの抑制，サイトカイン産生の抑制，代謝・異化亢進の制御などが期待できる．

投与速度は15〜20 mL/時で開始し，徐々に増量して目標量とする．速度を適切に保つためにはポンプの使用が望ましい．

栄養評価（RTP p.17）： ICU では半減期の短い rapid turnover protein（トランスフェリン：Tf，トランスサイレチン：TTR，レチノール結合たんぱく：RBP）が栄養状態の指標に用いられる．半減期はそれぞれ 7 日，3〜4 日，0.5 日である．ただし，Tf は鉄結合たんぱくであるため鉄の貯蔵能に影響され，RBP は腎臓で代謝されるため腎機能低下時には不正確になる．

9.17 摂食機能の障害

摂食は食物の認識，口への取り込み，咀嚼・食塊の形成，咽頭への送り込み，咽頭通過，食道通過の一連の流れであり，これは意識状態，認知機能，運動機能，反射，唾液分泌など多くの機能が複雑に関連している．

1）意識障害

意識には ① 覚醒している，② 意識の内容（自分自身および外界）を認識しているという 2 つの要素があり，すなわち意識障害はこれらが障害されている状態と考えられる．意識障害の程度を半定量化する必要があり，一般に表 9-17-1 の Japan Coma Scale などの意識障害の評価スケールが用いられる．意識障害患者の多くは，摂食機能障害を呈する．意識障害を判定評価し，責任部位，原因疾患を把握することは，意識障害により生じた摂食機能障害の評価，およびその改善の観点からも重要となる．意識障害は障害の程度にもよるが，摂食・嚥下機能の全過程が障害される．これは，健康人が眠たいときに食事をとる場合を考えればわかりやすい．食べたいともおいしいとも感じにくいし，咀嚼運動も鈍くなり，水を飲もうとするとむせるという状況にある．また，意識障害患者は唾液の分泌量が少なく，口腔内汚染や舌苔を認める場合が多い．しかも，嚥下反射が鈍いので汚染された唾液が気道内に流入し，誤嚥性肺炎を起こす危険性がある．そのためにも訓練や食事の前後，就寝前の口腔ケアは重要である．

●表 9-17-1● Japan Coma Scale による意識障害の評価

Ⅰ．刺激しないでも覚醒している状態（1 桁で表現）(delirium, confusion, senselessness)
　1. だいたい意識清明だが，今ひとつはっきりしない
　2. 見当識障害がある
　3. 自分の名前，生年月日がいえない
Ⅱ．刺激すると覚醒する状態—刺激をやめると眠り込む—（2 桁で表現）(stupor, lethargy, hypersomnia, somnolence, drosiness）
　10. 普通の呼びかけで容易に開眼する｛合目的な運動（例えば右手を握れ，離せ）をするし，言葉も出るが間違いが多い｝
　20. 大きな声または体をゆさぶることにより開眼する｛簡単な命令に応じる，例えば握手｝
　30. 痛み刺激を加えつつ，呼びかけを繰り返すと，かろうじて開眼する
Ⅲ．刺激をしても覚醒しない状態（3 桁で表現）(deep coma, coma, semicoma)
　100. 痛み刺激に対し，払いのけるような動作をする
　200. 痛み刺激で少し手足を動かしたり，顔をしかめる
　300. 痛み刺激に反応しない

2）咀嚼・嚥下障害

咀嚼・嚥下障害は健常な高齢者においても，食事中にむせる，声がかれたようになるなど，普段の食事場面でも観察できる．脳血管障害，神経疾患，脳外傷患者などにおける嚥下障害の頻度は高く，患者の QOL に大きく影響を与えている．図

9-17-1に咀嚼・嚥下障害の分類を示した.

摂食・嚥下器官の解剖と嚥下の3相を図9-17-2に示した.先行期は,食物を口で摂取する前の時期のことで認知期ともいう.摂食・嚥下における先行期は視覚,嗅覚,触覚などの感覚と過去の食体験から,目の前にある食物の性質(物性,味,温度など)を感知し,それに応じて口に運ぶ食物の種類や量を決定,また,運び込まれる食物の口腔内での処理方法を予測してその必要な動きのための準備を行う.準備期では,食物を捕食し,口腔内に送り込まれた食物を加工処理する時期である.捕食により口腔内に送り込まれた食物は,食塊が形成され,嚥下できるまでの状態に加工処理される.口腔内で食塊形成をするために加工処理を行う必要がある食物は,下顎の咀嚼運動とそれに協調した舌と頬の運動による移動,粉砕,臼摩,唾液混合などにより嚥下できる状態に処理される.咀嚼により嚥下に適した状態に加工処理されて口腔内に広がっている食物は,咽頭部に送り込まれるために舌背上で食塊としてまとめられる.口腔期(第1相)では,食塊は口蓋と舌の間に保持された後,舌による送り込みにより咽頭へ向かって送り込まれる.咽頭期(第2相)では,口腔期において咽頭に向けて駆出された食塊が,嚥下反射により中咽頭から食道入

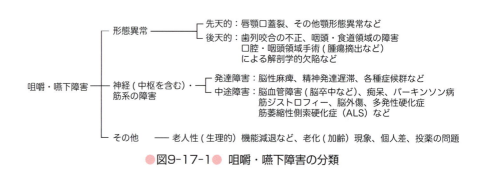

●図9-17-1● 咀嚼・嚥下障害の分類

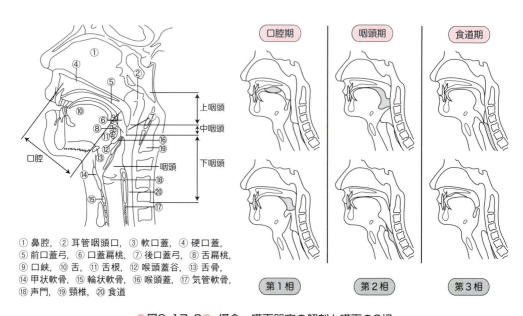

① 鼻腔,② 耳管咽頭口,③ 軟口蓋,④ 硬口蓋,
⑤ 前口蓋弓,⑥ 口蓋扁桃,⑦ 後口蓋弓,⑧ 舌扁桃,
⑨ 口峡,⑩ 舌,⑪ 舌根,⑫ 喉頭蓋谷,⑬ 舌骨,
⑭ 甲状軟骨,⑮ 輪状軟骨,⑯ 喉頭蓋,⑰ 気管軟骨,
⑱ 声門,⑲ 頸椎,⑳ 食道

●図9-17-2● 摂食・嚥下器官の解剖と嚥下の3相
山野善正編:おいしさの科学事典,朝倉書店,p.314,2003を一部改変

口部に送り込まれる期をいう．この過程は不随意運動であり，特に嚥下反射は，延髄の嚥下中枢を中心に制御されている．嚥下反射による正常の咽頭期における嚥下運動は，舌により強力に咽頭に向けて駆出された食塊を食道入口部が十分に開大して待ち受け，同時に気道を完全に遮断するように行われる．食道期（第3期）では，食道入口部に送り込まれた食塊を咽頭収縮波に続く蠕動波と重力により，胃の噴門に向かって輸送する．

咀嚼障害は，その原因から器質性咀嚼障害と運動障害性咀嚼障害に分けることができる．器質性咀嚼障害とは，歯をはじめとする咀嚼器官の欠損によって起こる咀嚼障害である．運動障害性咀嚼障害は，下顎や舌，口唇，頬，軟口蓋など咀嚼器官の運動障害，さらには，高次脳機能障害により咀嚼運動の制御が困難な場合に起こる咀嚼障害であり，加齢や脳血管疾患や神経筋疾患などによって起こる．

嚥下障害は，口腔内より食塊を胃に送り込む一連の輸送運動における障害，すなわち，嚥下の第1相，第2相，第3相に起こる障害である．嚥下障害になると食物が摂取できなくなることで，脱水症状，低栄養状態となる可能性が高くなる．また，食物が気道に入ること（誤嚥）が，誤嚥性肺炎の原因となり，栄養摂取に経管栄養や胃瘻を必要とすることがある．

3）口腔・食道障害，消化管通過障害

口への取り込み障害として，口唇や前歯で食物を取り込み口腔内に保持する過程で，これらが可能であるか否かが重要である．摂食時，口腔障害では，上下の口唇で食物を取り込むことができない，前歯で食物を噛みちぎれない，いったん口に取り込んだ食物が口からこぼれてしまうなどがみられる．また，咀嚼によりクッキーくらいの硬さのものをかみつぶすことができない，食物が口中で散らばりまとまりにならない，嚥下した後に口中に食物が残るなどがみられる．

> **胃食道逆流症**
> 食道内への胃液の逆流は生理的にもみられるが，頻回の逆流あるいは長時間貯留すれば，食道粘膜に炎症が生じる．この炎症を逆流性食道炎という．

摂食機能障害としての通過障害はおもに食道で生じる．食道通過障害として先天性のものに，食道が狭くなる食道狭窄（逆流性食道炎の二次的症状である良性狭窄，食道憩室など），食道の蠕動運動に異常が認められる運動不全，下部食道括約筋が弛緩しないか，しても不十分なため嚥下したものが胃へ通過できないアカラジアなどの下部食道括約筋機能異常などがある．後天性のものとしては，進行した食道癌，胃食道逆流症，薬物性食道炎，食道感染症（真菌，結核，ジフテリアなど），全身性疾患（クローン病，強皮症，重症筋無力症など），放射線治療，外傷，異物などによるものがある．

9.18　身体・知的障害

平成27年版障害者白書によれば身体障害，知的障害，精神障害の3区分で障害者数の概数を見ると，身体障害者393万7千人，知的障害者74万1千人，精神障害者320万1千人となっている．障害者数は近年増加傾向であり，高齢者も増えている．障害の原因や重複障害の有無，生活環境等で個々人の状況やニーズは大きく異なり，それぞれの栄養上の問題点に対する十分な理解，対応を要する．

1) 身体障害

身体障害者福祉法で身体障害は ① 視覚障害，② 聴覚・平衡機能の障害，③ 音声・言語・咀嚼機能の障害，④ 肢体不自由（切断・脳性麻痺・脊髄損傷等），⑤ 内部障害（心臓・腎臓・呼吸器・膀胱直腸・小腸・免疫・肝臓）に分類される．自立した健康的な食生活を可能な範囲で達成するため本人の障害されていない能力を活用する．

視覚障害者は調理過程においては調理情報の入手，食材購入，賞味期限の確認や内容物の判別，火を用いた調理，盛付といったさまざまな場面で困難を有し，対応として点字やガイドヘルパーによる援助，食材の宅配サービス，電子レンジの活用，視覚障害者専用の調理器具の使用等の工夫が考えられる．食材の旬や調理法といった知識の提供や調理への参加も調理意欲を高めるために有効である．食事提供時は食器や調味料の配置の一定化，嗅覚に訴える献立の工夫，食器に触れてもらいながらの内容説明等の対応が考えられる[1]．

聴覚障害者は情報の入手機会に制限があり，栄養教育の際は理解度を確認しながらの進行や喫食時の食卓でのコミュニケーションへの配慮を要する[2]．

脳性麻痺，脊髄損傷，四肢切断等の肢体不自由者は障害に応じて日常生活強度や座位の安定性，不随意運動の有無，摂食動作の巧緻，咀嚼・嚥下・消化・吸収・排泄機能等に個人差を有する．たとえば**脳性麻痺**でアテトーゼ型は筋緊張の変動が激しく不随意運動があるため筋肉量も多く，エネルギー消費量も多いが，痙直型は筋緊張の変動が少なく，動きも少ないためエネルギー消費量は低下している．**重症心身障害児（者）**は摂食・嚥下障害のみならず呼吸障害，消化器及び栄養障害，てんかん，側彎等のさまざまな合併症をさまざまな程度で呈しており，経腸栄養が困難で経静脈栄養を要する場合も多い．標準的な年齢別体重当たりの基礎代謝量を1として比較すると0.3倍から3倍の幅があることが報告されている[3]．個々に応じた**自助具・補装具**の利用による環境調整とともに，腸管機能低下や運動不足による便秘への対応，十分なビタミンや電解質，たんぱく質摂取による褥瘡予防を行いながら，栄養評価を反復し，低栄養を予防する必要がある．

2) 知的障害

知的障害の発症にはさまざまな原因があり，知的障害者は過栄養や低栄養，併存疾患，過食，丸呑み等の食行動，口腔ケア，服薬等の問題を有する．良好な栄養状態を維持し，安定した心身状態を保つためには多職種の連携，協力が重要となる．一般に肥満の頻度が高いとされるが，本邦における施設入所中の知的障害者の全国実態調査では体型指数（BMI：body mass index）25以上の肥満者が占める割合の平均値は20.1％だった．一方でやせ（BMI：18.5未満）の占める割合の平均値は12.1％であり，肥満とるい痩の双方に対する配慮が必要と考えられる[4]．知的・身体の重複障害を有する**ダウン（Down）症候群**では肥満の，**プラダー-ウィリー（Prader-Willi）症候群**では異食症の頻度が高いことが報告されている．

3) 精神障害

精神疾患の特に急性期には食欲不振によって摂食量が減少し，不安焦燥，思考力

脳性麻痺
1968年の厚生省の研究班では「受胎から新生児期（生後4週間未満）のあいだに生じた脳の非進行性病変に基づく，永続的なしかし変化しうる運動および姿勢の異常である．その症状は2歳までに発現する．進行性疾患や一過性運動障害，または将来正常化するであろうと思われる運動発達遅延は除外する」と定義されている．

重症心身障害児
児童福祉法では重度の知的障害及び重度の肢体不自由が重複している児童と定義される．出生前，出生時及び出生後満18歳までに生じたさまざまな要因（脳性麻痺，遺伝子異常，外傷，感染症等）を発生原因とし，中枢神経障害を基礎として，病態的に多岐に渡る臓器の合併症を有している．

自助具
障害されている機能を補い，代償することにより日常生活動作や生活関連動作等の遂行を可能とする道具．スプーン付き関節副子やペンホルダー等．

補装具
障害者等の身体機能を補完し又は代替し，かつ長期間に渡り継続して使用されるもの．義肢，装具，車椅子等．

知的障害
一般的には知能指数70未満とされることが多い．

ダウン症候群，プラダー-ウィリー症候群
染色体異常による障害．

アルコール依存症
長期に渡る継続的な多量飲酒により「脳内報酬系」が形成され，病的な飲酒欲求が認められる状態．

の低下，意欲減退のために炊事や喫食といった食関連行動も困難となる場合がある．回復期，維持期にも栄養管理が不十分となることがあり，日常的な栄養指導や自立支援制度によるヘルパー介入も重要である．

アルコール依存症ではアルコール多飲によって臓器障害や精神障害，栄養障害等の種々の障害が生じうる．食欲不振，嘔吐の反復，アルコールの効果を感じるための空腹時飲酒で摂食量が減少することに加え，合併症である肝硬変や慢性膵炎による吸収不良，アルコール分解に要するビタミン消費量の亢進が生じる．低栄養状態かつ，生活習慣病や電解質異常の合併が多く，ビタミン B_1 欠乏による障害を起こすウェルニッケ-コルサコフ（Wernicke-Korsakov）症候群の予防のため，栄養管理の際は十分な水分，栄養分の摂取による低栄養の改善と，ビタミン（特に不足しがちなビタミン B_1）の補給を行う．節酒を試みても再度の多量飲酒につながるため，断酒を指導する必要がある．

統合失調症の平均寿命は一般人口よりも約 20〜30％ 程度短く，身体疾患の影響も大きい．心血管障害，脂質異常症，糖尿病，肥満，呼吸器疾患等の罹患頻度は高く，認知障害による栄養管理困難のみならず，治療で用いられる**抗精神病薬**の副作用による糖，脂質等の代謝異常，誤嚥，腸管機能低下，便秘の増加に加え，遺伝的な耐糖能異常が要因として挙げられる．外来精神科患者では BMI 25 以上の精神科患者が 44.6％ を占める一方で，入院患者では BMI 25 以上が 21.6％，BMI 18.5 未満が 20.2％ とやせの割合が高くなることが報告されており，適正体重を維持するための栄養管理の重要性が一層指摘されている[5]．

自閉症スペクトラム障害はしばしば極端な偏食や食行動異常を示し，教育や医療の現場で問題となることがある．偏食には感覚（匂い，味，食感）や食事環境，食器等へのこだわりが影響する．食行動異常（丸飲み，溜め込み，詰め込み），食具操作の未熟さ，摂食・嚥下障害等も含め，保護者が悩むことも多い[6]．その他に，**注意欠陥・多動性障害**では食事に集中できず，十分量を摂取する以前に食事を終わらせてしまうことがあるため，食事を小分けにしたり変化を持たせたりすることで，集中力を持続させる工夫を要することがある．

報酬系
中脳腹側被蓋野から大脳の側坐核，大脳皮質前頭前野に投射するドパミン神経系で，個体の欲求（食欲，社会的欲求等）が満たされる，あるいは満たされることを期待して行動しているときに活性化し，その個体に「快」の感覚を与える．依存症の形成にも関与していることが知られる．

統合失調症
主として思春期から 40 歳代に発症し，特徴的な思考障害，自我障害，感情障害等を主徴とする慢性に経過する原因不明の精神疾患．

抗精神病薬
脳内のドパミン受容体遮断作用を有する．定型（第 1 世代）抗精神病薬と非定型（第 2 世代）抗精神病薬に分類される．

自閉症スペクトラム障害
社会性・対人関係の障害，コミュニケーション障害，他者や社会的文脈に対する想像力の障害を主症状とする発達障害の総称．従来の自閉症，アスペルガー症候群等が含まれる．

注意欠陥・多動性障害
小児期に通常発症する行動および情緒の障害に含まれ，「不注意」「過活動」「衝動性」を 3 つの主要症状とする．

9.19 乳幼児・小児の疾患

小児栄養の意義： 小児は**成長**，**発達**する点で成人とは異なっている．成長，発達を支えるために必要な栄養量は乳幼児期ほど多いが，栄養素の蓄積は少なく，また消化吸収してそれを代謝する能力も低い．特に乳児期は摂取の意思表示が十分にできないため，頻回に摂取させるなど生理機能と食物の栄養効率を考慮しなくてはいけない．

乳幼児期の栄養不足によって成長，発達が障害され，また行動異常，注意力散漫，知能低下などの中枢神経系障害を呈することが明らかになっている．このように，栄養は小児における健康な身体を作るとともに健全な心を育てるためにも重要である．

小児の栄養必要量： 小児の健康な成長，発達を維持，促進するには一定必要量

「日本人の食事摂取基準」
健康な個人や集団を対象とし，国民の健康維持，増進などを目的とし，エネルギーおよび各栄養素の摂取量の基準として示したものである．

以上の栄養素を毎日摂取しなければならない．2014年に厚生労働省は「日本人の食事摂取基準（2015年版）」をまとめた．乳児については，成長，発達に合わせてより詳細な区分設定が必要と考えられたため，エネルギーおよびたんぱく質では3区分（0〜5ヵ月，6〜8ヵ月，9〜11ヵ月）で策定を行った．小児では日常生活で必要なエネルギーのほかに，成長に必要なエネルギーも加味されなくてはならない．そして，一般に体重当たりのエネルギー消費量は，新生児，乳児で大きく，成人の約3倍にも達する．

●表9-19-1● 乳児の食事摂取基準（エネルギー，たんぱく質）

	推定エネルギー必要量（kcal/日）		たんぱく質の食事摂取基準（目安量）（kcal/日）	
	男児	女児	男児	女児
0〜5（月）	550	500	10	10
6〜8（月）	650	600	15	15
9〜11（月）	700	650	25	25

① 水分：年齢が幼若なほど身体の水分割合は多く，不感蒸泄も多い．さらに，腎臓での尿濃縮力が低いために必要水分量も成人に比して著しく多い．乳児の必要水分量は体重当たり成人の約2倍である（表9-19-2）．発熱時や下痢，嘔吐の際にはさらに多くなり，通常の2倍近く必要なこともある．

●表9-19-2● 各年代における水分量

	新生児	乳児	幼児	学童	成人
水分（mL/kg/日）	80〜100	120〜150	100〜120	60〜80	40〜50

② エネルギー，たんぱく質，脂質，糖質：エネルギー必要量は乳児でほぼ100〜120 kcal/kg/日，1〜3歳では約100 kcal/kg/日であるが実際には個人差が大きい．栄養素の良好なエネルギー比はたんぱく質が10〜15％，脂質が新生児，乳児では40〜50％，それ以降は20〜30％，糖質が50〜65％である．

1）消化不良症

乳児期にみられる下痢症は歴史的に「消化不良症」と呼ばれていたが，現在では**乳児下痢症**あるいは**急性胃腸炎**と称されることが多い．乳児期に発症する急性の下痢症の大多数は感染性下痢症であり，その原因は細菌性，ウイルス性に大別される（表9-19-3）．

感染性胃腸炎の中ではウイルスを原因とするものの割合が高く，小児の散発例では**ロタウイルス**が最多を占め，次いでノロウイルスが多い．ロタウイルス感染症はかつて冬季乳幼児下痢症といわれていたが，その流行時期は次第に早春も含むように移動してきている．このロタウイルスの流行にやや先んじて（12〜1月）ノロウイルスの流行がみられる．ロタウイルスは最も頻度が高いだけでなく，最も重症化しやすいウイルス感染症の1つであったが，近年，簡易迅速検査キットの普及により的確な診断が可能となった．また，治療では経口補水液である**ORS**（oral rehyd ration solution）治療の有用性が広く理解され，重症脱水症の発症頻度は低下してきている．細菌性では，**大腸菌**，カンピロバクター，サルモネラ，エルシニアなどが多い．大腸菌は多くの血清型が存在し，なかでも腸管出血性大腸菌であるO-157は大規模な集団発生を引き起こす．

●表9-19-3● 下痢の原因

腸管感染症	細菌性：病原性大腸菌，赤痢，サルモネラ，カンピロバクター，黄色ブドウ球菌，腸炎ビブリオ，エルシニア
	ウイルス性：ロタウイルス，ノロウイルス，アデノウイルス，エンテロウイルス
	寄生虫など
腸管外感染症	尿路感染症，急性中耳炎，呼吸器感染症
吸収不全	糖，脂質，たんぱく質の消化吸収不全症
アレルギー	食物アレルギー，蕁麻疹，アレルギー性胃腸炎
食事性	過食，冷たい食べ物など
内分泌疾患	甲状腺機能亢進症，先天性副腎過形成症
その他	先天性・後天性免疫不全症，クローン病，潰瘍性大腸炎，膵機能不全，情緒障害

病 態： 感染性下痢症の基本病態は腸液喪失に伴う水と電解質の欠乏である．

ウイルス性では腸管壁にウイルスが侵入し，腸管粘膜上皮細胞を破壊するとともに細胞新生を抑制して吸収面積を低下させ水様性の下痢が生じる．また，細菌性では細菌が腸管壁に付着して腸管粘膜上皮細胞を破壊し，一部では細菌が産生したエンテロトキシンの作用により下痢が生じる．

症 状： ウイルス性，細菌性とも主症状は水様性下痢，嘔吐，発熱であり，病初期に嘔吐，発熱が先行するパターンが多い．

ウイルス感染症での潜伏期間はロタウイルスが1～3日，ノロウイルスが1～2日であり，症状持続期間は前者で5～8日，後者で1～2日である．ロタウイルスのほうが下痢持続期間は長く，便は**白色水様**で酸臭が特徴である．ノロウイルスはより頻回の嘔吐を呈する傾向がある．症状が消失しても約3週間は便からのウイルス排出が持続するため，これらの保因者に対する感染対策が感染拡大を防ぐに当たって重要となる．

細菌感染症では便に血液が混入し**粘血便**となることが多い．とりわけ腸管出血性大腸菌感染症やサルモネラ感染症ではその頻度が高い．

診 断： ウイルス性，細菌性ともに脱水，電解質異常と代謝性アシドーシスに伴う低血糖が認められることがある．腹部レントゲン検査では，非特異的な腸管壁の肥厚がみられたり，症例によってはイレウスを呈したりしているものがある．

治 療： 脱水の程度に応じて，ORSを用いた**ORT**（oral rehydration treatment）を中心に補液を行う．ロタウイルス，ノロウイルス等のウイルス性胃腸炎での下痢便中のナトリウム濃度は20～60 mEq/Lとされており，市販のORSの電解質組成で対処可能と考えられる．

軽度の脱水には，予測される水分喪失量をORSにて3～4時間かけて補充する．ORSはスプーン1，2杯の極少量から開始し，嘔吐しないことを確認しながら20～30分ごとに徐々に増量していく．中等度から重度の脱水や，ORS摂取に耐えられない頻回の嘔吐には経静脈的輸液療法を併用する．その後，嘔吐がなければ

ORSに加えて適切な食事療法を開始する．

　授乳中の乳幼児は母乳を継続して飲ませ，粉ミルクも薄める必要はない．急性期を過ぎても下痢が遷延するなど，二次性乳糖不耐症が臨床的に疑われたときは，乳糖除去ミルクを選択する．食事には，よく煮たうどん，お粥などの炭水化物のほか，好めばヨーグルトやリンゴ，バナナなどの果実も推奨される．

2）周期性嘔吐症

　周期性嘔吐症は日常診療でよく認められる疾患であるが，原因，病態生理はいまだ不明なことが多い疾患である．好発年齢は幼児期から学童期にかけて多いが，時に成人でもみられる．

病　態：　精神的ストレスや緊張，感染症，疲労，月経などが誘因となって嘔吐中枢，大脳辺縁系，自律神経中枢の興奮が惹起されるために頻回の嘔吐が生じると考えられている．そして頻回の嘔吐，腹痛などで食事摂取が低下すると糖質が供給されない状況になる．このような状況下では通常，肝臓での糖新生により血糖値を維持する機構が働くが，肝グリコーゲンの予備能が低い幼小児では脂肪が動員され**ケトン体**が産生され，これらの酸性物質の蓄積により症状が進行，増悪する．

症　状：　何らかの誘因の後に，**突然始まる嘔吐発作**が特徴である．初発症状は2〜5歳に出現し，10歳前後で自然に軽快する予後良好な疾患である．嘔吐は通常，数日で軽快することが多いが，ときに1週間に及ぶこともある．吐物は胆汁性であったり，血性であったりする場合もある．嘔吐以外には腹痛，頭痛，知覚過敏などの症状を伴うことがある．

診　断：　一般臨床においては臨床経過，尿中ケトン体陽性から，診断は比較的容易である．しかし，同様の症状を呈する他の疾患（急性胃腸炎や脳腫瘍など）との鑑別が重要である．

治　療：　嘔吐発作が治まるまでは安静とし，経口摂取を禁止する．輸液で十分な水分と電解質を補充して循環動態を改善するとともに，ブドウ糖の経静脈的投与でケトーシスを補正する．十分な補液などにより改善が認められたら，経口摂取，食事療法を開始する．また，片頭痛の亜型とも考えられていることから，抗けいれん薬を投与することがある．

3）アレルギー疾患（食物アレルギー）

　食物アレルギーは「原因食物を摂取した後に免疫学的機序を介して生体にとって不利益な症状（皮膚に起これば蕁麻疹，消化器であれば消化管アレルギー，呼吸器であれば気管支喘息など）が惹起される現象」と定義している．発症にはさまざまな因子が関与しているが，遺伝的素因の関与も指摘されている．食物性アレルゲンは多彩であるが，その中でも「えび，かに，卵，乳，小麦，そば，落花生」は**特定原材料の表示義務項目**としても重要である．

病　態：　食物アレルギーは，その症状発現にIgE（免疫グロブリンE）を介する免疫反応が関与しているものと関与していないものに大別される．IgE依存性食物アレルギーはIgE，マスト細胞，ヒスタミンなどの化学伝達物質が中心的役割を果たす即時型アレルギーを主体とするが，非IgE依存性食物アレルギーの病態生

周期性嘔吐症
我が国においてはアセトン血性嘔吐症，自家中毒とも呼ばれているが，欧米諸国においては本症の患者の家族歴に片頭痛の患者が多いことから，片頭痛の亜型と捉える臨床家も多い．

理は不明な点が多い．食物アレルギーの発症とその後の耐性獲得には，食物の消化吸収に関する消化管の物理化学的特性と，分泌型 IgA や経口免疫寛容などの免疫学的機構の関与が考えられている．

症　状：　食物アレルギーは，皮膚，呼吸器，消化管，神経，泌尿器など，全身のあらゆる臓器に障害を起こす（表 9-19-4）．また，アレルギー反応はアレルゲンと接触してから症状が出現するまでの時間により，**即時型**，**遅発型**，**遅延型**と分けられるが，いずれの型の反応も認められる．

●表9-19-4● 食物アレルギーの症状

臓器	症状
皮膚	紅斑，蕁麻疹，血管性浮腫，搔痒感，灼熱感，湿疹
粘膜	眼症状：結膜充血・浮腫，搔痒感，眼瞼浮腫 鼻症状：鼻汁，鼻閉，くしゃみ 口腔症状：口腔・口唇・舌の違和感・腫脹
呼吸器	咽喉頭違和感・搔痒感・絞扼感，嗄声，嚥下困難，咳嗽，喘鳴，陥没呼吸，胸部圧迫感，呼吸困難，チアノーゼ
消化器	悪心，嘔吐，腹痛，下痢，血便
神経	頭痛，活気の低下，不穏，意識障害
循環器	血圧低下，頻脈，徐脈，不整脈，四肢冷感，蒼白
全身性	アナフィラキシー，アナフィラキシーショック

アレルゲンの侵入により，複数臓器に全身性にアレルギー症状が惹起され，生命に危機を与え得る過敏反応を**アナフィラキシー**という．またアナフィラキシーに血圧低下や意識障害を伴う場合を**アナフィラキシーショック**という．このような病態に対しては，特に迅速な対応が必要である．

診　断：　一般にアレルギー素因を有する小児では，末梢血中の好酸球数の増多，総 IgE 値の上昇を認めることが多い．また，原因物質を同定する目的で特異的 IgE 抗体，プリックテスト，スクラッチテスト，食物負荷試験，食物除去試験などが行われる．

治　療：　食事療法のポイントは，① 正しい原因アレルゲンの診断に基づいた必要最小限の除去食，② 安全性の確保，③ 栄養面への配慮，④ 患児と家族の QOL の維持である．アレルゲン除去食は，原因食品を食材として用いない調理が基本となるが，調理による低アレルゲン化や低アレルゲン化食品の利用も可能である．

食物アレルギーの多くは加齢に伴い耐性が獲得される．早期に耐性が獲得されるかは，食物アレルゲンの種類，他の食物アレルギー合併の有無，他のアレルギー疾患の有無，特異的 IgE 抗体の量によって影響される．一般的に，鶏卵，牛乳，小麦，大豆アレルギーは耐性獲得しやすく，そば，ピーナッツ，ナッツ類，甲殻類，魚は耐性獲得しにくい．複数の食物アレルギーを有する場合，他のアレルギー疾患を有する場合，アナフィラキシーの既往がある場合には耐性獲得しにくい．

4）小児肥満

肥満の病態については 9.2 節参照．

診　断：肥満度は（実測体重－標準体重）/標準体重×100（％）で定義される．日本人小児では一般的に肥満度20％以上を肥満とし，6歳未満の幼児期では15％以上を肥満と定義している．BMIは肥満度と比較してより簡便に計算できるが，年齢ごとの50パーセンタイル値は異なる．したがってその肥満度判定には日本人性別年齢別BMI基準値を用いる必要がある．

症　状：小児においては皮膚線条，股ずれ，関節障害，月経異常，不登校，いじめなどといった身体的，社会的問題がみられる．また成人同様に高血圧，睡眠時無呼吸，耐糖能異常などは肥満の増悪に伴って認められる症状である．

治　療：治療の基本は**食事療法**と**運動療法**である．しかし，小児期の肥満への対応は児の年齢により異なることを理解しておく必要がある．治療の原則は，①こどもの成長，発達を妨げない，②あまり厳格な食事療法はしない，③実際の体重を減らすよりも，肥満度を軽減させることが重要である．そして，これら治療は継続することで効果が得られるため，家族や集団生活の場での協力が必要不可欠である．

5）先天性代謝異常

　先天性代謝異常症とは，生まれつき特定の酵素が欠損あるいは活性が低下していたりして，代謝の働きが阻害されているため起きる疾患である．我が国では1977年から先天性代謝異常症の早期発見，早期治療を目的とした**新生児マススクリーニング**が行われている．対象疾患は，診断方法，治療方法が確立している4つの先天性代謝異常症（**フェニルケトン尿症，メープルシロップ尿症，ホモシスチン尿症，ガラクトース血症**）と2つの内分泌疾患（**先天性甲状腺機能低下症，先天性副腎過形成症**）の計6疾患について行われている．また最近はタンデムマス法という検査方法で有機酸代謝異常症や脂肪酸代謝異常症などといったより多くの疾患に関しても同時に同一検体で検査が行われている地域もある．

a. フェニルケトン尿症

　フェニルアラニンからチロシンが生じる反応における**フェニルアラニン水酸化酵素**または補酵素（テトラヒドロビオプテリン）の機能的欠損により高フェニルアラニン血症を引き起こす．そのフェニルアラニンの蓄積とその副産物の生成によって起こり，早期に適切な治療を開始しないと精神遅滞を引き起こす疾患である．先天性アミノ酸代謝異常症の中では最も多い．

病　態：フェニルアラニン水酸化酵素欠損症の場合には，フェニルアラニン増加により神経症状などを呈する（図9-19-1）．テトラヒドロビオプテリン欠損症の場合には，3種類の芳香族アミノ酸（フェニルアラニン，チロシン，トリプトファン）水酸化酵素の補酵素であるテトラヒドロビオプテリンが欠損するため，フェニルアラニン水酸化酵素欠損症状のみならず，カテコラミン欠乏やセロトニン欠乏など神経伝達物質の欠乏が重篤な中枢神経症状を引き起こす．

症　状：中枢神経症状（知能障害，けいれん，脳波異常など），色素欠乏（色白，赤毛），湿疹，ねずみ尿様尿臭

診　断：血中フェニルアラニン高値の場合にフェニルケトン尿症と診断する．血中フェニルアラニン値が20 mg/dL以上を古典的フェニルケトン尿症，10〜

20 mg/dL 未満を軽症フェニルケトン尿症，2〜10 mg/dL 未満を軽症高フェニルアラニン血症と分類する．

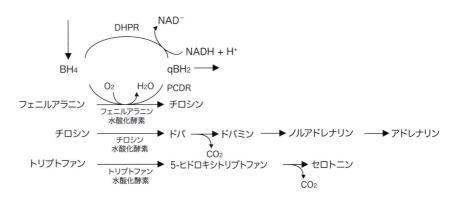

●図9-19-1● フェニルアラニン，チロシン，テトラヒドロビオプテリン代謝マップ
BH_4：テトラヒドロビオプテリン，DHPR：ジヒドロプテリジン還元酵素，PCDR：プテリン-4α-カルビノールアミン脱水素酵素，qBH_2：キノノイドジヒドロビオプテリン．

治　療：　出生後早期にフェニルアラニン摂取を制限し，フェニルアラニンの過剰蓄積を防ぐ．**フェニルアラニン除去ミルク**と低たんぱく食による食事療法で，適切な血中フェニルアラニン濃度を維持し，十分な栄養管理を行う．増加したフェニルアラニンの脳への影響は年少児ほど強く現れるので，厳格な治療が必要となる（表9-19-5）．ただし，1日摂取エネルギー量および3大栄養素の配分比は同年齢の健康小児とほぼ等しくする．

●表9-19-5● 年齢別フェニルアラニン摂取量の目安

年齢	摂取フェニルアラニン量（mg/kg/日）
0〜3ヶ月	70〜50
3〜6ヶ月	60〜40
6〜12ヶ月	50〜30
1〜2歳	40〜20
2〜3歳	35〜20
3歳以降	35〜15

b. メープルシロップ尿症

メープルシロップ尿症は分枝鎖アミノ酸であるバリン，ロイシン，イソロイシン由来の α ケト酸を分解する**分枝鎖ケト酸脱水素酵素複合体**の遺伝的障害により，体液中に分枝鎖アミノ酸とこれに由来する分枝鎖ケト酸が増加する疾患である（図9-19-2）．これら増加した分枝鎖アミノ酸と分枝鎖ケト酸が血液脳関門を通過することにより，けいれん，脳浮腫などの中枢神経症状を呈する．早期に適切な治療を開始しないと精神遅滞を引き起こす疾患である．

症　状：　臨床的に古典型，間欠型，中間型，サイアミン反応型，E3欠損症の5つの病型に分類される．

ロイシン値が 10 mg/dL 以下では無症状，10〜20 mg/dL では哺乳力低下，不機嫌，嘔吐，20 mg/dL 以上では意識障害，けいれん，筋緊張低下，後弓反張がみられる．

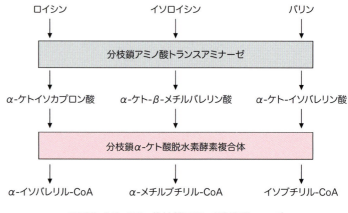

●図9-19-2● 分枝鎖アミノ酸代謝マップ

診　断：血清アミノ酸分析でバリン，ロイシン，イソロイシンの増加を認める．また，尿検査では分枝鎖αケト酸の増加を認める．分枝鎖ケト酸脱水素酵素活性測定により確定診断される．

治　療：分枝鎖アミノ酸（バリン，ロイシン，イソロイシン）制限食で治療する．急性発作時には腹膜透析，交換輸血などを行う．

c. ホモシスチン尿症

シスタチオニンβ合成酵素欠損によりメチオニン代謝産物であるホモシステイン，ホモシスチンが血中に蓄積し，尿中に大量のホモシステインが排泄される病態である（図9-19-3）．

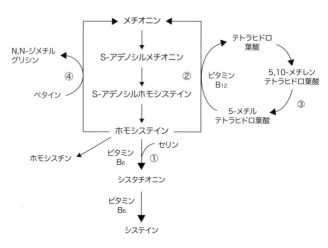

●図9-19-3● ホモシスチン代謝マップ

① シスタチオニンβ合成酵素，② 5-メチルテトラヒドロ葉酸-ホモシステインメチルトランスフェラーゼ，③ 5,10 メチレンテトラヒドロ葉酸還元酵素，④ ベタイン-ホモシステインメチルトランスフェラーゼ．

症　状：水晶体脱臼，骨粗鬆症，高身長，クモ状指，血栓症，知能障害など
診　断：アミノ酸分析で血中，尿中のホモシステインの増加を認める．
治　療：シスタチオニン合成酵素はビタミンB_6を補酵素とする酵素であり，ビタミンB_6の大量投与が有効な例もある．低メチオニン高シスチン食で治療する．

d. ガラクトース血症

ガラクトース代謝経路の酵素欠損による遺伝性疾患である．酵素欠損の種類により3種類に分類される．

ガラクトース-1-リン酸ウリジルトランスフェラーゼ欠損症ではガラクトース，ガラクトース-1-リン酸が体内に蓄積し，肝臓をはじめ多臓器に強い障害をもたらす（図9-19-4）．ほとんどの患児が生後2週間以内に症状を呈する．白内障，精神運動発達遅延も認める．乳糖除去ミルクなどによる食事療法，および生涯にわたる厳重な乳糖制限が必要である．

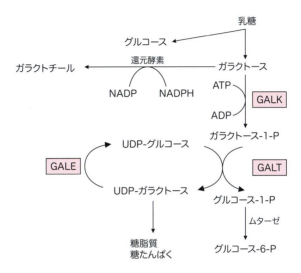

●図9-19-4● ガラクトース代謝マップ

GALT：ガラクトース-1-リン酸ウリジルトランスフェラーゼ，GALK：ガラクトキナーゼ，GALE：UDP-ガラクトースエピメラーゼ．

ガラクトキナーゼ欠損症では白内障がおもな症状である．肝障害，知能低下は認めない．

UDP-ガラクトースエピメラーゼ欠損症では赤血球以外の酵素活性は正常であるため，大部分は無症状である．ごく稀に全身型を発症することがあるが，世界でも数例の報告のみである．

6）糖　尿　病

病態・分類：　糖尿病の病態と分類については（9.2節2）を参照．表9-19-6に病態に基づいた分類を示す．

症　状：　1型糖尿病では通常，発症が急激で，進行が急速である（9.2節2）項を参照）．最近は学校検尿で尿糖陽性を指摘され，無症状で比較的緩徐な進行を呈する緩徐進行型を示すものもある．

2型糖尿病は成人以降に発症する糖尿病の大部分を占めるが，ライフスタイルの変化や食生活の欧米化に伴い，小児期でも少なくないことがわかってきた．2型糖尿病は家族集積性が高く，肥満の程度と密接に関連しており，2型糖尿病患児の多くは肥満を伴っている．進行は1型糖尿病に比較して緩徐であり，学校検尿などで発見される例が比較的多い．

●表9-19-6● 糖尿病とそれに関連する耐糖能低下*の成因分類

Ⅰ. 1型（β細胞の破壊，通常は絶対的インスリン欠乏に至る）
　A. 自己免疫性
　B. 特発性
Ⅱ. 2型（インスリン分泌低下を主体とするものと，インスリン抵抗性が主体で，それにインスリンの相対的不足を伴うものなどがある）
Ⅲ. その他の特定の機序，疾患によるもの
　A. 遺伝因子として遺伝子異常が同定されたもの
　　(1) 膵β細胞機能にかかわる遺伝子異常
　　(2) インスリン作用の伝達機構にかかわる遺伝子異常
　B. 他の疾患，条件に伴うもの
　　(1) 膵外分泌疾患
　　(2) 内分泌疾患
　　(3) 肝疾患
　　(4) 薬剤や化学物質によるもの
　　(5) 感染症
　　(6) 免疫機序によるまれな病態
　　(7) その他の遺伝的症候群で糖尿病を伴うことの多いもの
Ⅳ. 妊娠糖尿病

*一部には，糖尿病特有の合併症を来すかどうかが確認されていないものも含まれる．

診　断：日本糖尿病学会が提唱している診断基準を用い，成人と同様に判断する（9.2節 p.63参照）．

治　療：1型糖尿病では糖尿病性ケトアシドーシスで発症することが多く，初期治療は補液による脱水の補正と経静脈的インスリン投与から開始される．これにより脱水，アシドーシスの改善，血糖値の安定化を図る．急性期を離脱したあとはインスリン自己注射を開始する．基本的には1日4～5回のインスリン自己注射であるが，年齢，使用薬剤などによりさまざまな投与方法がある．最近ではインスリンポンプが導入され，より安定した血糖コントロールが可能となってきた．

2型糖尿病では肥満を呈していることが多いことから，運動療法，食事療法が治療の中心となる．適切な運動療法，食事療法でも血糖コントロールが不良な場合には経口血糖降下薬による内服治療を併用する．

7）腎　疾　患

a. 溶連菌感染後急性糸球体腎炎

A群溶連菌感染症（扁桃腺，咽頭，皮膚）罹患後1～2週間の潜伏期間を経て血尿，浮腫，高血圧が急性に発症する急性糸球体腎炎である．上気道炎に伴うものは秋から冬にかけて多く，また皮膚感染に伴うものは夏に多い．抗菌薬の普及により発生数は減少しているが，今でもみる疾患である．好発年齢は5～8歳で，男児に多い．

病　態：溶連菌菌体成分を抗原とする免疫複合体が腎糸球体に沈着する液性免疫と，T細胞やマクロファージを介した細胞性免疫の関与が考えられている．

症　状：急性期には肉眼的血尿，たんぱく尿，乏尿，浮腫，高血圧がみられる．1～2週間で利尿期に入ると浮腫と高血圧が消失し，肉眼的血尿とたんぱく尿も軽減する．

診　断：溶連菌感染症の証明には血中溶連菌抗体価（ASO, ASK）上昇，感染巣からのA群溶連菌の細菌培養，同定，また最近では咽頭ぬぐい液による迅速

診断キットが利用されている．尿所見では赤血球円柱を認めることが多い．病勢の把握には補体価（C3, CH50）が有用であり，通常は8週間で正常化する．

治　療：　溶連菌除去を目的にペニシリン系抗菌薬を10日から約2週間程度投与する．急性期には安静と食事療法（水分，塩分，たんぱく質制限）が基本で，必要に応じて利尿薬や降圧薬などを使用する．利尿がつき，浮腫と高血圧が改善されれば食事制限も徐々に解除する．

b. ネフローゼ症候群

大量のたんぱく尿による低たんぱく血症を呈する病態をネフローゼ症候群という．特発性（一次性）と二次性に分けられるが，小児では90％以上が特発性で，腎臓の病理組織学的所見では微小変化型が大多数を占める．二次性では紫斑病性腎炎やループス腎炎が多い．

病　態：　いまだ原因は明らかになっていないが，免疫学的機序による糸球体基底膜障害の結果，尿中にたんぱくが漏出し，低アルブミン血症となる．血漿膠質浸透圧低下や毛細血管透過性亢進により血管内から組織間質へ体液が移動し浮腫が起こる．

症　状：　急性糸球体腎炎よりも程度が強い浮腫が生じる．また，低たんぱく血症などによる組織間質への体液移動により胸水，腹水貯留が起こり，呼吸器症状や消化器症状が出現する．また，循環血液量低下により腎前性腎不全を起こすことがある．

診　断：　たんぱく尿，血尿，低たんぱく血症を生じる．また，肝臓でのたんぱく合成亢進に伴い，脂質合成も亢進するため血清コレステロール値が上昇する．

治　療：　一般的には安静，塩分，水分制限が行われる．薬物療法としては副腎皮質ステロイド，免疫抑制薬などが用いられる．

9.20　妊産婦・授乳婦の疾患

1）妊娠糖尿病（gestational diabetes mellitus：GDM）

妊娠中に初めて発見または発症した糖尿病に至っていない糖代謝異常症で，2型糖尿病の発症病態と同様で，①インスリン抵抗性の増大（インスリン感受性の低下）と，②相対的な膵β細胞インスリン分泌能の低下が基本病態である．このため，将来における2型糖尿病の発症リスクとなる．

病　態：　妊娠時には胎児への間断のない栄養供給のため，生理的環境は大きく変化する．胎児は栄養を母体に依存しており，グルコースをエネルギー源としている．空腹時の妊婦のグルコース利用率は低下し，エネルギー源を脂質に求め，母体がグルコースを利用しない分胎児に供給される．食事摂取後の血糖値は高値となり，インスリン分泌も亢進する．特に妊娠後半期の食後の高血糖，高インスリン血症は，妊婦自身のエネルギーの蓄積と，胎児へのグルコース供給において合目的と考えられる．この生理的インスリン抵抗性の亢進は，さまざまな因子により調節されており，胎盤から分泌されるヒト胎盤ラクトーゲンやプロラクチン，コルチゾール[1]，アディポサイトカイン[2,3]などが関与している．正常妊娠ではインスリン抵抗性の亢進とインスリン分泌亢進との均衡が保たれており，血糖値は正常範囲に維持されるが，妊娠糖尿病ではこの均衡が破綻をきたし，相対的なインスリン欠乏状態とな

り，血糖値の上昇を認める．

妊娠糖尿病による周産期合併症，疾患リスク：周産期合併症の頻度は，母体の耐糖能の低下に伴って増加する[4]．母体の高血糖は巨大児の要因となり，早産，経腟分娩時の肩甲難産，分娩時母体損傷などの合併症が発生する．一方，耐糖能障害は血管内皮障害の原因となり妊娠高血圧症候群の頻度も高くなる．重症の妊娠高血圧症候群となれば，胎児・胎盤への血流障害から子宮内胎児発育遅延が発症することがある．新生児においても，低血糖症，高ビリルビン血症などの頻度が上昇する．さらにその児自体も将来糖尿病の発生頻度が高いとの報告もされている．また，妊娠糖尿病既往女性の糖尿病やメタボリックシンドロームの発生率が高いことが知られている[5〜7]．

診　断：表9-20-1の診断基準[8]に従って診断する．

妊娠中に発見される耐糖能異常には，① 妊娠糖尿病，② 妊娠時に診断された明らかな糖尿病（overt diabetes in pregnancy）の2つがあり，表9-20-1の診断基準により診断する．

● 表9-20-1 ● 妊娠糖尿病の診断基準

1. 妊娠糖尿病
   75 g OGTTにおいて次の基準の1点以上を満たした場合に診断する．
   ① 空腹時血糖値≧92 mg/dL（5.1 mmol/L）
   ② 1時間値≧180 mg/dL（10.0 mmol/L）
   ③ 2時間値≧153 mg/dL（8.5 mmol/L）

2. 妊娠時に診断された明らかな糖尿病
   以下のいずれかを満たした場合に診断する．
   ① 空腹時血糖値≧126 mg/dL
   ② HbA1c≧6.5%　[HbA1c（JDS）≧6.1%]
   ③ 確実な糖尿病網膜症が存在する場合
   ④ 随時血糖≧200 mg/dL あるいは 75 g OGTT で2時間値≧200 mg/dL で上記
   ①〜③ のいずれかがある場合

2010年に妊娠糖尿病の診断基準の大改訂があり，妊娠時に診断された明らかな糖尿病は妊娠糖尿病に含めないことになった．

栄養管理：早朝空腹時血糖値≦95 mg/dL，食前血糖値≦100 mg/dL，食後血糖値≦120 mg/dL を目標に血糖を調節する．まず食事療法を行い，それでも血糖管理不可能な場合はインスリン療法を行う．

① **食事療法**[9]

　普通体格の妊婦（非妊時BMI＜25）：標準体重×30＋200 kcal
　肥満妊婦（非妊時BMI≧25）：標準体重×30 kcal
　　※標準体重＝身長（m）×身長（m）×22

妊娠中の食事は，高血糖を予防し，血糖の変動を少なくするため4〜6分割食にする．食前，食後血糖値を測定し，その分割の比率を調整する．

② **インスリン療法**[9]

妊娠中の経口血糖降下薬の使用は，安全性が確立したとはいえず使用しない．インスリン投与方法は，従来行われていた分割食＋速効型インスリン投与から，分割食をせずに超速効型インスリンを用い食後高血糖を是正する方法が次第に普及してきている．また，妊娠中はインスリン抵抗性が増加するため，インスリン使用量が

増加するが,分娩後は胎児,胎盤が娩出されることにより,インスリン抵抗性は改善されインスリン必要量は減少するためほとんどの場合はインスリンが必要なくなる.

出産後の管理: 分娩後6〜12週で75gOGTTを実施し,産後の耐糖能の再評価を行う.また,妊娠糖尿病既往女性の将来の糖尿病,メタボリックシンドローム発症リスクは高いことから,出産後も食事,運動を含めた生活習慣の指導が重要である.

2)妊娠高血圧症候群

妊娠高血圧症候群(hypertensive disorders of pregnancy:HDP)は全妊婦の4〜8%にみられ,高血圧,たんぱく尿を主症状とし,病態が重篤になると母体では子癇,脳出血,HELLP症候群,常位胎盤早期剝離などを,胎児では子宮内胎児発育遅延(fetal growth restriction:FGR)を合併し,母児ともに生命の危険が生じることもある疾患である.

定義・分類[10]: 妊娠20週以降,分娩後12週まで高血圧がみられる場合,または高血圧にたんぱく尿を伴う場合のいずれかで,かつこれらの症状が単なる妊娠の偶発合併症によるものではないものをいう.HDPは以下①〜④の病型に分類される[10].

①**妊娠高血圧腎症(preeclampsia)**:妊娠20週以降に初めて高血圧が発症し,かつたんぱく尿を伴うもので分娩後12週までに正常に復する場合をいう.

②**妊娠高血圧(gestational hypertension)**:妊娠20週以降に初めて高血圧が発症し,分娩後12週までに正常に復する場合をいう.

③**加重型妊娠高血圧腎症(superimposed preeclampsia)**:(1)高血圧症(chronic hypertension)が妊娠前あるいは妊娠20週までに存在し,妊娠20週以降たんぱく尿を伴う場合.(2)高血圧とたんぱく尿が妊娠前あるいは妊娠20週までに存在し,妊娠20週以降,いずれか,または両症状が増悪する場合.(3)たんぱく尿のみを呈する腎疾患が妊娠前あるいは妊娠20週までに存在し,妊娠20週以降に高血圧が発症する場合.

④**子癇(eclampsia)**:妊娠20週以降に初めてけいれん発作を起こし,てんかんや二次性けいれんが否定されるもの.

診 断[10]: HDPは妊産褥において高血圧または高血圧とたんぱく尿により診断する.

①**軽症**:次のいずれかに該当する場合,軽症と診断する.
- 血圧:収縮期血圧140mmHg以上,160mmHg未満 または 拡張期血圧90mmHg以上,110mmHg未満
- たんぱく尿:24時間蓄尿による定量法で300mg/日以上 2g/日未満の場合はたんぱく尿軽症と診断する.

②**重症**:次のいずれかに該当する場合,重症と診断する.
- 血圧:収縮期血圧160mmHg以上 または 拡張期血圧110mmHg以上
- たんぱく尿:2g/日以上の場合,たんぱく尿重症と診断する.随時尿であれば,尿試験紙法で連続して3+以上(300mg/dL以上)の陽性と判定される場合に重症

と診断する.

病因・病態: HDPは血管内皮障害による血管拡張因子（一酸化窒素，プロスタサイクリン）の産生低下ないし機能異常により，昇圧系（トロンボキサン，エンドセリン）と降圧系のバランスが乱れ昇圧系優位になった結果発生すると考えられてきたが，近年，胎盤形成障害がその発症要因の一因となっていることが明らかとされている.

その他HDPの発症には，遺伝的因子，インスリン抵抗性，酸化ストレス，免疫系，レニン-アンジオテンシン系，凝固線溶系等多くの因子が相互に関係しているものと考えられる.

栄養管理: HDP軽症に対して安静，減塩療法による効果が認められる場合があるが，HDP重症に対してはそれら単独では十分な効果が得られず，児の成熟のために妊娠期間の延長目的に対症療法として降圧療法を行い，母体の子癇や臓器障害発症が予想される場合には妊娠の中断を行う.

① **食事療法**[10]: 肥満および過剰な塩分摂取はHDPの発症因子であり，防止する目的でカロリーおよび塩分制限は必要である．水分制限は，HDP妊婦の循環血漿量減少を助長するため特別に制限はしない.

- エネルギー摂取（総カロリー）：総摂取カロリーは，非妊時のbody mass index（BMI）に応じて算出する．

　　BMI 25未満：30 kcal×標準体重(kg)＋200 kcal/日
　　BMI 25以上：30 kcal×標準体重(kg)/日
　　※ BMI＝体重(kg)/身長$(m)^2$

- 塩分摂取：塩分制限は7〜8 g/日に制限するのみで，極端な塩分制限はすすめない.

- たんぱく質摂取量：たんぱく質摂取量は標準体重×1.0 g/日とする．予防には標準体重×1.2〜1.4 g/日が望ましい.

② **降圧療法**: 血圧を下げすぎると子宮胎盤循環が損なわれ，胎盤機能低下による胎児有害事象が起こる可能性があり過度の降圧は避ける．降圧目標値は，血圧の重症度や臓器障害の有無によって異なる.

- 重症高血圧症例では，軽症高血圧の値（140〜160/90〜110 mmHg）
- 臓器障害のある場合は，軽症高血圧でも降圧薬投与を考慮し，140〜/90 mmHg未満を降圧目標とする.
- 平均血圧で15〜20%の範囲内の降圧

降圧療法は，経口投与法と経静脈投与法があり，経口薬で管理不可能と判断した場合は，経静脈投与法に速やかに移行する．また，特に器官形成期には胎児の催奇形性の問題があり薬剤の選択については注意を要する.

経口薬としてヒドララジン，ニフェジピン（妊娠20週以降に限る），ラベタロール，メチルドーパを処方する.

ACE阻害薬とARBは実際にヒト胎児への毒性が疑われるため，妊娠期間を問わず禁忌となっている.

経静脈薬としてヒドララジン静注，ニカルジピン持続点滴を行う．HDP重症の場合，子癇予防目的で，硫酸マグネシウム（$MgSO_4$）の持続点滴を併用して使用

することがしばしばある．

産後は，授乳に対する薬剤の影響に注意して，母体の十分な降圧を心がける．

産後の管理： 次回妊娠時の HDP の再発率は正常妊娠後に比較し高い．また，次回妊娠時の HDP 再発率に妊娠直前の BMI と妊娠中の体重増加が大きく関与しているとの報告もあり，次回妊娠に対する再発リスクと予防のための体重管理につき患者への説明が必要である[10]．さらに，HDP 既往女性は，将来高血圧，脳，心血管疾患が発症しやすいとされている．将来の健康に影響を及ぼす可能性についても十分理解させ，食生活を含めた健康管理が必要である．

9.21 老年症候群

我が国における高齢者人口は 65 歳以上が 20％以上，75 歳以上が 10％となり，今後さらなる高齢化が進むと予想される．一般に高齢であるほど複数の慢性疾患に罹患していることが多く，特に循環器疾患，代謝性疾患，腎疾患，呼吸器疾患などは高齢になるほど罹患率と重症度が増加する．それに伴い栄養状態に影響を及ぼす急性疾患や薬物投与の機会が多くなり，日常活動度の低下は嚥下機能などの潜在的な異常を顕在化させ，誤嚥性肺炎などを併発するなどさらなる病状の悪化につながる．また認知機能低下や精神的要因により摂食異常が出現しやすく，家族などの介護者との協調が重要となる．

1）高齢者が抱える健康上の問題点

高齢者における健康問題の一般的な特徴は，以下のようにまとめられる．① 複数の疾患が多臓器にわたる．② 嚥下機能の低下による誤嚥が生じやすい．③ 筋肉量の減少，立位バランス機能の低下による転倒が生じやすい．④ 高齢者特有の合併症がある．たとえば，臥床による筋力低下，関節**拘縮**，それらに起因する**廃用症候群**，**褥瘡**，血栓・塞栓症などである．これらの疾患の発症・進行は臥床後急速に生じることが少なくない．⑤ 社会的状況の変化がきっかけとなり発症・増悪することが多い．たとえば，伴侶の病気による介護のための過労による心不全の悪化，身内の死・不幸により発症した老年期うつ病，薬物管理の間違いに起因する病状の増悪や副作用症状の出現などである．このように高齢者の健康異常には，身体的な問題のみならず，精神・心理的問題と家庭・社会的問題が相互に影響するため，その評価・マネジメントにはこれらを包括的に理解することが必要となる（図 9-21-1）．

拘縮
関節包外の軟部組織が原因で起こる関節可動域制限のこと．

廃用症候群
安静状態が長期にわたって続くことによって起こる，さまざまな心身の機能低下等を指す．

褥瘡
長い間病床についていたために，骨の突出部の皮膚や皮下組織が圧迫されて壊死（えし）に陥った状態．腰や仙骨部・肩甲骨部・かかと・ひじ・後頭部などに生じやすい．

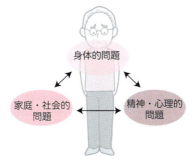

● 図 9-21-1 ● 高齢者の健康以上に影響を及ぼす因子

2）高齢者の栄養アセスメント

　高齢者の中には肥満を伴う糖尿病など，減量を目指したエネルギー制限の必要な疾患もあるが，本項では高齢者に生じやすい低栄養の評価について述べる．高齢者における栄養障害は頻度が高く，低栄養により疾患の予後が悪化すること，寝たきりのため，低栄養の簡便な指標である体重測定ができない患者にそういった問題が多いことから，栄養アセスメントにより適切に栄養状態を評価し，必要な介入を行うことが推奨される．具体的には，下記の評価指標を用い栄養状態を客観的に把握し，栄養治療の必要性を決定するとともに，その効果を監視・追跡する．

　① 身体計測：　肥満・やせの評価として，Body mass index（BMI）が使用されるが，高齢者の要介護者における栄養評価への適応には問題がある．それは，高齢者では極度の**脊柱後弯症**や関節の拘縮などにより，身長計測が困難な場合が多いこと，立位をとれたとしても胸腰椎の圧迫骨折による身長の短縮が起こりうるため，正確な肥満・やせの評価は難しいからである．一方，体重の変動は高齢者の有効な栄養指標である．ただし，心不全や**人工透析**中の末期腎不全では，病状や透析前後で体重が増減するため，このような疾患を有する場合，体重による栄養状態評価には注意を要する．

　上述のとおり，要介護者には体重測定が困難である寝たきりの高齢者が含まれる．体重に代わる栄養指標としての身体計測項目として，上腕周囲長，上腕皮下脂肪厚，下肢周囲長などがある．

　② 血液生化学検査：　身体計測と同様に，血液生化学検査による栄養アセスメントも広く行われる．血清アルブミンは肝臓におけるたんぱく合成を反映し，最も頻用される栄養指標である．しかし，その半減期は２週間程度あるため，比較的最近に生じた栄養障害を反映しないなどの問題点があるため，プレアルブミン，トランスフェリン，総コレステロールなどの他の指標と組み合わせて評価に用いることがある．

　③ 包括的栄養評価法：　包括的栄養評価法として Mini Nutritional Assessment（MNA®）が広く使用される（２章参照）．MNA®は問診による評価項目と客観的指標により，栄養状態をスコア化し評価する．要介護者ほどMNAによる栄養評価スコアが低い[1]．この評価法は低栄養状態を同定できるのみならず，低栄養の潜在的なリスクを判別する点で優れる．しかし，胃瘻などによる人工栄養を受けている患者には対応できず，問診に答えるのはある程度の自己判断が必要とされ，高度の認知症患者評価は難しい面がある．

3）病態に応じた高齢者の栄養ケアマネジメント

　上述のとおり，高齢者には多臓器にわたり複数の疾患が合併する．本項では高齢者特有の病態に応じた栄養ケアマネジメントについて述べる．

　① 誤嚥性肺炎：高齢化社会の到来で肺炎で亡くなる高齢者が急増し，最近日本人の死因の３位に浮上した．特に，要介護高齢者には，嚥下機能低下による**誤嚥**，それに引き続く誤嚥性肺炎が発症しやすく，その対策は喫緊の課題となっている．

　高齢者に誤嚥が生じやすいのは，食物が咽頭に届くと生じる嚥下反射が低下していること[2]，さらに食物が食道でなく気道に入ると生じる咳反射が低下しているこ

脊柱後弯症
極度のものを亀背・円背という．

人工透析
透析終了時の目標体重をドライウェイトという．つまり余分なからだの中の水分を取り除いたときの体重のこと．

誤嚥
食べ物や異物を気管内に飲み込んでしまうこと．また異物を消化管内に飲み込んでしまうことも指す．

と[3]）が挙げられる．そのため，高齢者では誤嚥があっても自覚がない不顕性誤嚥が多く，誤嚥性肺炎が繰り返し生じるのはこのためである．高齢者肺炎の半数が無症候性あるいは顕性脳梗塞に罹患しており，これによる神経機能低下が嚥下・咳反射の低下と関連する．また，高齢者に多い認知症や向精神薬の投与は，おそらく中枢神経系の機能異常を介して誤嚥性肺炎の発症を誘発する．

　高齢者誤嚥性肺炎の特徴として，再発を繰り返しやすいという点が重要である．また，高齢者では，発熱，咳，痰といった典型的な肺炎の症状を来さないことが多い．たとえば，肺炎でも発熱や咳がなく，何となく調子が悪い，元気がない，などといったことがよくある．

　このような背景から，高齢者における誤嚥性肺炎の予防には以下の点に留意することがすすめられる．

- 口腔ケア：精神・運動機能の低下した高齢者は自分で歯磨きをできなくなるため，口腔内で繁殖した細菌により誤嚥性肺炎が発症する．日本の高齢者入所施設で行われた研究によると，積極的にブラッシングなどの口腔ケアを行うと肺炎の発症が低下することが報告されている[4]．口腔ケアは口腔内衛生のみならず，嚥下機能を改善することが知られる．
- 食後の姿勢：特に要介護高齢者は胃食道逆流を合併することが多く，食後の座位保持がすすめられる．経管栄養を行っている高齢者においても，投与後の座位保持は肺炎予防効果を有する．
- 食事介助における観察・工夫：介護職あるいは家族による食事介助の際の観察は嚥下障害の早期発見に役立つ．むせ，痰などの増加，食後の声の変化，食欲の低下，食事時間の延長などは嚥下障害を示唆する．また，要介護者は自力で座位を保持できず，ベッドにもたれた状態で食事をせざるをえない場合が多い．その際の姿勢が重要とされ，座位に近づけるとかえって誤嚥を招く場合もある．座位がとれる場合は，顎を軽く引くことで誤嚥を防ぐ．
- 食事形態：従来より，粘性がなく一塊とならずまとまりづらい食品形態は誤嚥を招くとされる．細かく刻んだ具材を含む汁などを避け，とろみを利用し，適度な粘性と食塊を形成しやすく，べたつかず喉ごしがいい食事形態がすすめられる．それ以外にも，味，香り，適切な温度など，通常の食事に重要な要素にも気を配り，高齢者の嗜好を満たすことも大切である．
- 薬物療法など：薬物による誤嚥性肺炎予防効果が報告され，臨床での使用が広がりつつある．降圧薬であるアンジオテンシン変換酵素阻害薬（ACE阻害薬）は咳反射を増強し，誤嚥を防ぐと考えられている．その他，ドーパミン作動薬，抗血小板薬，漢方薬などの報告がある[5]．

② 脱水症：高齢者の臨床において，さまざまな場面で水分管理が重要となる．細胞内水分の少ない高齢者では脱水症になりやすく，また心機能・腎機能の低下のため，逆に水分貯留を来しやすい．

　健常人では血漿浸透圧が292 Osm/kg以上で口渇感が出現するが，高齢者は感じにくいとされる．夏期には水分補給の遅れが熱中症を招き，毎年多くの高齢者が死亡することは周知の事実である．脱水症には，水分のみが欠乏しナトリウムが保たれる高張性脱水と，水とナトリウム双方が欠乏する低張～等張性脱水があるが，高

齢者では腎のナトリウム保持機能の低下のため後者が多い．高齢者には，熱中症だけでなくさまざまな要因が脱水を招来する．急性胃腸炎，イレウスなどの消化器疾患による嘔吐・下痢は，消化管の水分・電解質を喪失させる．また，その他の急性疾患により，容易に経口摂取が低下しやすい．さらに高齢者は降圧薬として，あるいは浮腫性疾患の治療として，利尿薬を服用することが多く，水分摂取が低下する状況下で，利尿剤による脱水・腎機能低下を来すことがある．

・水分・ナトリウム過剰：脱水症とは逆に体の水分量（体液量）が多いために生じる溢水（いっすい）は，通常腎機能が低下した状態に生じる．また心不全も体液量過剰により悪化する．このような病態には，水分のみならずナトリウム過剰が随伴することが多く，どちらの制限も必要となる．最近，熱中症予防にナトリウムを含んだ経口保水液摂取がマスコミ等により広く奨められるようになり，夏の塩分摂取過多が問題となっている．日本人の平均的食事には十分量の食塩が含まれており，心不全・腎疾患・高血圧患者が経口保水液の積極的な摂取によりその病状が悪化することがあり，経口保水液の適応について慎重に判断する必要がある．

③ 認知症における栄養管理：認知症患者では経過中，体重減少を来すことが多く，その始まりは認知症発症に先行することもあり，定期的な体重測定が推奨される．認知症患者ではさまざまな要因により，栄養障害がもたらされる．嚥下障害は特に脳血管性認知症に多く，認知症の進行と並行して顕在化することが多い．また，認知症患者は高次脳機能障害による失行の1つとして，箸やその他の食器がうまく使えなくなることがある．薬剤による日中の嗜眠や昼夜リズムの逆転により，経口摂取が低下することもたびたび経験される．さらに症状が悪化すると，食事中に自分が食事中であることも忘れ，席を立ってしまうなどの問題行動がさらに経口摂取を低下させる．また，認知症に合併しやすい抑うつの関与も無視できない．

このような認知症患者の栄養状態改善は，認知症治療そのものと密接につながり，一筋縄ではいかないことが多く困難を極める．重症栄養障害には経管栄養が考慮されることがあるが，その実施が生存期間の延長や生活の質（QOL：quality of life）などの予後を改善するか否かは不明であり，まず介護者による経口摂取の可能性を追求すべきであるとされている．

4）終末期栄養──現状と問題点

現在我が国では，永続的に経口摂取不能となった高齢者に対する経管栄養法の実施が広く行われている．その際，患者本人の事前意志，家族の意志等の要素が考慮されることは依然少ないのが現状であろう．最近，生命の存続のみが医療の目的ではないという根本的な問題意識の台頭により，終末期の栄養管理のあり方に疑問が投げかけられている．

① 終末期の倫理的問題：終末期において，延命を図るための治療・処置が痛み・苦しみを和らげることができないならば，その延命治療を差し控えることは倫理的に許容される．近年，我が国でも終末期に延命のみを目的とした治療を行わないというコンセンサスが市民に広く浸透してきている．しかしその認識が本当は必要であった治療の差し控えという事態を招いていることが指摘されている．終末期の具体的な定義は未だ明確でない．また，癌診療などでは残される時間の推定が可能で，

終末期を受け入れやすいが，高齢者医療ではその始まりがいつなのか明確でない．さらに，医療者と患者本人・家族との間でも，その認識は異なることが多い．患者の終末期の判断に際し，複数職種の医療スタッフと本人，あるいは本人の意志を推定できる家族とで十分に話し合って方針を決定すべきである．

② **終末期の栄養療法の実際**：自力経口摂取が困難になった場合の経腸栄養には，鼻から胃の中にチューブを留置する経鼻経管栄養法と，胃に直接栄養を入れる胃瘻栄養法がある．胃瘻は以前，外科的に作成されていたが，最近では内視鏡的胃瘻造設術（PEG：percutaneous endoscopic gastrostomy）が一般的である．経鼻胃管は患者の苦痛が大きく，自力経口摂取不能が永続的であると判断される場合，PEGによる胃瘻造設および胃瘻栄養法が選択されることが多い．胃瘻栄養法がQOLや生命予後を改善させるか否かについては，欧米の研究は否定的な結果を示していたが，日本の調査によるとその双方を改善させることが示されている．

③ **胃瘻の差し控え・見直しの問題点**：上述のとおり，社会の胃瘻に関する議論の高まりにより，その差し控え・中止がいかなるプロセスで決定されるかが重大な点としてクローズアップされている．栄養療法の中止は患者の死を意味する．現在政府と関連学会により，この意思決定プロセスにおけるガイドラインの作成が行われているが，医療人だけでなく家族もこの重大な決定に責任を持つこととなる．尊厳死の問題と同様に，社会全体としてこの問題に向き合っていく必要がある．

おわりに：　高齢者の栄養を考える際には，非高齢者以上に個々の状況に応じた細やかな対応が必要となる．そのためには栄養のみならず，患者をとりまく環境を可能な限り把握することにより患者の全人的理解に心がけることがきわめて重要である．

参考図書

● 第1章
[1.2, 1.3節]
1）リスクマネージメントスタンダードマニュアル作成委員会：リスクマネージメントマニュアル作成指針 2000.

[1.4節]
1）Izawa, S. et al.: The nutritional status of frail elderly with care needs according to the mini-nutritional assessment. Clin. Nutr., 25, 962-967, 2006.

● 第3章
1）杉山みち子：改正介護保険制度と「栄養ケア・マネジメント革命」．保健医療科学，55(1), 32-41, 2006.
2）東口髙志：わが国におけるNSTの現状と未来．日本消化器外科学会誌，104, 1691-1697, 2007.

● 第4章
[4.1節 3）項]
1）厚生労働省：「健康食品」ホームページ．http://www.mhlw.go.jp/stf/seisakunitsuite/bunya/kenkou_iryou/shokuhin/hokenkinou/index.html
2）国立健康・栄養研究所ホームページ：http://fosdu.nih.go.jp/files/contents/knowledge/detail164.html

[4.3節]
1）日本静脈経腸栄養学会編集：静脈経腸栄養ガイドライン－静脈経腸栄養を適正に実施するためのガイドライン 第3版，照林社，2013.
2）櫻井洋一：【新・静脈栄養・経腸栄養ガイド NSTに必須の知識と実践のすべて】経腸栄養の実際 腸瘻による経腸栄養－手法，器材，管理のすべて．Medical Practice, 26, 228-235, 2009.
3）櫻井洋一，長谷川由美：各種病態患者に対する栄養投与量の決定－Longの式に明確な根拠・妥当性はあるか？ 臨床栄養，126(6)：750-755, 2015.

[4.4節]
1）日本静脈経腸栄養学会編集：静脈経腸栄養ガイドライン－静脈経腸栄養を適正に実施するためのガイドライン 第3版，照林社，2013.
2）櫻井洋一：【新・静脈栄養・経腸栄養ガイド NSTに必須の知識と実践のすべて】静脈栄養の実際 A 中心静脈栄養，B 末梢静脈栄養．Medical Practice, 26, 75-182, 2009.

● 第5章
1）厚生労働省：平成23年(2011)患者調査の概況，pp.5, 2011.

● 第6章
1）日本静脈経腸栄養学会編：日本静脈経腸栄養ガイドライン 第3版，照林社，2013.
2）日本病態栄養学会編：改定第3版 認定病態栄養専門師のための病態栄養ガイドブック，メディカルレビュー，2011.
3）東口高志編：NST活動のための栄養療法データガイドブック，中山書店，2008.
4）白石弘美，久保宏隆，中村　眞ほか：消化器術後患者の経腸栄養ガイドラインに基づいたNST栄養管理の検討．静脈経腸栄養，17, 91-97, 2002.
5）白石弘美，久保宏隆：子どもとメタボリックシンドローム－食育からのアプローチ．小児科診療，73(2), 289-296, 2010.
6）日本外科代謝栄養学会編：侵襲に対する生体反応．代謝・栄養用語解説集，日本外科代謝栄養学会，2004.

● 第7章
1）浦部晶夫，島田和幸，川合眞一編集：今日の治療薬 2013，南江堂，2013.
2）Boullata, J. I. and Armenti, V. T. 編，城西大学薬学部医療栄養学科訳：食品-医薬品相互作用ハンドブック，丸善，2005.
3）城西大学薬学部編著：やさしくわかりやすい食品と薬の相互作用 基礎と活用，カザン，2007.
4）Coleman, Y. 著，細谷憲政訳：医薬品-栄養素の相互作用－人間栄養に必要な医薬品の知識，第一出版，2007.
5）奥村勝彦監修：医薬品と飲食物・サプリメントの相互作用とマネジメント 第2版－一目でわかる，フジメディカル出版，2010.
6）杉山正康編著：薬の相互作用としくみ 全面改訂版，日経BP，2012.

● 第8章
1）Weed, L. L.: Medical records that guide and teach. New Eng. J. Med., 278, 593-599, 652-657, 1968.
2）Weed, L.L.: Medical Records, Medical Education and Patient Care: The Problem-oriented Record as a Basic Tool, pp.1-273, Case Western Reserve University Press, 1969.
3）日野原重明：POS The Problem-Oriented System－医療と医学教育の革新のための新しいシステム，医学書院，1973.
4）医療情報科学研究所編：サブノート保健医療・公衆衛生2014，メディックメディア，2013.

● 第9章
[9.3節]
1）佐藤和人，本間　健，小松龍史編：エッセンシャル臨床栄養学 第7版，医歯薬出版，2002.
2）本田佳子編：新臨床栄養学 第3版－栄養ケアマネジメント－最新「管理栄養士国家試験ガイドライン」準拠，医歯薬出版，2011.
3）中村丁次編著：栄養食事療法必携 第3版，医歯薬出版，1999.
4）石川俊次編：臨床栄養学，朝倉書店，1998.
5）Stanghellini, V. et al.: Gastroduodenal disorders. Gastroenterology, 150(6):1380-1392, 2016.
6）Mearin, F. et al.: Bowel disorders. Gastroenterology, pii: S0016-5085(16)00222-5, 2016.
7）福土　審，本郷道夫，松枝　啓監訳：ROME III［日本語版］機能性消化管障害，協和企画，2008.

[9.4節]
1）日本循環器学会：循環器病の診断と治療に関するガイドラインシリーズ，2009-2013.
2）日本動脈硬化学会：脂質異常症治療ガイド，2013.
3）日本高血圧学会：高血圧治療ガイドライン，2014.

[9.6 節]
1) 志村浩己, 小林哲郎: 目でみる臨床栄養学 2001. 臨床栄養, **100**, 825-832, 2002.
2) 内分泌代謝専門医ガイドブック 改訂第3版, 診断と治療社, 2012.
3) 成瀬光栄編: 最新内分泌代謝学, 診断と治療社, 2013

[9.7 節]
1) 日本脳卒中学会: 脳卒中治療ガイドライン, 2015.
2) 日本神経学会, パーキンソン病治療ガイドライン, 2011.
3) 日本神経学会, 認知症疾患治療ガイドライン, 2011.

[9.8 節]
1) American Psychiatric Association: Feeding and eating disorders. Diagnostic and Statistical Manual of Mental Disorders: DSM-5. 5th ed., pp.329-354, American Psychiatric Association, 2013.(高橋三郎, 大野裕監訳: 食行動障害および摂食障害群. DSM-5 精神疾患の診断・統計マニュアル, pp.323-347, 医学書院, 2014)

[9.9 節]
1) 日本呼吸器学会COPDガイドライン第4版作成委員会編: COPD(慢性閉塞性肺疾患)診断と治療のためのガイドライン 第4版, 日本呼吸器学会, 2013.
2) 吉川雅則: 慢性閉塞性肺疾患における栄養障害の病態と対策. 日本呼吸ケア・リハビリテーション学会誌, **22**, 258-263, 2012.
3) 日本アレルギー学会喘息ガイドライン専門部会監修: 喘息予防・管理ガイドライン 2012, 協和企画, 2012.
4) 谷口正実: アスピリン喘息(NSAIDs 過敏喘息). 日内会誌, **102**, 1426-1432, 2013.
5) 加畑宏樹, 浅野浩一郎: 肥満と気管支喘息. 日本胸部臨床, **72**, 122-129, 2013.
6) 日本呼吸器学会呼吸器感染症に関するガイドライン作成委員会編: 成人市中肺炎診療ガイドライン, 日本呼吸器学会, 2007.
7) 日本呼吸器学会呼吸器感染症に関するガイドライン作成委員会編: 成人院内肺炎診療ガイドライン, 日本呼吸器学会, 2008.
8) 日本呼吸器学会医療・介護関連肺炎(NHCAP)診療ガイドライン作成委員会編: 医療・介護関連診療ガイドライン, 日本呼吸器学会, 2011.

[9.10 節]
1) 日本血液学会編集: 血液専門医テキスト 改訂第2版, 南江堂, 2015.
2) 安藤潔, 横田弘子編: 血液造血器疾患エキスパートナーシング, 南江堂, 2015.
3) 日本血液学会, リンパ網内学会編: 造血器腫瘍取扱い規約, 金原出版, 2010.
4) 飯野京子ほか: 系統看護講座 専門分野II 血液・造血器, 医学書院, 2009.

[9.11 節]
1) 骨粗鬆症の予防と治療ガイドライン作成委員会編: 骨粗鬆症の予防と治療ガイドライン 2011 年版, ライフサイエンス出版, 2011.
2) 骨粗鬆症財団企画, 細井孝之執筆: 知って得する骨粗鬆症の予防と治療ガイドライン Q & A, ライフサイエンス出版, 2012.
3) 井上一監修, 尾崎敏文, 西田圭一郎編集: 変形性関節症の診かたと治療 第2版, 医学書院, 2012.
4) 鈴木隆雄監修, 島田裕之編集: サルコペニアの基礎と臨床, 真興交易(株)医書出版部, 2011.

[9.13 節]
1) 根津理一郎ほか: 各種病態での細菌感染症難治化の機序-低栄養状態. 日本臨床, **52**, 410-414, 1994.
2) 市村奈津子, 吉田博ほか: 栄養指標として用いる血清アルブミン値と総リンパ球数からみた血液培養陽性リスクに関する検討. 第23回日本臨床微生物学会(H24.1.21～22), 2012.
3) 市村奈津子, 吉田博ほか: 栄養指標に用いる血清アルブミン値と総リンパ球数からみた MRSA 検出率に関する検討. 第24回臨床微生物学会総会(H25.2.3～4), 2013.
4) 原耕平ほか: 栄養低下時における感染の併発. 感染症学雑誌, **72**, 569-574, 1998.
5) Meguid, M. M. *et al.*: Influence of nutritional status on the resumption of adequate food intake in patients recovering from colorectal cancer operations. *Surg. Clin. North Am.*, **66**, 1167-1176, 1986.
6) Windor, J. A. and Hill, G. L.: Risk factors for postoperative pneumonia: The importance of protein depletion. *Ann. Surg.*, **17**, 181-185, 1988.
7) Buzby, G. P. *et al.*: Prognostic nutritional index in gastrointestinal surgery. *Am. J. Surg.*, **139**, 160-167, 1980.
8) Niederman, M. S.: Nutritional status and bacterial binding in the lower respiratory tract in patients with chronic tracheostomy. *Ann. Intern. Med.*, **100**, 795-800, 1984.
9) 佐藤真: 胃癌患者の栄養評価に関する臨床的研究-術前栄養状態の計量化による術後合併症発生予測指数の作成. 日外会誌, **83**, 66-77, 1982.
10) 岩佐正人: 食道癌患者の栄養評価に関する臨床的研究-特に栄養評価指数(Nutritional Assessment Index, NAI)の有用性について. 日外会誌, **84**, 1031-1041, 1983.
11) 小野寺時夫ほか: Stage IV, V(V は大腸癌)消化器癌の非治療切除・姑息手術に対する TPN の適応と限界. 日外会誌, **85**, 1001-1005, 1984.
12) 安田聡ほか: CONUT スコアによる重症急性循環器疾患患者の栄養評価と積極的介入の意義. 日内会誌, **72**, 226, 2008.
13) Bouillanne, O. *et al.*: Geriatric Nutritional Risk Index: a new index for evaluating at-risk elderly medical patients. *Am. J. Clin. Nutr.*, **82**, 777-783, 2005.
14) Moore, F. A. *et al.*: Early enteral feeding, compared with parenteral, reduces postoperative septic complications: The results of a meta-analysis. *Ann. Surg.*, **216**, 172-183, 1992.

15) ASPEN Board of Directors and the Clinical Guidelines Task Force: Guidelines for the use of parenteral and enteral nutrition in adult and pediatric patients. *JPEN (J. Parenter. Enteral Nutr.)*, **26**(1 Suppl), 1SA-138SA, 2002.
16) Bower, R. H. *et al.*: Early enteral administration of a formula (Impact) supplemented with arginine, nucleotides, and fish oil in intensive care unit patients: results of a multicenter, prospective, randomized, clinical trial. *Crit. Care Med.*, **23**, 436-449, 1995.
17) Heyland, D. K. *et al.*: Should immunonutrition become routine in critically ill patients? A systematic review of the evidence. *JAMA*, **286**, 944-953, 2001.
18) Braga, M. *et al.*: Clinical evidence for pharmaconutrition in major elective surgery. *JPEN (J. Parenter. Enteral Nutr.)*, **37**(5 Suppl), 66S-72S, 2013.

[9.16節]
1) 太田一樹：クリティカルケア．臨床栄養学（井上修二, 上原誉志夫, 岡 純, 田中弥生編), pp.317-328, 光生館, 2013.
2) 浅田康行：重症外傷・重症熱傷患症例の栄養管理はどうするの？ 重症患者と栄養管理Q＆A 第3版（東口髙志 編), pp.228-234, 総合医学社, 2012.
3) 猪口貞樹：重症熱傷．救急診療指針 改訂第4版（日本救急医学会監修, 日本救急医学会専門医認定委員会編), pp.507-517, ヘルス出版, 2011.
4) 日本外傷学会・日本救急医学会監修, 日本外傷学会外傷研修コース開発委員会編：外傷初期診療ガイドライン JATEC, ヘルス出版, 2012.

[9.17節]
1) 髙橋浩二監訳：嚥下障害の臨床マネジメント, pp.22-32, 医歯薬出版, 2011.

[9.18節]
1) 阿曽沼樹, 山下歩美：視覚障害者の調理行動に関する調査研究．福岡教育大学紀要, **62**(5), 169-174, 2013.
2) 大山珠美, 稲山貴代：聴覚障害者への生活習慣予防の栄養教育の検討．日本栄養士会ホームページ, http://www.dietitian.or.jp/jdainfo/report/tp1601.htm
3) 口分田政夫, 永江彰子：重症心身障害児の栄養管理．静脈経腸栄養, **27**(5), 21-28, 2012.
4) 大和田浩子：知的障害者の栄養状態と栄養管理．栄養学雑誌, **67**(2), 39-48, 2009.
5) 稲村雪子：栄養士の立場からみた統合失調症患者の健康問題．臨床精神薬理, **16**(5), 675-681, 2013.
6) 高橋摩理ほか：自閉症スペクトラム児の摂食機能の検討．小児歯科学雑誌, **50**(1), 36-42, 2012.

[9.19節]
1) 厚生労働省：日本人の食事摂取基準（2015年版), 2015.
2) 日本小児アレルギー学会：食物アレルギー診療ガイドライン 2016, 協和企画, 2016.
3) 日本肥満学会：小児肥満症ガイドライン 2014〈概要〉日本肥満学会, 2014.
4) 日本先天代謝異常学会：新生児マススクリーニング対象疾患等診療ガイドライン 2015, 診断と治療社, 2015.
5) 日本糖尿病学会：糖尿病診療ガイドライン 2016, 南江堂, 2016.

[9.20節]
1) Demey-Ponsart, E. *et al.*: Serum CBG, free and total cortisol and circadian patterns of adrenal function in normal pregnancy. *J. Steroid Biochem.*, **16**(2), 165-169, 1982.
2) Barbour, L. A. *et al.*: Cellular mechanisms for insulin resistance in normal pregnancy and gestational diabetes. *Diabetes Care*, **30** (Suppl), S112-119, 2007.
3) Masuzaki, H. *et al.*: Nonadipose tissue production of leptin: leptin as a novel placenta-derived hormone in humans. *Nat. Med.*, **3**(9), 1029-1033, 1997.
4) Sacks, D. A. *et al.*: Toward universal criteria for gestational diabetes: the 75-gram glucose tolerance test in pregnancy. *Am. J. Obstet. Gynecol.*, **172**, 607-614, 1995.
5) 平松祐司：妊娠糖尿病．周産期医学, **40**(増刊 周産期診療指針 2010), 216-219, 2011.
6) O'Sullivan, J. B.: Diabetes mellitus after GDM. *Diabetes*, **40** (Suppl 2), 131-135, 1991.
7) Bellamy, L. *et al.*: Type 2 diabetes mellitus after gestational diabetes: a systematic review and meta-analysis. *Lancet*, **373**(9677), 1773-1779, 2009.
8) 妊娠糖尿病診断基準検討委員会：妊娠糖尿病診断基準変更に関する委員会報告．糖尿病と妊娠, **10**, 21, 2010.
9) 日本産科婦人科学会, 日本産科婦人科医会：CQ005-2 妊娠糖尿病 (GDM), 妊娠時に診断された明らかな糖尿病, ならびに糖尿病 (DM) 合併妊婦の管理・分娩は？ 産婦人科診療ガイドライン産科編 2014, pp.24-28, 2014.
10) 日本妊娠高血圧学会：妊娠高血圧症候群の診療指針 2015 Best Practice Guide, pp.28-32, 91-92, 111-115, 239-240, 241-243, 2015.

[9.21節]
1) Izawa, S. *et al.*: The nutritional status of frail elderly with care needs according to the mini-nutritional assessment. *Clin. Nutr.*, **25**, 962-967, 2006.
2) Nakazawa, H. *et al.*: Risk of aspiration pneumonia in the elderly. *Chest*, **103**, 1636-1637, 1993.
3) Sekizawa, K. *et al.*: Lack of cough reflex in aspiration pneumonia. *Lancet*, **335**, 1228-1229, 1990.
4) Yoshino, A. *et al.*: Daily oral care and risk factors for pneumonia among elderly nursing home patients. *JAMA*, **286**, 2235-2236, 2001.
5) Ohrui, T.: Preventive strategies for aspiration pneumonia in elderly disabled persons. *Tohoku J. Exp. Med.*, **207**, 3-12, 2005.

索引

ア行

アウトカム評価　45
亜鉛　61
亜鉛欠乏　80
アテローマ　92
アナフィラキシーショック
　　　138, 169
アルコール　67, 68
アルコール依存症　165
アルツハイマー病　120
アルドステロン　113
アルブミン　81
アレルギー　137, 168
アレルゲン　141
アンギオテンシンⅡ受容体拮抗薬
　　　56
アンギオテンシン変換酵素阻害薬
　　　56, 181

硫黄　60
胃潰瘍　72
胃癌　147
意識障害　161
胃食道逆流（症）　71, 181
Ⅰ型アレルギー　138
１型糖尿病　62
一過性脳虚血発作　119
一般治療食　33
医薬品　51
医療過誤　9
医療事故　9
医療保険制度　4
胃瘻　33
インシデント　9
インスリン　62
インスリン抵抗性　62, 65, 81, 95
インスリン分泌不全　62
インスリン療法　65, 176
インフォームドコンセント　10

運動療法　65

エイコサペンタエン酸　67
栄養アセスメント　2, 19, 45
栄養管理計画　43
栄養管理体制の基準　5
栄養機能食品　30
栄養教育　27, 40
栄養ケア　12, 26
　　――の修正　49
栄養ケアマネジメント　15

栄養サポートチーム　144
栄養サポートチーム加算　6, 27
栄養障害　1, 30, 60
栄養食事指導料　7
栄養スクリーニング　16, 45, 87
栄養必要量　23
栄養不良　144
栄養モニタリング　43
　　――の項目　44
栄養療法　2
　　――の歴史　29
易感染性宿主　144
壊疽　63
エネルギー必要量　23, 46
嚥下機能　179
嚥下障害　121, 161
炎症性腸疾患　75

カ行

介護　10
介護ケアマネジメント　12
介護保険施設　12
介護保険制度　5
外傷　158
潰瘍性大腸炎　69, 75, 76
加重型妊娠高血圧腎症　177
過食性障害　123
下垂体機能低下症　111
褐色細胞腫　115
過敏性腸症候群　77
粥状動脈硬化　92
ガラクトース血症　173
カリウム　61
カルシウム　61
カルシウム拮抗薬　89, 99
癌　146
肝炎　79
肝硬変　80
関節リウマチ　142
感染症　144, 145
甘草　56
肝臓癌　148
緩和ケア　3, 150

機械的合併症　37
気管支喘息　127
基礎エネルギー消費量　46
基礎代謝量　23, 46
機能性便秘　78
逆流性食道炎　154
客観的栄養評価　152

客観的データアセスメント　87
客観的評価法　19
急性胃腸炎　166
急性肝炎　79
急性骨髄性白血病　133
急性糸球体腎炎　100, 174
急性腎不全　101
急性膵炎　85
急性リンパ性白血病　133
狭心症　95
強皮症　142
巨赤芽球性貧血　131
菌交代現象　55
筋・骨格疾患　134

クッシング症候群　114
くも膜下出血　119
グリセミックインデックス　67
クリティカルケア　157
クリニカルパス　8
グルココルチコイド　54, 135
くる病　136
グレープフルーツ　52, 99
クローン病　69, 75
クワシオルコル　60

経口栄養補給法　32
経口ブドウ糖負荷試験　63
経腸栄養　33, 145
経腸栄養剤　34
血管性認知症　121
血清アルブミン　180
血清フェリチン値　131
結節性多発動脈炎　143
血栓性血小板減少性紫斑病　132
血糖降下薬　65
血糖コントロール指標　64
血糖値　63
血友病　132
ケトアシドーシス　63
肩甲骨下部皮下脂肪厚　88
原発性アルドステロン症　115

口腔ケア　181
口腔障害　163
高血圧　89, 94
高血糖　62
膠原病　141
恒常性　2
甲状腺機能低下症　65, 110
甲状腺中毒症　108

後天性免疫不全症　144
口内炎　69
高尿酸血症　68
硬膜下血腫　119
高齢者　10, 144, 179
誤嚥　121, 179
誤嚥性肺炎　181
呼吸器疾患　125
国民皆保険制度　4
骨粗鬆症　134, 154
骨軟化症　136
コルチゾール　113
コルヒチン　69
コレステロール　67

サ　行

再生不良性貧血　131
在宅ケア　13
在宅療養管理指導　11
細動脈硬化　93
再評価　43
サルコペニア　137
Ⅲ型アレルギー　139

シェーグレン症候群　143
子癇　177
子宮癌　150
糸球体腎炎　99
自己免疫疾患　141
脂質異常症　65, 66, 94
脂質必要量　24
市中肺炎　128
シトクロムP450　52
脂肪肝　76, 82
周期性嘔吐症　168
周産期合併症　176
周術期　151
十二指腸潰瘍　72
終末期医療　3, 150
主観的包括栄養評価　16, 58, 87, 145, 152
出血性疾患　131
術後合併症　144
循環器疾患　88
消化管通過障害　163
消化器合併症　38
消化器疾患　69
消化不良症　166
症候性肥満　61
脂溶性ビタミン　60
小児の栄養必要量　165

小児の糖尿病　173
小児肥満　169
傷病者　14
　──への栄養教育　40
静脈栄養の歴史　29
上腕三頭筋皮下脂肪厚　88
上腕周囲長　88
食塩制限　89
職業倫理　8
食事記録　22
食事調査法　22
食事療法の歴史　30
褥瘡　179
食道癌　146
食道障害　163
食品交換表　65
食物アレルギー　140, 168
食物摂取頻度調査法　23
食物繊維　24, 64, 67
除脂肪体重　61
叙述的経過記録　58
心筋梗塞　95
神経疾患　118
神経性食欲不振症　122
神経性大食症　123
腎疾患　174
新生児マススクリーニング　170
身体障害　164
診断群分類別包括制度　8
心不全　97
腎不全　101
診療報酬　4

膵炎　84
水分必要量　25, 48
水溶性食物繊維　67
水溶性ビタミン　60
ステロイド　135
スルフォニル尿素薬　65, 94

精神障害　164
静的栄養アセスメント　19
セカンド・オピニオン　10
舌炎　69
摂食障害　121, 122
セレン　61
全身性エリトマトーデス　142
先天性代謝異常　170
先天性免疫不全症　143
セント・ジョーンズ・ワート　53
前立腺癌　149

続発性骨粗鬆症　135
咀嚼障害　161

タ　行

体格指数　20
大血管症　63
代謝疾患　61
代謝性合併症　37, 48
大腸癌　147
大腸菌　167
多価不飽和脂肪酸　64, 67
脱水症　181
多発性筋炎　143
ターミナルケア　3, 150
単純性肥満　61
炭水化物必要量　24
胆石症　83
短腸症候群　155
胆嚢炎　83
たんぱく質制限　64
たんぱく質必要量　24, 47
たんぱく尿　101
たんぱく漏出性胃腸症　74
ダンピング症候群　154

地域包括ケアシステム　41
知的障害　164
チーム医療　8
チームケア　12
中心静脈栄養　36, 152
中枢性尿崩症　113
中膜硬化症　93
超低エネルギー食療法　62

痛風　68
痛風結節　68
痛風腎　68

低栄養　144, 151
低たんぱく栄養状態　144
鉄　61
鉄欠乏性貧血　130

銅　61
透析　107
動的栄養マネジメント　19
糖尿病　62, 65, 94, 104, 173
糖尿病昏睡　63
糖尿病神経障害　63
糖尿病（性）腎症　63, 103
糖尿病網膜症　63

動脈硬化　92
特定保健用食品　30
特発性血小板減少性紫斑病　132
特別加算食　33
特別食　6
特別治療食　33
特別用途食品　30
ドコサヘキサエン酸　67
トランス脂肪酸　67

ナ　行
内視鏡的胃瘻造設術　183
内臓脂肪型肥満　61
内分泌疾患　108
ナトリウム　61
ナラティブ・ベースト・メディシン　44

Ⅱ型アレルギー　138
2型糖尿病　62
ニコチン酸　61
日常生活動作（能力）　15, 26, 44, 58
日本人の新身体計測基準値　82
入院時食事療養費　5
入院時生活療養費　5
乳癌　149
乳児下痢症　166
尿酸　68
尿毒症　102
尿路結石症　107
妊娠高血圧（症候群）　177
妊娠高血圧腎症　177
妊娠糖尿病　62, 175
認知症　120, 181

熱傷　159
ネフローゼ症候群　65, 101, 175

脳血管障害　118
脳血管性認知症　121, 182
脳梗塞　118
濃厚流動食　34
脳出血　119
ノーマライゼーション　3
ノロウイルス　166

ハ　行
肺炎　128
肺癌　148
廃用症候群　179

廃用性筋萎縮　137
パーキンソン病（症候群）　120
バクテリアルトランスロケーション　38
播種性血管内凝固症候群　132
バソプレッシン　113
白血病　132
バレット上皮　71

非アルコール性脂肪性肝炎　79, 82
皮下脂肪型肥満　61
ヒスタミン　138
非ステロイド性抗炎症薬　54, 69, 72, 128
ビタミンA　61
ビタミンB$_1$　61
ビタミンB$_2$　61
ビタミンB$_{12}$　61
ビタミンC　61
ビタミンD　61
ビタミンK　61, 97, 99
ビタミン過剰症　60
ビタミン欠乏症　60
ビタミン必要量　25
非たんぱくカロリー（非たんぱく質エネルギー）/窒素比　24, 38, 47
皮膚筋炎　143
肥満　20, 61
肥満度　170
病者用食品　31
ピロリ菌　72, 147
貧血　130, 154

フィッシャー比　82
フェニルケトン脳症　170
フォッドマップ食事法　78
腹囲周囲径測定　61
副甲状腺機能亢進症　116
副甲状腺機能低下症　117
福祉　10
副腎皮質ステロイド　54
副腎不全　113
不飽和脂肪酸　67
プリン体　68
プロバイオティクス　78

ベーチェット病　69
ヘルシンキ宣言　10
変形性関節症　136
便秘　78

飽和脂肪酸　64, 67
保健機能食品　30
ホメオスタシス　2
ホモシスチン尿症　172
ホルモン　111
ボン宣言　9

マ　行
マグネシウム　61
マジンドール　62
末梢静脈栄養　36, 152
マラスムス　60
慢性肝炎　80
慢性骨髄性白血病　133
慢性糸球体腎炎　100
慢性腎臓病　105
慢性腎不全　101
慢性膵炎　86
慢性閉塞性肺疾患　125
慢性リンパ性白血病　134

ミネラル過剰症　60
ミネラル欠乏症　60
ミネラル必要量　25

無酸素運動　62

メタボリックシンドローム　20, 61, 89, 94
メチシリン耐性黄色ブドウ球菌　129
メープルシロップ尿症　171
免疫グロブリン　138
免疫疾患　137
免疫増強栄養剤　146
免疫不全　143

モニタリング　43
問診　20
問題志向型医療記録　57
問題志向型システム　57

ヤ　行
薬物　51
薬物代謝　52

有酸素運動　62

要介護者　14
　──への栄養教育　42
溶血性尿毒症症候群　132

溶血性貧血　131
葉酸　61
ヨウ素　61
溶連菌感染後急性糸球体腎炎　174
抑うつ　182
予後推定アセスメント　20
ヨード　109
Ⅳ型アレルギー　139

ラ 行

リスクマネジメント　9
利尿薬　55
リハビリテーション　3
リフィーディングシンドローム（症候群）　47, 60, 76
リポたんぱく　65
　　──の表現型分類　66
療養食　32
療養食可算　32, 33
リン　61
臨床検査　21

レビー小体型認知症　121

ロイコトリエン　138
老年症候群　179
ロコモティブシンドローム　136
ロタウイルス　166

ワ 行

ワルファリン（カリウム）　53, 97, 99

欧 文

AC　88
ACE 阻害薬　56, 181
ADL　15, 26, 44, 58
ARB　56
ASPEN　25, 145
BCAA　82
BEE　46
BMI　20, 61
CD　75
CKD　105
CONUT　145
COPD　125
CP　8
CYP　52
DHA　67
DPC　8
DPP-4 阻害薬　54, 65
DXA　134
FC　78
FODMAP食事法　78
GDM　175
GI　67
GLP-1 受容体作動薬　54, 65
GNRI　145
Harris-Benedict 式　23, 37, 46
HbA1c　63
HDL-C（コレステロール）　65
HDP　177
IBS　77
JARD　82
LDL-C（コレステロール）　65, 93
MNA®　11, 19, 180

MRSA　129
NASH　79, 82
NBM　44
NCM　15, 45
NPC/N比　24, 38, 47
NSAIDs　54, 72, 128
NST　27, 144
ODA　19, 152
ORS　166
ORT　167
PDCAサイクル　43
PEG　33, 183
PEM　60, 75, 144, 151
PN　143
POMR　57
POS　57
PPN　36, 152
PTH　116
QOL　3, 14, 44, 182
Rome IV 基準　77
SGA　16, 58, 87, 145, 152
SGLT 阻害薬　65
SGLT2 阻害薬　55
SLE　142
SOAP　58
SU 薬　65, 94
TG　65
TPN　36, 152
TSF　88
UC　76

編集者略歴

石川 俊次(いしかわ としつぐ)
1944 年　東京都に生まれる
1969 年　慶應義塾大学医学部卒業
　　　　東京慈恵会医科大学青戸病院，防衛医科大学，
　　　　ソニー株式会社を経て神奈川工科大学特任教授（2014年まで）
現　在　たまち徳栄ビルクリニック医師
　　　　医学博士

本間 康彦(ほんま やすひこ)
1943 年　新潟県に生まれる
1973 年　慶應義塾大学大学院医学研究科修了
　　　　慶應義塾大学医学部（内科学），東海大学医学部（内科学）を経て
　　　　東海大学医学部特任教授（2010年まで）
現　在　東海大学医学部客員教授，ひらつか生活習慣病・透析クリニック院長
　　　　医学博士

藤井 穂波(ふじい ほなみ)
現　在　東海大学医学部付属病院診療技術部栄養科長

スタンダード人間栄養学
臨 床 栄 養 学
定価はカバーに表示

2017年4月25日　初版第1刷

編集者　石　川　俊　次
　　　　本　間　康　彦
　　　　藤　井　穂　波
発行者　朝　倉　誠　造
発行所　株式会社　朝倉書店
東京都新宿区新小川町6-29
郵便番号　162-8707
電　話　03(3260)0141
FAX　03(3260)0180
http://www.asakura.co.jp

〈検印省略〉

© 2017〈無断複写・転載を禁ず〉　　ローヤル企画・渡辺製本

ISBN 978-4-254-61060-4　C 3077　　Printed in Japan

JCOPY <(社)出版者著作権管理機構 委託出版物>
本書の無断複写は著作権法上での例外を除き禁じられています．複写される場合は，そのつど事前に，(社)出版者著作権管理機構（電話 03-3513-6969, FAX 03-3513-6979, e-mail: info@jcopy.or.jp）の許諾を得てください．

女子栄養大 五明紀春・前女子栄養大 渡邉早苗・関東学院大 山田哲雄・龍谷大 宮崎由子 編 **スタンダード人間栄養学 基礎栄養学**（第2版） 61061-1 C3077　　B5判 144頁 本体2600円	イラストを多用しわかりやすく解説した教科書。〔内容〕栄養の概念／食物の摂取／身体と栄養／エネルギー代謝／栄養素の代謝と役割（たんぱく質, 炭水化物, 脂質, ビタミン, ミネラル, 水・電解質）／栄養素の発見と推進／他
女子栄養大 五明紀春・前女子栄養大 渡邉早苗・関東学院大 山田哲雄・相模女子大 吉野陽子 編 **スタンダード人間栄養学 応用栄養学**（第2版） 61062-8 C3077　　B5判 168頁 本体2700円	イラストを多用しわかりやすく解説した教科書。〔内容〕栄養必要量（食事摂取基準）／成長・発達と加齢（老化）／栄養管理プロセス／ライフステージ別栄養管理／栄養管理と諸領域（運動・スポーツ, ストレス, 生体リズム, 環境）／他
前女子栄養大 渡邉早苗・龍谷大 宮崎由子・相模女子大 吉野陽子 編 **スタンダード人間栄養学 これからの応用栄養学演習・実習** ——栄養ケアプランと食事計画・供食—— 61051-2 C3077　　A4判 128頁 本体2300円	管理栄養士・栄養士の実務能力を養うための実習書・演習書。ライフステージごとに対象者のアセスメントを行いケアプランを作成し食事計画を立案（演習）, 調理・供食・試食・考察をする（実習）ことで実践的スキルを養う。豊富な献立例掲載。
上田成子 編　桑原祥浩・澤井 淳・岡崎貴世・高鳥浩介・高橋淳子・高橋正弘 著 **スタンダード人間栄養学 食品の安全性** 61053-6 C3077　　B5判 164頁 本体2400円	食の安全性について, 最新情報を記載し図表を多用した管理栄養士国家試験の新カリキュラム対応のテキスト。〔内容〕食品衛生と法規／食中毒／食品による感染症・寄生虫症／食品の変質／食品中の汚染物質／食品添加物／食品衛生管理／資料
桑原祥浩・上田成子 編著 澤井 淳・高鳥浩介・高橋淳子・大道公秀 著 **スタンダード人間栄養学 食品・環境の衛生検査** 61055-0 C3077　　A4判 132頁 本体2500円	食品衛生・環境衛生の実習書。管理栄養士課程の国試ガイドラインおよびモデル・コアカリキュラムに対応。〔内容〕微生物・細菌, 食品衛生化学実験（分析, 洗浄など）, 環境測定（水質試験, 生体影響試験など）／付表（各種基準など）／他
前滋賀県大 田中敬子・武庫川女子大 前田佳子 編著 テキスト食物と栄養科学シリーズ8 **栄　養　教　育　論**（第2版） 61660-6 C3377　　B5判 180頁 〔近　刊〕	管理栄養士国家試験ガイドラインに対応した栄養教育論の教科書。〔内容〕栄養教育の概念／栄養教育のための理論的基礎／栄養教育マネジメント／ライフステージ・ライフスタイル別栄養教育の展開／栄養教育の国際的動向／他
前滋賀県大 田中敬子・前武庫川女大 為房恭子 編著 テキスト食物と栄養科学シリーズ7 **応　用　栄　養　学** 第2版 61649-1 C3377　　B5判 170頁 〔近　刊〕	〔内容〕栄養ケア・マネジメント／食事摂取基準の基礎的理解／成長, 発達, 加齢／妊娠期, 授乳期／新生児期, 乳児期／成長期（乳児期, 学童期, 思春期）／成人期, 更年期／高齢期／運動・スポーツと栄養／環境と栄養／他
女子栄養大 川端輝江・女子栄養大 山田和彦・女子栄養大 福島亜紀子・仙台白百合女子大 菱沼宏哉 著 **基礎をかためる 生物・生化学** ——栄養学を理解するための第一歩—— 60022-3 C3077　　B5判 112頁 本体2300円	栄養学・看護学系の学生が生化学や各種栄養学を学習するにあたって, その理解に必要な生物学の基礎知識をまとめたテキスト。〔内容〕生物とは何か／生命の単位—細胞／細胞から個体へ／遺伝と変異／生化学反応と代謝／内部環境の調節
元相模原病院 秋山一男・東京病院 大田 健・平成医療短大 近藤直実 編 **メディカルスタッフから教職員まで アレルギーのはなし** ——予防・治療・自己管理—— 30114-4 C3047　　A5判 168頁 本体2800円	患者からの質問・相談に日常的に対応する看護師・薬剤師, 自治体相談窓口担当者, 教職員や栄養士などに向けてアレルギー疾患を解説。〔内容〕アレルギーの仕組みと免疫／患者の訴えと診断方法／自己管理と病診連携／小児疾患と成人疾患
国際医療福祉大 北島政樹 総編集 **保健医療福祉のための 臨 床 推 論** ——チーム医療・チームケアのための実学—— 33505-7 C3047　　B5判 240頁 本体3200円	保健医療福祉に携わる17の専門職に各々必要な臨床推論の考え方を学ぶとともに他職種の思考過程も理解, よりよいチーム医療・チームケアの実践を目指す教科書。〔内容〕一般情報とその見方／医学情報とその見方／臨床推論の実践／事例検討
杉崎紀子 著　神崎史絵 **か　ら　だ　の　し　く　み** ——ナースの視点—— 33009-0 C3047　　A5判 184頁 本体2200円	看護師を目指して学ぶ人のために, 苦手とされやすい解剖生理, 生化学を基本に身体のしくみとその変化について, わかりやすく解説。各テーマは, 二色刷りのイラストとともに見開き2ページでまとめ, 目で見ても理解しやすい構成とした。
東京福祉大 澤口彰子 他著 **人体のしくみとはたらき** 33008-3 C3047　　B5判 164頁 本体2500円	福祉・介護系学生のための解剖生理テキスト。わかりやすい図に基づく丁寧な解説で, 人体の機能を理解する。〔内容〕人体の機能／骨格系／筋系／消化器系／呼吸器系／生殖器系／内分泌系／神経系／小児のからだ／生体の恒常性／他

上記価格（税別）は2017年4月現在